ヘンリー・マーシュ

医師が死を語るとき

脳外科医マーシュの自省

大塚紳一郎訳

みすず書房

ADMISSIONS

A Life in Brain Surgery

by

Henry Marsh

First published by Weidenfeld & Nicolson, London, 2017

ウィリアム、サラ、キャサリン、アイリスへ

「太陽も死も、直視することはできない」

ラ・ロシュフコー

「私たちはいつでも、できるかぎり備え、旅立つ用意をしておくべきなのだ……」

ミシェル・ド・モンテーニュ

「医学とは不確実性の科学であり、確率のアートである」

ウィリアム・オスラー卿

目次

訳者付記　イギリスの医師制度について

イギリスと日本では医師制度に大きな違いがある。

医師を志す者はキャリアの早い段階でGeneral Practitioner（総合診療医）か、Specialist（専門医）のどちらかを選択する。

専門医への道を選んだ場合、医学部・医学校を卒業後、House Officer（研修医）となる。これは前期と後期に分かれていて、前期課程終了後にＧＭＣ（総合医療評議会）に本登録され、Senior House Officer（ＳＨＯ：後期研修医）として自分が選択した専門分野での経験を積む。ＳＨＯの試験に合格するとSpecialist Registrar（医員）となり、その後数年間（診療科によって異なる）の経験を経てさらに試験を受け、それに合格するとConsultant（指導医）として認定される。ＳＨＯからRegistrarまでの段階の医師をJunior Doctor（下級医）、Consultant以降の医師をSenior Doctor（上級医）と通称する。

序文

大工道具や書籍、先祖から受け継いだ絵画やアンティーク家具。これらすべてよりも価値のある、私の所有物の中でもっとも貴重な品物は、自宅に隠してある自殺キットだ。これは私のお気に入りの冗談である。自殺キットの中身は、何年もかけて何とか入手したいくつかの薬物だ。ただ、それらの薬にまだ効果があるのかはわからない。「使用期限」の日付も「推奨期限」の日付も、いちおうまだ来てはいないのだけれど。自殺企図が失敗に終わって集中治療室で目を覚ましたり、救急救命科で胃洗浄されているのに気づいたりしたら、きっと気まずい思いをするだろう。病院のスタッフは自殺企図を軽蔑の眼差しで眺めることが多い。生きることと死ぬこと、そのどちらにも失敗したのだ、と。そして不幸の原因は本人にあるのだ、と。

まだ脳外科医になるための研修を開始する前の下級医だったころ、バルビツール酸系薬品の大量服薬からいのちを救われた若い女性の患者がいた。彼女は失恋の果てに死を決意したが、意識を失っているところを友人に発見され、病院に搬送されたのだった。病院で患者は集中治療室に収容され、二四時間の人工呼吸を施された。それから彼女は、私が病棟研修医（病院医師の格付けにおける最下位）として働いていた病棟へと転送されてきた。それは彼女が目を覚まそうとしていたころのことだった。彼女が意識を回復し、人生へと帰還し、自分がまだ生きていることに驚き、困惑する様子を、私は目の当たりにした。生者の世界に戻りたいと思っているのか、それともそんなことはないのか。私にはわからなかった。ベッドの端に座って彼女と話したときのことを思い出す。彼女はとても痩せていて、明らかにアノレキシア（神経性無食欲症）の傾向があった。昏睡状態に陥って人工呼吸器につながれた日以降、ダークレッドのショートヘアは汚れてぼさぼさになったままだ。両膝の上に病院の毛布を置いて、その上に顎を乗せていた。とても落ち着いた様子だった。大量服薬の影響がまだあったのかもしれないし、この病院の中で自分が天国と地獄のあいだのリンボ界にいるようだと感じていたからなのかもしれない――自らの不幸にわずかな猶予期間を与えられたのだ、と。精神科医の治療に回される前の、病棟にいた二日間、私たちはちょっとした友だちになった。オックスフォードに共通の知り合いが昔いたこともわかったが、彼女がその後どうなったのかはわからない。

認知症の初期症状（ひょっとしたらそれはすぐに起こるかもしれない）を目の当たりにしたとき、あるいは脳外科医という職業柄よく知っている悪性脳腫瘍のような不治の病いがはじまったとき、私は自殺キットの中にある薬物を使うだろうか？　正直に言って、自分でもわからない。色々なことがうまくいっているし、自分は元気だと感じているときであれば、自らの手で人生に終止符を打つことで尊厳をもって死ぬという空想を抱くのは、それほど難しいことではない。死はまだ遠くにあるのだから。脳卒中や心臓発作で、あるいは自転車に轢かれて突然死ぬようなことがないとして、人生が終わりに向かっていることを知ったときに自分がどう感じるのか、私には予想できない。その終焉は悲惨なものであるかもしれないし、尊厳の傷つくものであるかもしれない。医師として、私は幻想を抱くわけにはいかないのだ。残りわずかとなった自分の人生に必死になってしがみつくようになったとしても、私はけっして驚かないだろう。いわゆる「医師の幇助による自死」が合法である国々では、末期の病を患った際、多くの人がはじめのうちはすぐに死ねるということに関心を抱くらしい。ところが、実際に終わりが近づいたときにその選択をすることはあまりないのだそうだ。きっと彼らが望んでいるのは、もしも終わりが特に辛いものになりそうな場合であればただちに結末がもたらされるということ、そして結局のところ、最期の日々が穏やかに過ぎ去っていってほしいということ、ただそれだけなのかもしれない。けれども、これはきっと、死が近づいてきたときに自分にはまだ未来があるかもしれないという希望を抱くようになるからなのだろう。心理学者が「認知的不協和」と呼ぶものを、私たちは展開するようになる。まったく相入れない考えを抱くようになるのだ。私たちの中のある部分は、自分が死につつあることを感じ、それを受け入れる。ところがそれとは別の部分が、自分にはまだ未来があると感じ、考える。まるで私たちの脳というハードウェア、少なくともその一部には希望があらかじめ設定されているかのようにして。

死が近づいてくると、私たちの自己の感覚がばらばらになってしまうのかもしれない。心理学者や哲学者の中には、自由に何かを選択することのできるまとまりのある個人という自己の感覚とは、意識の下にある偉大な音楽の楽譜の表紙にすぎないと主張する人もいる。たくさんの不明瞭な音、そして往々にして不協和音で構成される楽曲の、ただの表紙だ、と。私たちが現実だと考えるものの大半は幻想の形式のひとつであって、内外からもたらされる無数の刺激を、そして脳の無意識的な仕組みと衝動を理解するために私たちの脳が作り出した、自分を慰めるためのおとぎ話なのだ、と。

中には意識そのものもひとつの幻想なのだと言う人もいる。意識とは「現実」ではなく、私たちの脳が演じるトリックなのだ、と。彼らが何を言っているのか、私にはよくわからないのだけれど。

よき医師は死にゆく患者の不協和状態にある自己のどちらの側にも語りかけるだろう。死にゆくことを知っている側にも、まだ生きようと希望を抱いている側にも語りかけるのだ。よき医師は嘘をついたり、患者から希望を奪い去るような真似はしない。たとえあと数日間のいのちという希望しかなかったとしても。けれども、それは難しいことなのだ。たくさんの長い沈黙を伴う、長い時間が必要となる。多忙な病棟は（そこにいる大半は死すべき運命にあるのだが）そうした会話をするのに適した場所ではない。横たわって死にゆくそのとき、私たちの多くは心の片隅に小さな希望の欠片を生かしたままにしておくのだろう。本当に最後の最後になってようやく壁に向き合い、そしてすべてを手放すのだ。

医師が死を語るとき

1　水門管理人のコテージ

そのコテージは運河のほとりに佇んでいた。打ち捨てられ、中身は空っぽ。窓枠は朽ちて蝶番《ちょうつがい》がぶら下がっている。庭は荒れ放題だ。雑草は私の胸の高さまで生えていて、後でわかったことだが、五〇年分のごみを隠していた。コテージは運河と水門の目の前にある。裏には湖、さらにその向こうには電車の線路が走っている。コテージの中を掃除するよう、所有権を持つ不動産会社が誰かに依頼したにちがいない。そしてその誰かさんがコテージの中にあったものをすべて、庭と湖のあいだにある古いフェンスの向こう側へとただ単に放り投げたのだ。おかげで湖の側はごみで覆い尽くされていた――マットレス、中身の部品の取り除かれた掃除機、コンロ、座椅子、錆びついた空き缶、割れた瓶。けれども、ガラクタの向こう側には葦に縁どられた湖がある。遠くには白鳥が二羽。

私が最初にこのコテージを目にしたのは土曜の朝のことだった。教えてくれたのは友人の一人だ。コテージが売りに出されていたのを見かけたその友人は、引退後の生活に馴れる助けとするべく、私がオックスフォードで木工用の作業場を探していることも知っていたのだ。私は車をバイパスの脇に止め、徒歩で高架道路を渡っていった。後ろの方を車やトラックがけたたましい騒音を出しながら駆け抜けていく。そして道の脇の生垣の中に、ほとんど見えないくらいの小さな入口を見つけた。低く折れ曲がったブナの木のアーチの下の薄暗い道には落ち葉とブナの実で覆われた足跡の長い列があって、それが下の運河まで続いている。まるで現代から突然振り落とされて、過去へと舞い戻ったかのようだった。静かで穏やかな運河まで降りていくと、車の騒音は急に小さくなった。古いレンガ作りの太鼓橋を超えて曳舟道を数百メートル歩いたところに、そのコテージはあった。

庭にはプラムの木が数本生えている。そのうちの一本が打ち捨てられた錆だらけの古い機械のあいだを抜けて成長していた。生垣の剪定用のような往復刃つきの機械で、生い茂った藪を刈るためのものだ。リムに大きな文字で「アレンス」「オックスフォード」と刻印された、二輪の大きな車輪がついている。私の父がそれとまったく同じモデルの機械を所有していて、〇・八ヘクタールもある庭と果樹園でそれを使用していた。一九五〇年代、ここから二キロも離れていないその場所で、私は生まれ育ったのだ。私が立ちどまって父の姿を眺めていたときに、父が果樹園の草の中にいた小さなネズミをうっかり轢いてしまったことがある。ネズミが死んだ際に流れた血を見て、またその甲高い鳴き声を聞いて、とても嫌な気持ちになったことを覚えている。

コテージは静かで穏やかな運河、それに狭い水門の重厚な黒い扉と向かい合っている。行き来するための道路はない。曳舟道を歩くか、もしくは小舟で行くしかない。運河に向き合った庭の片隅には、馬の水飲み場のついたレンガの壁があった。後になってから、かつて運河沿いで小舟を曳く馬が繋がれていた金属製の留め金を見つけた。大昔、その水門管理人はゲートの責任者だったのだろう。けれども、運河沿いにある水門管理人用のコテージは売りに出され、いまではゲートの操作は小舟でやってくる誰かの手に委ねられている。ここにはカワセミが住んでいて、水上を飛び交う様子が見えるのだそうだ。カワウソもいるらしい。たった数百メートル向こうには、コンクリート製の橋脚の上の高い陸橋で運河と交差するバイパスの騒音が鳴り響いているというのに。道路に背を向ければ、目に映るのは家の裏に広がる野原と木々、そして葦で縁どられた湖だけだ。なんだか大昔の田舎にいるような気分になれる。まるで六〇年前にバイパスができる前、この近所で生まれ育った時代にいるかのようだ。

不動産業者の若い女性がコテージの玄関横の草だらけの土手に座って、私のことを待っていた。玄関の閂《かんぬき》と南京錠を彼女が開けてくれる。床の上に落ち、泥の足跡で覆われた何通かの手紙を跨いで中に入っていく。手紙を見下ろしている私を見て、ここにはある老人が五〇年近く、一人で住んでいたのだとその女性が教えてくれた。不動産証書は老人のことを運河労働者と記述していた。彼が亡くなったとき、この家をその数年前に買い上げていた不動産ディベロッパーが売りに出した。老人がここで亡くなったのか、それともそれが病院や介護施設の中だったのか、彼女は知らなかった。

その場所は長いあいだ放置された家屋特有の湿った匂いがした。ひび割れて壊れた窓は引き裂かれた汚いレースのカーテンで覆われ、窓べりは蠅の死体で真っ黒。部屋はもぬけの殻で、打ち捨てられた家屋特有の悲しげで哀れを誘う雰囲気を帯びていた。水道と電気はついていたが、設備は原始的なものだ。トイレは屋外にのみ。しかも壊れてばらばらになっていて、ドアの蝶番はぶら下がっている。玄関横のごみ箱には糞便でいっぱいになったビニール袋が入っていた。

私が子ども時代を過ごした近所にあった農場のある建物には幽霊に取り憑かれているという噂があった。少なくとも、通りの向かいに住んでいて、私がよくその家に遊びにいっていた老ホワイト夫妻の話によるとそうであるらしかった。呪われた寝椅子、夜になると庭に姿を現す馬、家の中にいる「灰色の貴婦人」。証明不可能な、そんな類の話だ。コテージを老人の幽霊がさまよっていると想像するのは簡単だった。

「買うことにします」

不動産業者の女性は疑いの眼差しを私に向けてきた。

「でも、査定額は聞いておかれた方がいいのでは？」

「いいえ、自分で大工仕事をするし、これなら大丈夫そうだ」

自信たっぷりにそう答えたものの、私はそれに必要な肉体労働が自分にまだ可能か、それに道路への経路がないのをどうしたらいいか考えていた。たぶん高まる気持ちを抑えて、自分自身で何もかもしなくてはならないという強迫的なこだわりは捨てた方がよいのだろう。もう、そんなことは重要ではないはずだ。大工を雇わなくちゃいけない。それに作業所は欲しかったけれど、この小さくて寂しげなコテージで生活したいかと言われると、自分でもわからなかった。幽霊だっているかもしれないし。

「でしたら、支店長のピーターに購入希望価格を伝えていただけますか？」

翌日、私は車でロンドンに戻った——この小さなコテージが終の住処となり、自分が死ぬ場所、私の物語が終わる場所になるのかもしれないという、何だか落ち着かない考えと共に。いま、私は退職しようとしている。もう一度やり直しだと思ってはいるものの、私に残された時間はいまや少なくなってきている。

月曜には手術室に戻ってきた。青い手術服を着てはいるが、私に期待されているのはオブザーバーの役割だけだ。私は三週間後に退職の日を迎えようとしている。医師として、神経外科医としての約四〇年間の日々を終えるのだ。ティムが研修を開始したのはこの私たちの診療科でのことだった。そのティムがすでに私の後任に指名されている。ティムはじつに有能かつ好人物で、神経外科手術には必要な少々強烈すぎるまでの決断力と注意力にも申し分ない。ティムに自分の仕事を引き継いでもらえることを私は本当に嬉しく思っていた。手術の大半は彼に任せた方がよさそうだ。担当患者に生じたことについて、突然たった一人で責任を負わねばならなくなったとき（きっとかなりショックを受けるはずだ）のための予行練習として。

最初の患者は外科手術のために昨晩入院してきた一八歳の女性だった。妊娠五カ月だったが、ひどい頭痛に悩まされている。検査画像が示したのは脳底にある特大の、ほぼ確実に良性の腫瘍だった。私は外来で数日前に急患としてやって来たその患者の診察をしていた。彼女はルーマニア出身で、英語は十分ではなかった。それでも、少しなら英語を話すことのできる夫を通じて私がいろいろなことについて説明しようとした際、彼女は勇敢にも笑顔を見せた。マラムレシュからやって来たのだと彼女の夫が言う。ウクライナとの国境近くの、ルーマニア北部の地域だ。数年前、私はウクライナ人の同業者であるイーゴル[訳注1]と一緒にキエフからブカレストへと旅をしたことがあって、その際にマラムレシュを訪れたことがあった。木々の生い茂った大昔からの農園と修道院のある、じつに美しい景色だった。どうやら現代社会はその場所を完全に捕まえそこねたらしい。野原には干し草の山があり、道では馬が干し草を運ぶ馬車を引いていた。御者は伝統的な農夫の服を身につけている。ウクライナがまだＥＵから締め出されているのにルーマニアが加盟を許されたということに、イーゴルは憤慨していた。

ウクライナとの国境から先の道のりを行くために、ルーマニア人の同業者の仲間が迎えに来てくれていた。彼はツイード生地の帽子をかぶり、革製の運転用手袋をはめ、そしてブカレストまでのひどい道のりをほとんど停車することなく、息子の改造BMWをとんでもない速さで運転していった。いや、そう言えば、途中のシギショアラで一泊はしたのだった。串刺し公ヴラド・ツェペシュ（ドラキュラの原型となった人物だ）が生まれた場所にはいまも家屋が建っていた。ファストフード店になってしまっていたけれど。

すぐに済ませなければならないものではないという意味では、その女性の手術は緊急ではなかった。ただし、数日以内に済ませなければならないというのも確かだ。現在、イングランドの国民保健サービス（NHS）の機能のあり方を決定している達成目標の文化に、こうした患者を適合させるのは容易ではない。彼女は通常の患者ではなく、かと言って緊急の患者でもなかった。

私自身の妻ケイトが数年前、それと同じ泥沼にはまりこんだことがある。有名病院での何週間にも及ぶ集中的な治療の後で、大手術を待っていたときのことだ。妻は急患として入院し、特に問題なく緊急手術を受けた。ところが数週間の静脈注射の後で、さらなる手術が必要となった。粘液の入ったホイル袋がベッドの上に置かれ、中心ラインに注がれていく（カテーテルが心臓へとつづく大静脈に挿管されているのだ）のを見るのに、私はすっかり慣れてしまった。ケイトはもう急患ではなかったが、かと言って通常の入院患者でもなかった。そのせいで、手術を行うのに必要な規定が存在しなかったのだ。五日間連続で彼女は手術に備えた。ありとあらゆる恐ろしい合併症の危険を伴う大手術だ。ところが、昼過ぎ

訳注1　ウクライナ語では「イーゴリ」のような発音になるが、著者は出演したドキュメンタリー番組で「イーゴ（ル）」と英語の発音で本人を呼んでいる。これに準拠した。

になると毎回手術はキャンセルされた。絶望的な気持ちになった私はついに担当医の秘書に電話をかけた。彼女は申し訳なさそうに説明してくれた。

「ええと、通常手術のリストの中の誰の手術を行うのかは、実際には教授が決めているわけではないんです。決めているのはマネージャー、というかリスト・ブローカーです。電話番号は……」

そこでその番号に電話してみたものの「メールボックスがいっぱいです」のメッセージが流れるだけで、メッセージを残すこともできなかった。その週の最後になって、大きなモルヒネの瓶と一緒に自宅に戻すことで、ケイトを通常の患者とするという決断が下された。その翌週、ケイトは再入院した。おそらく、今回はリスト・ブローカーのお墨付きがおりたのだろう。手術は見事に成功だった。けれども、私たち夫婦が遭遇したこの問題について、私は同じ病院の神経外科医の同僚に話さずにはいられなかった。それからしばらくして、会議で会ったときのことだ。

「医療関係者の親族でいるというのも本当に大変なんだなって思ったよ。自分が外科医だというだけの理由で妻はよりよい治療を受けるべきだとか、そんな風に考えているとは思われたくない。でも、あれには本当に参ってしまった。手術がキャンセルになるっていうだけでひどい話なのに。五日連続でキャンセルだなんて」

同僚はうなずいた。

「医者である私たちだって自分の面倒は見れないんだから、一般の人だったらなおさらだね」

そういったわけで、その少女に手術後のベッドをどうにかして確保するためにいつも通りの大混乱になるのではないかと心配しながら、月曜の朝、私は仕事に出かけたのだった。もしも患者の状況が生命の危機に関わるものであったならば、あまりにも多くの患者に対して不足したベッドを手配しようと悪戦苦闘しているたくさんの病院職員の許可を求めずとも、すぐに手術をはじめることができただろう。けれども、彼女の状態は（少なくともいまはまだ）いのちの危機と言えるものではない。大変な一日のはじまりになることはわかっていた。

手術室前のロビーでは、医師や看護師たちが机の上にセロテープで貼られたリストを見ながら、すべての仕事を終えるなんて不可能だと盛んに話し合っていた。いくつかの症例は通常の脊髄手術だとわかった。

「集中治療室のベッドに空きがないの」。しかめっ面を見せながら麻酔医が言う。

「そうか。何とかして患者を頼めないかな？　ベッドはいつだってやがては空くものなんだから」。私はいつも同じことを言うようにしているが、その答えもいつも同じものだ。

「無理。集中治療室のベッドがないんだったら、手術後に手術室で患者を回復させなくちゃならなくなる。何時間もかかるのよ」

「朝のミーティングの後で、何とかできないか考えてみよう」

朝のミーティングの、いつもどおりの災難と悲劇のコレクションが続いていく。

「前立腺癌が判明済みの、八二歳の男性が昨日入院しています。患者は最初、地域の病院に通院していました。足の調子が悪くなり、尿閉が生じたためです。その病院は入院させず、自宅に戻しています」

当直医員のフェイが検査画像を掲げながら説明してくれる。薄暗い部屋の中に冷笑が起こってしまった。フェイは言う。

「いやいや、本当なんですってば。カテーテル処置をして、患者はかなりよくなったって書いてあります。カルテを見ましたから」

「でも患者は歩けもしないじゃないか！」と誰かが大声で言う。

「あちらさんにとっては問題にならなかったみたいですね。少なくとも彼を家に返すことで四時間目標は達成したにちがいありません。患者は自宅で四八時間過ごし、家族が総合診療医を呼びました。患者をここに紹介したのはその医師です」

「とても我慢強い人なんだというのは間違いないね」と言って、私は隣に座っている同僚の方を見た。「サミー、検査画像についてどう思う？」。私はもう一人の医員に言った。サミーと出会ったのは数年前、ハルツームへの出張医療のうちのひとつでのことだった。サミーのことはとても印象に残っていて、私は彼が研修を続けるためにイングランドにやってくるのを手助けした。以前であれば、他国から研修医を自分の診療科に招聘するのはそれほど難しいことではなかった。けれども、ヨーロッパ以外の地域出身の医師に関するＥＵの規制と、近年ますます官僚主義的になってきた規則との組み合わせが原因で、現在では非常に難しくなってしまった。イギリスでは人口あたりの医師数が他のヨーロッパ諸国、ポーランドやルーマニアよりも少ないというのに。サミーは必要な審査とハードルのすべてに見事に合格してみせた。一緒に働いていて楽しい、大柄で、とても優しい男だ。仕事に心底打ち込んでいて、患者からも看護師からも好かれていた。サミーは私にとって最後の教え子の医員ということになる。

「検査画像は脊髄にT3の転移性後部圧迫を示しています。それ以外は問題なさそうですね」

「どうすべきかな？」

「そうですね。彼の状態によります」

「フェイはどう思う？」

「昨晩一〇時に見かけたときには「ソーン・オフ」[訳注2]の状態でした」

「ソーン・オフ」とは脊髄をひどく損傷して、ある一定の水準以下の損傷では何の感覚も運動もなくなってしまった患者を記述する上での、そして回復の可能性がない場合の、残酷だが正確な言いまわしだ。T3が意味するのは第三胸椎のことで、つまりこの哀れな老人は足や体幹筋を動かすことができないということだ。まっすぐの姿勢で座ろうとすることでさえ難しくなるだろう。サミーが言う。

「「ソーン・オフ」の状態だとすれば、回復の見込みはありません。もう手術は手遅れです。きっと単純な手術で済んだはずなんですが」

「この人の将来はどうなるのかな？」。私は部屋全体にそう尋ねた。誰からも返答がなかったので、私は自分で自分の質問に答えた。

「家に帰れる可能性はかなり低いだろう。二四時間の介護が必要となるだろうし、褥瘡を防ぐために数時間おきに体を動かしてあげなければならないんだから。体を動かすには看護師が数人は必要だろう？　だとすると、患者は死ぬまで老人病棟で寝たきりっていうことになる。幸運にも体のどこか別の箇所の癌がすぐに命を奪ってくれそうだったら、最初からホスピスに入れるかもしれない。老人病棟よりはずっといいところだ。でも、ホスピスは余命数週間以上の予後の人は受け入れてくれないだろう。不幸な場合、何カ月も持ちこたえるかもしれない」

あのコテージの老人もそうやって、どこかの人間味のない病棟でひとり死んでいったのだろうか？　そんなことを考えた。あんなにひどい状態でも、家のことを、運河の近くにあるあの小さなコテージの

訳注2　sawn off. 通常はショットガンの銃身を短くすることを意味する。

ことを恋しがっただろうか？　私が指導している研修医はみな私よりもずっと若い。彼らには若さゆえの健康と自信とがある。私だって、かつてはそうだった。下級医のころであれば、年配の患者の多くが直面する現実と自分のあいだには、かなりの距離がある。ところが退職を控えたいま、私は患者とのあいだにあるこうした距離を失いつつある。すぐに底辺の患者層の一員となるのだろう。医師になる前にそうだったように。もはや選ばれし者たちの一員などではない。

しばらくのあいだ、部屋は静まり返ったままだった。私はフェイに尋ねる。

「それで、どうなったんだい？」

「患者は夜の一〇時にやってきました。C先生が手術を計画しましたが、麻酔医が拒否しました。回復の見込みがないし、夜中にそんな仕事はしたくないって」

「手術で失うものはそれほど多くないだろう。手術で悪くすることはできないんだから」。部屋の後ろの方から、誰かがそう言った。

「でも、この患者がよくなる現実的見込みはあるんだろうか？」。私はそう尋ね、そのまま続けた。「正直に言えば、もし私だったら、たぶん手術してくれと言うだろう……念のためにね。老人病棟で体が麻痺したまま自分の人生が終わるだなんて、考えただけで最悪だ……手術で殺されたって、きっと文句は言わない」

フェイが言う。

「何もしないと決めたんです。今日、地域病院に彼を戻します。もしもベッドに余裕があれば、ですけど」

「そうか。彼らが患者を受け入れてくれるといいね。ロージー・デントの二の舞はごめんだ」

ロージー・デントはその年のはじめに入院していた脳溢血の八〇歳の女性だった。神経外科治療の必要がなかったにもかかわらず、同じ病院の内科医から入院を無理強いされた患者だ。もしも神経外科の救急用ベッドを用意しなかったら、少なくとも苦情と脅しが山ほどあったことだろう。神経外科的治療なんて、彼女には必要なかったのだけれど。彼女を家に帰すのは不可能だとわかった。何とか説得して介護ホームに彼女を受け入れてもらえるまで、七カ月ものあいだ患者は病棟に居座った。彼女は不平など言わない素敵な老婦人で、私たちはみな彼女のことが好きになった。たとえ彼女が貴重な神経外科の救急用ベッドのうちのひとつを「占領」していたとしてもだ。

フェイが言う。

「大丈夫だと思います。神経外科から戻ってきた患者を受け入れるのを嫌がるなんて、うちの病院くらいのもんですから」

「他に新しい入院患者はいるのかな?」と尋ねると、ティムが言う。

「ミスタ・ウィリアムズです。髄膜腫の少女の後で、先生のリストの最後に足すことができたらと思っていたんですが」

「どういういきさつなんだい?」

「てんかん発作の持病があったんです。ここ最近はちょっとおかしな行動があって。以前はとても有能な、ええと、エンジニアか何かでした。フェイ、検査画像を上げてくれる?」

壁の上の検査画像が私たちの前に照らし出される。

「何を示しているかな、ティエルナン?」

SHO(後期研修医(senior house officer)の略語だ)という、一番下級の医師の一人に私は尋ねた。

「左前頭葉に何かありますね」

「もうちょっと正確なことは言えるかい？　フェイ、フレア・シークエンスを上げてくれ」

フェイはいくつか別の検査画像を見せる。ただ単に脳と置き換わるのではなく、脳を侵食しつつある腫瘍を示すのに適したシークエンスだ。ティエルナンが言う。

「左前頭葉全体、それに左半球の大半に浸潤してしまっているように見えますね」

私は答える。

「そう。腫瘍は摘出できない。広範すぎるんだ。ティエルナン、前頭葉の機能とは何だい？」

ティエルナンは返答に困ってまごまごしている。

「前頭葉に損傷があると、何が起こる？」と尋ねると、ティエルナンはすぐに答えた。

「人格が変化します」

「それが意味するのは？」

「抑制が効かなくなります。ええと、ちょっと普通じゃなくなってしまって……」

それ以上詳しく説明するのは難しいようだった。私は言う。

「ゴルフ場のグリーンの上で小便をする人間っていうのが、まあ、医者がお気に入りの脱抑制の例だね。ただし、前頭葉は私たちの社会的、モラル的行動のすべてが制御される場所だ。前頭葉が損傷すると、ありとあらゆる社会的行動が変化してしまう——ほぼ間違いなく、悪い方向にね。突発的な暴力や理屈の通らない行動は一番ありふれたものだ。それまでは親切で思いやりのある人だったのに、下品で自己中心的な人になってしまう。知性は完全に保たれているにもかかわらずだ。前頭葉に損傷を抱えた人がそれに気づくことはめったにない。「私」が変わってしまったことなんて、どうすれば「私」にわかるっていうんだい？　他とは比べものにならないことなんだ。昨日の自分と今日の自分が同じかどうか、どうすればわかる？　私たちにできるのは同じだと思うことだけだ。私たちの自己はそれぞれ異なるもので、まさにいまここにいる自分自身のことしか知ることがない。でも、ご家族にとっては大変なことだよ。真の犠牲者はご家族だ。ティム、どうしてあげたいと思う？」

「多少摘出して隙間を作れば、彼のために時間を稼いでやれると思うんですが」

「でも、手術が彼の人格変化を改善してくれるのかい？」

「ええと、そうかもしれません」。ティムが言う。私はしばらく黙っていたが、結局こう言った。

「私は怪しいと思う。でも、これはきみの患者だ。私はお会いしたこともない。患者とその家族とは話し合ったの？」

「ええ」

「九時だ。ベッドがどうなるか、手術をはじめても大丈夫か、様子を見てみよう」

一時間後、ティムとサミーがルーマニア人女性の手術を開始した。ティムとサミーがゆっくりと腫瘍を摘出していく。その時間の大半、私は背中を壁に預け、椅子に座ってすごした。二人が顕微鏡を使う際には手術室の明かりが暗くなって、私は居眠りしてしまった。手術室の聞き慣れた音と台詞のないドラマが聞こえてくる。麻酔モニターの電子音、人工呼吸器の空気音、サミーや手術室看護師のアグネスに指示を出すティムの声、女性の頭部から腫瘍を吸い出すためにティムが使用している吸引器から聞こえてくる音。

「歯鉗子……アドソン社の……ジアテルミー……アグネス、パテをお願い……サミー、ここを吸引できるかい？……少し出血した……よし、やったぞ……」

手術台の反対側にいる二人の麻酔医のひそひそ話も聞こえてきた。二人はそこで麻酔機の横の椅子に腰掛けている。機械のコンピューター画面には患者のバイタル機能と呼ばれているものが示されている。心肺機能のことだ。それらは綺麗な迷彩色の複数の線と、赤、緑、黄の数字で示されている。遠くの方、手術室のあいだにある準備室からはときおり急に、次の手術のための指示を待っている看護師たち（みな私のよき友人であり、長年仕事を共にしてきた仲間だ）の笑い声や話し声が聞こえてくる。

これを懐かしく思い出すことになるのだろうか？　私はそう自問した。長年にわたって慣れ親しんだ、この奇妙で不自然な場所のことを。生体、私の場合は脳にメスを入れるための場所のことを。窓もなく、嫌になるほど清潔で、エアコンが効いて、煌々と光を照らされた、中央には二つの大きな手術照明板の下に、さまざまな機械に囲まれた手術台がある、この場所のことを。それとも数週間後には特に何の未練もなく、ただ立ち去ることになるのだろうか？

遠い昔、私は脳外科手術とは最高の仕事だと考えていた。手と脳を共に用いる、アートと科学を結合させた最高次の方法の代表格だ、と。脳外科医は（私たちが何かを考え、感じることすべての奇跡の基盤である脳を扱う存在であるがゆえに）尋常ならざるほど賢明な、そして生の意味について理解する存在でなければならないと考えていた。若かったころは、脳の物質が意識的思考や感情を作り出しているという事実を素直に受けとめていたのだ。脳とは説明することも理解することも可能なものだと思っていた。けれども年を重ねるにつれて、どのようにして物質が意識、思考、感情のもととなるのかは、何もわかっていないということを、私は理解するようになった。驚きの感覚を増しつつ、この事実は私の心を満たしていった。けれども一方で、他の身体器官とまったく同じように、自分の脳が老化する器官だという知識に悩まされるようにもなっていた。私の「私」が老いていくこと、それがどう変化してしまったのか、自分にはわからないことに悩まされるようになっていったのだ。皺だらけの手のしみを眺めてみる。この手をどう使うかが、私の人生における大きなテーマだった。脳検査をしてみたら、自分の脳はどんな風に見えるのだろうかと考えてみた。認知症の進行のことが心配になる。私の父はそれで亡くなったのだ。亡くなる数年前に行われた脳検査では、父の脳はまるで大きな穴があちこちに空いた、隙間だらけのスイスのチーズのような姿だった。自慢の種だった記憶力がかつてと同じではないこともわかっている。名前を思い出すのに苦労することも多いのだから。

神経科学を理解しているということは、死後の生に関するいかなる類の信仰や、脳が加齢によって委縮していくのにつれて失ってきた物事が修復可能だといった慰めが、私からは奪われているということを意味している。中には魂や死後の生を信じている神経外科医もいるらしい。けれどもそれは、死にゆく人々が抱く、自分はまだ生きていけるという希望と同じ、認知的不協和であるように私には思える。ただ、私自身の本質、この「私」とは、宇宙そのものと同じくらいの大いなる神秘なのだという考えに、私は多少の慰めを見出すようになった。これらの言葉を記している頼りない意識的自己とは、毎夜眠る際に沈み込む電子化学の果てしない海の表面を不安げに漂っているかのような存在であり、何百年にも及ぶ進化の産物でもある。

脳を扱っているからといって、人生について何かを知っているなどということはない。私はそう学んだ。人間の理性と人生の脆さに対する怯えの感覚を除けば、だが。私は必ずしも幻滅しながら自分の職業人生を終わらせようとしているわけではない。ただ、ある意味では失望はしている。脳が実際にどのような働きをするのかということよりも、自分がどれだけ間違いを犯す存在なのかということについて、そして外科手術の残酷さについて（たとえそれが往々にして必要なものなのだとしても）学んだことの方がはるかに多い。けれども、こんなことは退職間近の老外科医の退屈な考えにすぎないだろうか？　頭の後ろを手術室の冷たくて清潔な壁にもたれかけながら椅子に座って、私はそんなことを考えていた。

その女性の腫瘍は頭蓋骨の下部、後頭蓋窩と呼ばれる箇所の髄膜（脳と脊髄を包み込む、薄い皮状の膜）から成長していた。大静脈洞の真横だ。脱酸素化された大量の濃い紫色の血液（心臓から湧き上がって最初に脳に達したときには美しい赤色をしている）をたえず排出する排水管のような構造になっている。心臓からの血液の四分の一が、ほんの数秒のうちに脳を通り過ぎていく。脳が酸素を奪い去って、血液は暗い色に変わる。思考、知覚、感情、（大半は無意識的な）体の制御。これらはみな酸素を燃料とし、エネルギーを集中して必要とする過程だ。腫瘍を摘出することで横静脈洞を裂いてしまい、致命的な出血を招いてしまう危険性も若干ある。そのため私は手を洗浄し、手術の最後の二〇分間はティムを手伝うことにした。静脈洞を貫通しないように、その端から腫瘍を慎重に焼き、剝がしていく。

「全摘と言っていいんじゃないか」と言うと、ティムがこう言ってきた。

「ミスタ・ウィリアムズの手術の時間はとても作れそうにないな。あの前頭葉腫瘍の患者さんです。一時には外来診察を始めなければいけないんですよ。本当に申し訳ないんですが、彼の手術をお願いできませんか？　できるだけ彼の腫瘍を摘出してもらえたら。彼に多少の延長時間を作ってあげてもらえませんか？」

「やらないわけにはいかないだろうね」と私は答える。自分自身で詳しく話をしたことのない患者の手術をするのは好きではないし、手術が本当に患者の最上の利益にかなうものなのかもまったくわかっていないのに。

それからティムは外来診療に出かけていった。サミーは急結塑性セメントで少女の頭蓋骨の穴を塞ぎ、頭皮の層をつなげ、手術を完了する。一時間後、ウィリアムズ氏が手術室の隣にある麻酔室へと車椅子で運ばれてきた。たぶん四〇代くらいの、薄い口髭を生やし、青白い顔をした、いや、むしろ虚ろな表情の男性だった。きっと背の高い人だったのだろう。塞栓対策用の規定の白いストッキングで覆われて、つま先だけ露わになったその足が、トロリーの端を飛び出していたくらいなのだから。

「ヘンリー・マーシュ。上級外科医です」と、彼を見下ろしながら伝えた。

「はあ」

「ティム・ジョーンズがすべて説明してあるかと思うのですが」

彼が返事をするまで、長い時間がかかった。まるで、とても深く考えてから答えなければならないかのように。

「ええ」

「何かお聞きになりたいことはありますか?」

彼は笑って、それからまた長い遅れがあった。それから、ようやくこう答えた。

「いえ」

「では、やってみよう」。私は麻酔医にそう伝えて、部屋をあとにした。

手術室の中の、壁付けされたコンピューター・スクリーンの横でサミーが私のことを待っていた。そこで患者の脳検査画像を見ることができる。サミーはすでにウィリアムズ氏の検査画像をスクリーンに用意してくれていた。私はサミーに尋ねる。

「どうすべきかな?」

「そうですね、マーシュ先生。摘出するには広範すぎます。生検しかできることがないでしょう。診断のために腫瘍からほんの一部を摘出して」

「私もそう思う。けれども、生検のリスクとは何だろう?」

「大量出血や感染症を引き起こす場合があります」

「他には?」

サミーは躊躇していたが、私は彼の返事を待たずに、こう伝えた。

脳が腫脹しているのなら、ほんの少しの腫瘍を摘出しただけでも腫脹を悪化させてしまう場合がある。手術後に「円錐化」によって患者が死亡する場合もある。膨張した脳が圧縮されて限りある頭蓋骨の空間から押し出され、その一部が円錐形となるのだ。脳と脊髄が結合する場所である頭蓋骨の底の大後頭孔（foramen magnum：ラテン語で「大きな穴」の意味）と呼ばれる穴を通じて、脳が押し出されてしまう。手間どるようなことがあれば、この過程が致命的なものとなることは避けられない。

「術後腫脹に耐えられるよう、十分な量の腫瘍を摘出しなくちゃいけないな。そうしないと、ハチの巣を蹴とばすようなものだ。とにかく、ティムはできるだけ多くの腫瘍を摘出するつもりだと言っていた。そうすることで彼の命を少し長引かせることができるかもしれないから、と。どんな形での切開がいいと思う?」

麻酔医がウィリアムズ氏への麻酔を完了し、意識のない彼の身体に必要な管やチューブ、モニターを接続するのを待ちながら、私たちは開頭の仕方にまつわる技術的問題について話し合った。

「開頭しよう。脳に達したら呼んでくれるかい? 赤いソファの部屋にいるから」

検査画像は腫瘍がウィリアムズ氏の左前頭葉に大きく浸潤していることを示していた。検査画像上では、灰色の脳に広がる白い雲のように見える。このような腫瘍は脳と入れ代わるのではなく、脳の内部へと成長していく。腫瘍細胞が脳の柔らかい本体へと入り込み、白質の神経繊維と灰白質の脳細胞のあいだを縫うように進んでいくのだ。腫瘍細胞が脳に穴を開けたとしても、しばらくのあいだであれば脳が作動しつづけるという場合も多い。シバンムシが木造の建物に穴を開けるとちょうど同じだ。けれども、建物は最終的には必ず崩壊する。脳も同じだ。

私は神経外科医の控室にある赤い革製のソファで横になった。手術前はいつもそうだが、少し不安になりながら。退職し、長年のあいだ目の当たりにしてこなければならなかった人間のあらゆる悲劇から逃れる日を心待ちにしながら、そしてそれと同時に旅立ちを恐れながら。「またやり直しだ」。もう一度、自分にそう言い聞かせる。けれども、残された時間は刻一刻と迫ってきている。電話が鳴り、私は手術室に呼び戻された。

サミーは見事な左前頭葉開頭手術を施していた。ウィリアムズ氏の前額からは頭蓋骨が取り外され、クリップと滅菌ゴムバンドと一緒に照らされていた。脳は正常に見えたが、少々「満員気味」になっていた。これは腫脹した脳を記述するのに神経外科医がよく使う表現だ。サミーが頭蓋骨に開けた穴から、脳が徐々に溢れ出てきている。私はサミーに伝えた。

「これは見逃しようがない。腫瘍はとても広範囲に及んでいるけれど、脳はちょっと「満員気味」だな。手術後の時間を乗り越えてもらうには、かなりたくさん取り除かないと。どこからはじめよう?」

サミーは露わになった脳の表面の中心を吸引器で指す。

「中前頭回?　いいかもしれない。でも、検査画像を見ておこうか」

私たちは部屋を三メートル横切ってコンピューター画面のもとへと向かった。それからサミーにこう伝えた。

「ほら、蝶形骨翼だ。そのほんの少し上から行かないと。でも、検査画像から考えるよりも深く進まないといけないだろうね。脳が少しはみ出してしまっているんだから」

私たちは手術台に戻った。サミーがジアテルミー鉗子（出血してしまった組織を焼くために用いる、電子チップつきの一対の鉗子）を使ってウィリアムズ氏の脳に小さな線を焼きつける。

「顕微鏡で見てみよう」と私は言う。看護師が顕微鏡を定位置に配置すると、すぐにサミーが吸引器とジアテルミーをそっと降ろす。

「正常に見えるんですが、マーシュ先生」。サミーは少し不安げな様子でそう言った。患者の頭部の正しい側を開頭したことを確認するために、二重三重のあらゆるチェックをしているにもかかわらず、このような瞬間にはいつも完全なパニックに陥ってしまう。ウィリアムズ氏の脳の正しい側（この場合は左側）に手術を施していることをすぐに確かめなくては。

「低悪性腫瘍の厄介なところは正常な脳のように見えることなんだ。代わろう」

そこで私はこの気の毒な男性の脳を慎重につつきはじめた。

「確かにこれはまったく正常に見えるね」。滑らかで傷ひとつない白質を顕微鏡で見つつ、少し嫌な感じがして私はそう言った。

「でも、腫瘍の中まで辿りつかないと。検査には大量に映っていたんだから」

「もちろんです、マーシュ先生」と、サミーが恭しく言う。

「ステルスや凍結切片もしておいた方がよかったでしょうか？」

そうした技法を用いていれば、自分が正しい側を手術していると安心できただろう。腫瘍の中に（少なくとも腫瘍に浸潤された脳の中に）辿りつかなければならないことは頭ではわかっている。ところが、この男性の脳は正常そのものに見えたので、何らかの奇妙な間違いが生じたのではないかという恐れを抑えることができなかったのだ。脳検査画像に別人の名前が付されていたのかもしれない。そもそも腫瘍など存在しなかったのかもしれない。脳検査が行われた後で、問題が自ずと改善したのかもしれない。正常な脳を摘出するなど（ありえないことだとしても）考えるだに恐ろしい。私はサミーにこう伝えた。

「たぶん、きみの言うとおりだ。でも、いまとなってはもう遅いし、いったんはじめたからには止まるわけにはいかない。腫脹と術後死を防ぐために、正常に見える脳だとしても、そこからできるだけたくさん摘出しなくちゃ」

脳はほんのわずかな挑発でも腫れてしまう。ウィリアムズ氏の脳は不吉なまでに肥大化し、開かれた頭部からはみ出そうとしていた。開頭手術（人の頭部を開くことを意味する医学用語）の最後、頭蓋骨は小さな鉄製のネジとプレートで閉じられ、その上で頭皮がもとどおりにつなぎ直される。頭蓋骨は再び封のされた箱に戻る。手術に対する反応としての深刻な術後腫脹が生じた場合、頭蓋骨内部の脳圧が致命的に上昇し、脳が事実上、窒息状態に陥って、患者が死亡する場合もある。手術が腫脹を引き起こすことは避けられない。ウィリアムズ氏の場合のように、腫瘍のすべてを摘出することのできない、脳の本体内部の腫瘍の手術の場合はなおさらだ。腫脹に耐えることのできる空間を頭蓋骨内部に作り出すためには、できるだけ多くの腫瘍を摘出することが常に重要なのだ。そうしておけば、手術後の患者の頭の内部の脳圧が危険なまでに高まることはない。けれども、腫瘍を摘出しすぎたのではないか、患者が損傷を抱えて目を覚まし、手術前よりも悪くなってしまうのではないかという心配は常につきまとう。

キャリア初期に担当した二つの症例のことを思い出す。どちらも若い女性だった。経験不足から臆病になり、私は腫瘍を十分に摘出することができなかった。二人とも手術から二四時間以内に、術後脳腫脹によって亡くなった。それからというもの、私は同様の症例の際にはより勇敢に挑むようになった。実際に、そうした腫瘍の手術の際にはより大きなリスクをとるようになった。二人の女性の死が私に教えてくれたのは、十分な腫瘍を摘出しないことのリスクの方がはるかに大きいということだったからだ。ただし、仮に手術が成功していたとしても、どちらの場合も腫瘍は悪性のものであり、二人の患者には厳しい未来が待ち受けていたはずだ。それから三〇年がたち、多くの人々が悪性腫瘍で亡くなっていくのを見てきた。いま振り返ってみると、この二つの悲劇的な症例は当時そう感じたほど悲惨なものではなかったのかもしれない。

これ以上、悪くなりようがない。ウィリアムズ氏の脳の数センチ立方を摘出し、吸引器がやかましい音を立てながら啜りはじめたとき、私は嫌な感覚を覚えながらそう思った。ここに成功など存在するだろうか？　この粗雑な手術に。この悪しき腫瘍は男性の本質そのものを変化させ、彼自身と家族を破滅させてしまった。もう終わりにすべきときだ。

顕微鏡の下、直接は見ることのできない自分の手で操作されている吸引器が、この気の毒な男性の脳に働きかけ、腫瘍を削ぎ剝がしていく。それを見ながら、これまでパニックに陥ったことなどなかったはずだと自分に言い聞かせた。これまでも肩をすくめるだけで、あとは何とかやってきただろう、と。けれども、外科医としての職業人生を終えつつあるいま、長年のあいだ身につけてきた心理学的な鎧が崩れはじめているのがわかった。自分も患者と同じように裸になっているのだ、と。ウィリアムズ氏と類似した症例に関する苦い経験が、この男性にとって最上の結末とは手術が彼を殺すことなのではないかと私に語りかけてくる。けれども、そんなことを生じさせるわけにはいかないと思った。実際にそうしたという外科医の話を大昔に聞いたことがあったが、いまは私たちが生きているのはそのころとはまったく違う世界だ。このような瞬間、私は自分の仕事が心底嫌になる。私たちの思考の物質的性質、精神と脳の理解しがたいつながりはもはや荘厳な奇跡などではなく、残酷かつ不愉快な冗談と化す。認知症で死につつある父親とその脳検査画像のことを思い出す。そして手術用手袋のゴム越しに見える、皺だらけになった自分の手を見る。

吸引器を動かすにつれて、ウィリアムズ氏の脳は少しずつ頭蓋骨の中へと戻りはじめた。

「もう十分な空間ができただろう、サミー。閉頭してくれるかい。私は奥さんに会ってくるよ」

その日遅く、手術後の患者に会うために私は集中治療室に出かけた。ルーマニア人の若い女性は良好だった。青ざめた表情で、少し震えてはいたけれど。ベッドの反対側にいる看護師がデータ入力中のタブレット端末から顔を上げて、すべて順調だと教えてくれた。ウィリアムズ氏は集中治療室の患者用ベッドの三列向こうにいた。目を覚ましたまま、上半身を起こした状態で座り、まっすぐ前を見つめていた。

私はウィリアムズ氏の横に座り、調子を尋ねた。彼は私の方を見たが、しばらくのあいだは何も言わなかった。彼の精神が空っぽになってしまったのか、それとも崩壊し、浸潤してしまった脳の中で思考をまとめようともがいているのかはわからなかった。「彼」がいま何になってしまったのかを知ることさえ困難だった。このようなとき、かつての私であればほんの少しの時間しか答えを待つことをしなかった。多くの患者は（ときには一時的に、ときには永遠に）言語や思考能力を失っている。それにじっと待つことのできる時間には限りがある。けれども、おそらくもう経験することがないとわかっていたから、そして過去において急かさずにはいられなかったすべての患者への密かな謝罪として、今回は長いあいだ座ったまま、調子を聞くために静かに待つことにした。すると突然、彼が尋ねてきた。

「私は死ぬんですか?」

「いえ」。何が起こっているのか、彼が自覚しているように思えることに狼狽しつつ、私はそう言った。

「もしそうであるなら、必ずお伝えすると約束します。私はいつでも患者さんたちには真実を伝えるようにしています」

彼は間違いなく理解していた。笑っていたのだから——奇妙で、ぎこちない笑顔だったが。いえ、あなたはいますぐに死ぬわけじゃない。それよりもずっとひどいことになるんだ。私は心の中でそう呟いた。私はそれからも少しのあいだ彼の横に座っていたが、彼の方にはもう言うべきことはないようだった。


翌朝七時半、いつもどおりサミーは看護師のデスクのところで私を待っていた。昔気質の下級医で、私が病院に出勤しているのに自分がそこにいないなどというのは、彼にとっては考えられないことなのだ。私が下級医だったころは、指導医よりも先に退勤するなどということはありえなかった。けれどもシフト制で勤務する医師たちの新世界では、医学訓練における徒弟制度の大半は消え去ることになった。サミーが言う。

「奥さんが面接室にお見えです」。私たちは廊下を下り、ウィリアムズ氏の妻の反対側に座った。私は自己紹介をする。

「ご挨拶が遅くなって申し訳ありません。ティムが手術をする予定だったのですが、私がすることになりました。残念ながら、よいお知らせではありません。ティムからはどのように聞かれていますか?」

患者とその家族があまりにも熱心に自分の方を見ていて、ときにはまるで釘を打ち付けられているように感じるということに、医師であれば慣れてしまうものだ。けれども、ウィリアムズ氏の妻は悲しげな笑顔を見せた。

「腫瘍だった、と。すべてを摘出することはできなかった、と。夫は素晴らしい人だったんです」。それから彼女はこう付け足した。「お会いいただいた彼は、一番いいときの彼ではありません」

「振り返ってみると、事態が悪くなりはじめたのは、いつごろだったと思われますか?」と、そっと尋ねてみると、彼女はすぐにこう答えた。

「二年前です。私たち二人とも二度目の結婚なんです。七年前に結婚しました。素敵な人だったのに、二年前に変わってしまったんです。私が結婚したのと同じ人じゃなくなってしまって。おかしな、ひどい仕打ちを私にするようになって……」

それらがどのようなものであったか、私は聞かなかった。彼女が話を続ける。

「あまりにもひどいことになってしまって、私たちは別々の道を歩むと、ほとんど決めかけていました。それから発作がはじまって……」

「お子さんはおられますか?」

「彼には前妻とのあいだに娘がいますが、私たちのあいだには子どもはいません」

「残念ながら、治療によって彼がよくなることはないとお伝えしなければなりません」。私はとてもゆっくり、そう言った。

「お人柄の変化をもとどおりにすることはできません。私たちにできるのは何とか彼の命を延長させることだけです。あと何年かは生きることができるかもしれません。けれども、少しずつ悪化していくでしょう」

明らかに絶望した表情で、彼女は私の方を見た。手術が過去の恐怖を打ち消してくれるのだと、悪夢はもう終わるのだと、きっとそう望まずにはいられなかったのだ。

「結婚が間違いのもとだったのだと思っていました。夫の家族はみな私のせいだと」

「腫瘍が原因だったのです」

「いまとなってはわかります。どう考えていいのか……」

私たちはもうしばらく話し合った。摘出した部位に関する病理学報告を待つ必要があると、私は説明した。分析によって腫瘍の取り残しがあったことが明らかになった場合には、もう一度手術しなければいけない場合もあると私は言った。考えられる今後の治療法は放射線療法だけだが、私が言えるかぎり、これで改善する見込みはない。

看護師を一人残して、私は小さな面接室をあとにした。患者の家族の多くは私が部屋を出てから泣きたくなるのだと私は思っている。でも、それは私の側の希望的観測なのかもしれない。ひょっとしたら、彼らは私に一緒にいてほしいと思っているのかもしれない。

サミーと私は廊下を戻っていった。

「少なくとも結婚生活は終わりに近づいていたみたいだから、奥さんにとっては少しだけ気が楽だったかもしれない。でも、こんなことにどうやって対処すればいいかなんて、誰にもわからないにきまっているよ」

私は一五年前の自分自身の結婚生活のことを考えていた。私と妻がお互いに対して、どれほど残酷で、愚かであったかを。どちらも前頭葉に腫瘍などなかったが、いったいどのような深淵な、そして無意識的な過程が私たちの行動を駆り立てていたのだろうかと考えずにはいられない。当時、三人の子どもたちをどれほど疎かにしていたか、私は恐怖と共に振り返る。そのころ、相談に行っていた精神科医はもっと自分を観察できるようにならなければならないと教えてくれた。けれども、自宅から追い出されることへの感情はどんどん強くなっていき、それから距離を置くことは、単純に言って不可能だった。その家の大部分は私が自力で建てたものだったのだ。あのひどい時期の結果として、私はある程度の知恵と自己コントロールを学んだと思う。けれどもひょっとしてそれは部分的には、私の脳の中の情動回路が加齢によって低下したというだけの理由なのではないかとも思える。

私はウィリアムズ氏に会いに行った。病棟に着いたときに看護師たちに聞いた話によれば、彼は夜中に逃亡を図り、病棟に施錠しなければならなかったらしい。いい天気の朝で、低い日差しがサウス・ロンドンのスレート屋根を超え、東向きの窓を通じて病棟の中に差し込んでいた。ウィリアムズ氏はパジャマ姿で窓辺に立っていた。パジャマがテディ・ベア柄なのが目に留まる。まるで朝日を歓迎するかのようにして、彼の両手は両側に広げられていた。

「ご機嫌はいかがです?」。かすかに膨らんだ前頭部と、その後ろの髪を剃られた彼の頭のきれいにカーブした切開跡を見ながら、私はそう言った。

彼は何も答えず、あいまいかつ不可思議な笑顔を見せた。そしてゆっくりと両手を下ろし、何も言わずに礼儀正しく私の手を握ったのだった。

病理学報告は二日後に戻ってきた。私が送った標本はすべて低成長性の腫瘍に浸潤されていることが確認された。ウィリアムズ氏の長期入居先を見つけるには長い時間が必要となるだろうし、彼が自宅に戻れる可能性は低い。そのため私は下級医に、てんかん発作がはじまったときに最初に受診した地域病院に送り返すよう伝えた。問題をどうやって解決するかは、その病院の医師や看護師が考えてくれるはずだ。腫瘍が致命的なものであることは判明したが、それが数カ月の問題なのか、あるいはそれ以上なのかはわからない。翌朝早く、病棟を巡回していると、彼のベッドには別の患者がいた。ウィリアムズ氏の姿はもうなかった。

2 ロンドン

水門の管理人のコテージを見つける四カ月前、二〇一四年六月のことだ。私はかっとなってロンドンにある病院を辞職することに決めてしまっていた。

辞表を提出してから三日後、私はオックスフォードにいた。妻のケイトと週末を過ごしている場所だ。日々の運動として、私はテムズ川の曳舟道を走っていた。自分を多忙にしてくれている、そして将来のことから気をそらしてくれている、神経外科医としての仕事を失ってしまったら、いったいどうやって時間を潰せばいいのだろう？　私はパニックに襲われていた。それよりもはるか昔に、そしてそれよりもはるかに悩みながら、ただし走りながらではなく歩きながら、オックスフォード大学での政治学・哲学・経済学の学位を断念することを決めたのは、それとまったく同じ場所、同じ曳舟道でのことだった。その話を聞いたとき、私の両親は困惑し、また落胆していた。

川辺を走りながら、ふとネパール人の若い女性のことを思い出す。彼女は脊柱に嚢胞を患っていて、それが少しずつ両足を麻痺させつつあった。二カ月前に、その女性の手術をしたばかりだったのだ。嚢胞は嚢虫症だと判明した。ネパールのように非常に貧しい国々では一般的な寄生虫感染症だが、イングランドではほとんど聞いたことがない病気だった。彼女は数日前に外来診察に戻ってきて、回復したことへの感謝を私に伝えてくれていた。多くのネパール人がそうであるように、彼女はまったく完璧な、そして行き届いたマナーの持ち主だった。晩夏で、水面は低く、テムズ川の新緑の水はほとんど動きがないように見える。走りながら彼女のことを、それからデヴのことを思い出す。ネパール人初の、そして一流の神経外科医で、より正式にはウペンドラ・デヴコタ教授として知られている人物だ。われわれは友人どうしで、三〇年前にはロンドンでともに外科の研修医だった。

「そうか。ネパールに行って、デヴと一緒に仕事をするのもいいかもしれない。ヒマラヤ山脈も見てみよう」

学位の断念と病院の辞職という、四三年隔たったどちらの決断も、女性に促されたものだった。最初はずっと年上の女性だ。彼女は家族の友人だったのだけれど、私は熱烈に、そして分不相応にも恋をしてしまっていた。二一歳にもなっていたというのに、私は奥手で、性的な経験はまったく持ったことがなく、抑圧的でとりすました環境で育っていた。いまとなっては、彼女が私を誘惑していたのだとわかる。たった一度、気持ちのこもった口づけがあったというだけだけれど――それ以上のことは一度もなかった。その口づけのあとすぐに、彼女は突然泣き出してしまった。私の知的な意味での早熟さとぎこちなさの組み合わせに、彼女は惹かれていたのだと思う。そのぎこちなさを克服するのを助けてやれる。そんな風に思ったのだろう。私の熱烈、かつ詩的な反応（ずいぶん昔に忘れてしまった、破り捨てたいくつかの詩のことだ）によって、後になってからおそらく彼女はそれを恥じ、困惑したのだろう。彼女はもう何年も前に亡くなったが、このエピソードに関する強烈な戸惑いはいまでも私と共にある。たとえそのロづけがもたらしたのが人生の意味と目的の感覚の発見だったとしてもだ。私は脳外科医になった。実ることのない、また馬鹿げたものでもある恋の痛みに私は戸惑い、恥ずかしくて仕方がなかった。愛情と拒絶、双方の感情に圧倒される思いがした。頭の中で二つの軍勢が戦っているような気分がして、そこから逃れるために自殺しようと思った。テムズ川沿いのオックスフォードの学生宿舎の窓を手で突き破ることで妥協を図ったのだけれど、ガラスは割れようとしなかった。あるいは、私自身のより深い部分が分別ある警戒を示してくれた。

自らの不幸を身体の怪我に変換することができなかったので、私は逃げることにした。一九七一年九月一八日の早朝、テムズ川沿いの遊歩道を歩いていたときにそう決断し、幸いにも自分を痛めつけずにすんだ。遊歩道は狭く、夏になると干上がって草が生い茂り、冬になるとぬかるんでいてたくさんの水たまりができる。この道はオックスフォード、さらには街の北側にある広大な草原であるポートメドウへと続いていく。子どものころの実家は数十メートル先にあった。惨めな気持ちで川沿いを歩いていたとき、実家を目にしていた可能性さえある。それくらい深く馴染みのある場所なのだ。もう少し進んで、川とオックスフォード運河を結ぶ細い道に沿って歩いていたら、水門管理人のコテージに辿り着いていたはずだ。でもたぶん、その前に引き返し、決意を固めていたと思う。当時はまだ若かったはずだが、あの老人はきっともうあのコテージに住んでいただろう。

叶わぬ恋が原因となって、私は大学の学位を放棄した。けれども、それはオックスフォードやケンブリッジといった大学への通学という美徳を揺るぎない信条としていた、お人好しの父への反抗でもあった。ロンドンに引っ越すまで、父はオックスフォード大学の教員だった。父は私からもっと尊敬されて然るべき人物だったが、こうした反抗的な行動は多くの若者の心の奥深くに埋もれているものだ。そしてその思いやり溢れる父自身も、自分の父親にかつて反抗したことがあったのだ。父は私の決断を甘んじて受け入れてくれた。

予想されていた職業計画を捨て去り、私はニューカッスルの北にある鉱山の町で、病院の手術室のポーターとして働いた。「本物」の身体的な病気で苦しんでいる他の人たちを目の当たりにすることで、どうにかこうにか自分自身を癒すことになるのではないかと期待したのだ。神経外科医としてのその後の人生が、身体的な病気と心理的な病気を区別するのは間違いだということを教えてくれることになった。少なくとも精神の病は身体の病と同じくらい本物であり、同じくらい助けを必要としている。友人の父親、ジョン・モードはその病院の総合診療外科医だった。面識もなかったのに、娘の頼みに応じて、手術室の仕事を紹介してくれたのだ。こんなことをしてくれただなんて、じつに驚くべきことだと思う。一年の無断欠席の後、オックスフォード大学が私の復学に同意してくれたのも、それと同じくらい驚くべきことだと思う。人々の援助と温情がなかったら、自分の人生がどうなっていたか、私にはまったくわからない。

手術室のポーターとして外科手術を見た経験こそが、外科医になるきっかけとなった。それはロンドンへの週末の帰省中に、家族の服にアイロンをかけている姉のエリザベス（姉は看護師になるための訓練の最中だった）と話していたときに、突如としてやってきた決断だった。自分の不幸をめぐってあれこれ管を巻くために、姉を訪ねていたのだ。医学を勉強し、外科医になることが自らの不幸を解決する方法だと、どういうわけか（どうしてそうなったのか思い出せない）はっきりとわかった。たぶん、エリザベスがそう提案してくれたのだろう。日曜日の夕方、私は電車でニューカッスルに戻った。車両の席につき、窓のうす暗いガラスに映る自分の姿を見ながら、私は自分がいま、目的と意味の感覚を見つけたのだということを知った。けれども、医師の資格をすでに取得した私が、人生のすべてをかけた愛、神経外科の仕事に出会うまでには、さらに九年の歳月が必要だった。その決断を後悔したことは一度もない。医師であることを、私はずっと素晴らしいことだと感じてきた。

けれども、いま自らのキャリアをいちから始めることが可能だとしたら、医学や神経外科を選ぶだろうか？　私にはわからない。あまりにも多くのことが変わってしまった。もっとも困難だった神経外科手術の多く（脳動脈瘤の手術など）が不要となった。医師たちはいま、四〇年前には単純に存在しなかった、そして医療実践の現実にほとんど理解を示さない、官僚制度に支配されている。私が情熱をもって信を置く制度である、イングランドの国民健康サービス（ＮＨＳ）は慢性的に資金不足に陥っている。一流の医療を望むならばより多くの費用を支払う必要があるということを、政府が有権者に対して認めようとしないからだ。その上、いま人類は病よりも差し迫った問題に直面している。

自分には未来があるという新たな感覚と共にニューカッスルに戻ってきたとき、私は『エコロジスト』という雑誌の創刊号を読んだ。人類が指数関数的に増加しつづける中で地球に何が起こるのかに関する、気が滅入るような予測がそこには書かれていた。読みながら、医者になって他人を癒すことで自らを癒すというのは少々自分勝手な考えではないかと思った。華やかさでは劣るかもしれないが、世界をよりよい場所にするための、外科医であることよりも重要な方法はあったはずだ。医師であることはモラル上の贅沢だという見方から、私は完全に逃れたことがない。医師はそのせいで簡単に堕落してしまう。患者よりも自分の方が重要な存在だと感じ、簡単に自己満足や自惚れに陥ってしまうのである。

数週間後に手術室のポーターとしての仕事に戻ったとき、私はある男性が腕の手術を受けているのを見た。男性は酔った勢いから手で窓を突き破り、割れたガラスで手が永久に麻痺してしまったのだった。

私の人生において、神経外科医としての職業人生の最後の最後に、まったく意図しない形で重要な役割を果たしたもう一人の女性は、勤務先の病院の医長だった。彼女はある日、神経外科の指導医たちと話をするために、病院の最高責任者の命令で派遣されてきた。傲慢で協調性がないという評判が私たちにあったのだと思う。気取りすぎで、自分たちの役割も果たしていない、と。おそらく私は最悪の違反者の一人と思われていたはずだ。彼女は私たち外科医用の控室へと入ってきた。その数年前に私が購入した赤い革製のソファのある部屋だ。神経外科および神経内科のサービス・デリバリー・ユニット・リーダー（もしくはそれと似たような馬鹿馬鹿しい肩書き）と呼ばれていた、ある同僚も一緒だった。彼はいい同僚で、私がしでかした派手な暴挙の結果から救ってくれていた。このときの彼はそれなりに厳粛な雰囲気だった。医長の方は八人もの神経外科指導医を懲戒処分することになるという見通しに、少し不安を感じている様子がうかがえたはずだ。彼女は席に座り、大きなピンク色のハンドバッグをそっと床に置いた。サービス・デリバリー・ユニットのリーダーが手短に紹介し、医長と出番を替わった。

彼女はこう宣告した。「あなた方は「トラスト[訳注1]・ドレス・コード」に従ってこなかった」。どうやらこれは、神経外科の指導医たちがスーツとネクタイを着ているのを目撃されていたという意味のようだった。私はいつも、きちんとした服装は患者への礼儀のしるしだと思ってきたのだが、どうやらいまではそれが患者に感染症の致命的な危険をもたらしているということになったらしい。たとえ意識されていないものであったとしても（NHSのはるか上層部からやってきた）禁止の説明としてよりありそうなのは、上級医も他の病院スタッフと同じ見た目をしているべきということだろう。チームワークっていうやつだ。

医長は続ける。「あなた方は下級医に対してリーダーシップを発揮してこなかった」。これは患者が退院する際に、下級医たちが随時トラストのコンピューター作業を完了しているかどうか、確認していないということらしい。その昔、私たちは脳神経外科の退院サマリーを独自に作成していた。それは見事な出来で、私はいつもそれに誇りに思っていたのだ。ところが現在では、トラスト全体向けの、コンピューター化されたぞっとするほどひどい出来の代物に代わってしまった。それで私個人は、下級医たちがそうした作業を完了しているか確認することにすっかり関心を失ってしまっていたのである。

「トラストの方針に従わない場合、懲戒処分を受けてもらうことになります」と彼女は締めくくった。議論はなく、私たちを説得しようともしなかった。私は知っていた。問題は病院が「ケアの質向上委員会」による査察を受けることになっているということだった。ドレス・コードに関する方針と事務仕事の完了を重要視する組織だ。「こんなことはまったく馬鹿げているけれど、病院を助けてほしい」と言うことだって、彼女にはできたはずだ。そう言ってくれれば私たちはみな同意していた。私はそう確信している。ところが、そうではなく「懲戒処分になるぞ」と彼女は言ってきた。ピンクのハンドバッグを手にして彼女は立ち去り、サービス・デリバリー・ユニット・リーダーもそれに続いた。彼の方は少し困惑した様子だった。

翌日、私は辞表を提出した。上級管理職が管理の仕方をこうもわかっていないことを自ら示すような組織で、これ以上働く気にはなれなかったのだ。とは言え、年金に困る羽目にはならないように、抜け

訳注1　イギリスの国営病院を「トラスト（病院）」と言う。

目なく退職日を六五歳の誕生日まで延期しておいたのだった。

去るのが遅すぎるよりは早すぎる方がいい。人はよくそう言う。職業上のキャリアでも、パーティーでも、人生そのものでも。けれども、重要なのはそれがいつになるか、わかっているということだ。ロンドンの病院を退職することに不安を感じたとは言え、自分がまだまだ神経外科の仕事をやめる気にはなれないことはわかっていた。主に海外で、パートタイムの仕事に行きたいと考えた。そうなると、医師免許を維持するには、総合医療評議会（GMC）による再評価が必要ということになる。

航空機のパイロットは数年ごとに能力を再評価される必要がある。医師も同じであるべきだという主張がある。パイロットも医師も人の命を預かっているからだ。そういうわけで、現在では「患者の安全性」という新しい産業が存在している。病院で発生する多くの過誤を減らすためのものだが、それこそが患者が害を被る原因となっている場合が多い。「患者の安全性」は航空業界と多くの点で類似している。現代の病院は非常に複雑な場所であり、多くの物事が上手くいかない場合がある。間違いや過誤を特定し、そしてできれば回避するために、チェックリストが必要だということは理解できるし、非難を受ける余地のない文化を浸透させようと努力もしている。けれども、手術と航空機を飛ばすことには、ほとんど共通点がないのだ。パイロットはどのルートで飛行するのか、あるいは旅のリスクは冒す価値があるものかを判断し、そのリスクについて乗客と話し合う必要はない。乗客は患者ではないのだから。乗客は飛行機に乗ることを選んでいるが、患者は病を患うことを選んだわけではない。乗客はほぼ確実にフライトを乗り切ることができるが、患者は生きて退院できないことが少なくない。乗客は安心づけや手助けを常に必要としているわけではない（スチュワーデスやスチュワードが救命胴衣を着ける真似をしたり、非常口を戸惑いながら指差したりするといった、あのちょっとした茶番劇を別とすればだが）。親族が対処しなければならない不安も存在しない。飛行機が墜落すれば、パイロットは通常死亡する。手術が上手くいかなくとも、外科医は生き残り、そして往々にして身を覆いつくすほどの罪悪感を背負わなければならない。非難の余地のない文化についてあれこれ言われてはいるが、医師とは非難を引き受けなければならないものなのだ。

医師の再評価は重要だが、簡単ではない。イギリスの総合医療評議会がそれをどう行うか決定するまでには長い年月が必要だった。私は他の医師による「判定」を受けるだけでなく、複数の同僚による「三六〇度」の査定、および連続した一五人の患者による査定を受けなければならなかった。同僚の名前を挙げるよう指示されたときには、自分のことを嫌っている人の名前を一〇人挙げてみたくなったが(残念ながら、それほど難しいことではない)、怖くなったので私のことを悪く言いそうにない人たちをリストアップすることにした。彼らはオンライン上のボックスにチェックマークを入れて、私がどれくらい優秀か、どれくらい満足のいく「ワーク・ライフ・バランス」を実現しているか、述べてくれた。彼らが三六〇度評価の用紙を送ってきたときには、そのお返しをした。

私は患者への配布用のアンケート用紙を一五枚提供された。この活動は民間企業によって運営されていたが、これは現在、NHSの仕事の多くが外部委託されている、利潤率の高いビジネスのひとつだ。年老いて体が不自由になった象を食い物にするハイエナのように、こうした企業がNHSを食い物にしている。維持存続のための政治的意志の欠如によって、NHSは体に不自由を抱えているのだ。

外来診療の後に、長々とした両面印刷の用紙に記入し、その用紙を返却するよう患者に依頼しろという。驚くほどのことではないが、私は素直にそれに従った。それに、面と向かって私を批判することには患者たちも抵抗があったはずだ。患者はみな素直に用紙に記入してくれた。記入が完了した用紙はすべて賛辞、かつ匿名のものだったので、検証する立場の人が誰であれ、私が自分で不正記入したのではないかと疑うだろうなと思った。本当にそうしてみようかとも思った。せっかちで無愛想だということ、要するに典型的な外科医だということを自ら告発し、それがこの馬鹿馬鹿しい茶番劇に何か違いをもたらすかを確かめてみたかった。

神経外科医として私が得た最初のポストは、医学生時代の研修先だった病院の後期研修医だった。神経外科医の指導医が二人いて、そのうちの年下の方は私の師であり、支えでもあった人だ。私がその診療所で勤務を開始してからまもなく、年配の方の医師は引退した。その彼がある日の晩、当直中の私に電話をかけてきて、自宅で意識を失ってしまった友人について、血圧の薬のせいだろうかと相談してきたことがある。その友人というのが彼自身であることはまったく明らかだった。X線画像の前に彼と一緒に立って難しい動脈瘤のある患者の血管造影（血管を示すX線画像）を眺めていたことそして彼が年下の同僚に治療を引き継ぐように頼んでほしいと言ってきたことを思い出す。

「私くらいの歳になると、動脈瘤の手術は冠状動脈によくないんだよ」と彼は言った。グラスゴーのある上級神経外科医がつい最近、動脈瘤のクリッピング手術をした直後に心臓発作で倒れたことを私は知っていた。

上級指導医としての彼のキャリアは、ある若い女性の巨大な良性脳腫瘍の手術の成功をもって、華々しい形で幕を閉じた。患者は完全に回復し、数日後、まだ病院のガウンを着て、坊主頭のまま、彼の退職パーティーにやって来て、花束をプレゼントしてくれた。彼が亡くなったのは、その数カ月後のことだったと思う。それから三四年後、私自身の外科医としてのキャリアは不名誉な形で幕を閉じようとしていた。

退職まで残り二週間。私は医員のサミーと一緒に脳の検査画像を眺めていた。

「面白そうな症例ですね、マーシュ先生」とサミーが嬉しそうに言う。私は返事をしなかった。つい最近までだったら、私もまったく同じことを言っていただろう。困難で危険な手術はいつでも一番魅力的かつ刺激的な手術だった。けれども、キャリアが終わりに近づくにつれ、このような患者に対する、そして大きな失敗のリスクに対する自分の熱意が急速に薄れてきていることに、私は気づきつつあった。手術がうまくいかないという考え、そしてぼろぼろになってしまった患者を残して去るという考えが、怯えを伴って私の心を満たしていた。そもそもだ。何もかもやめようとしているというのに、何だって自分で自分を苦しめなきゃならないんだ？　けれども、その患者はある神経内科の上級医から個人的に紹介されてきた人だった。同僚に手術を替わってもらうよう頼むというのは論外だ。それは自分の外科医としての自尊心とまったく両立不可能な話だった。

「すべての主要部位から分離しなくちゃいけないな」。検査画面上の腫瘍を指差しながら、私はサミーに言った。腫瘍は大後頭孔の端で成長している。そこから広がる脳幹や神経に損傷を与えれば、嚥下や咳の麻痺を含む、破壊的な影響を患者に及ぼしかねない。口内の液体が肺に入り込むことにつながる場合もあり、そうなれば重篤な肺炎を引き起こしてしまう。容易に致命的になるものだ。少なくとも腫瘍は良性に思えた。脳幹や脊髄神経に張り付いているようには見えない。なので、少なくとも理論上は、重度の損傷を与えることなく、腫瘍を摘出することが可能なはずだ。けれども、確信を持つことはできない。

それは日曜日の夕方のことで、サミーと私は男性病棟のナース・ステーションのパソコンの前に立っていた。一緒に仕事をするのがじきに終わるということを、二人とも残念に思っていた。指導する研修医と親密な関係を築くことができるというのは、外科医の人生における大きな喜びのひとつだ。

三月初旬、外は暗かったが、空は晴れ模様だ。サウス・ロンドンを照らすとても明るい満月が病棟の窓の長い列から見えた。裏通りを自転車で通勤していると、春の香りが漂ってきた。テラス付きの家々の濃い灰色の屋根の上で、月の光が機嫌よく私と競争している。

「まだ患者に会っていなかったな。話をしに行った方がいい」

六人部屋のひとつに、患者を見つけた。ベッドの周りにはカーテンが引かれている。

「失礼します」と言って、カーテンを引く。

ピーターは体を起こしていた。ベッドの横の椅子に若い女性が座っている。私は自己紹介をした。

「やっとお目にかかれて、嬉しいですよ」と彼が言う。初対面のときの患者のほとんどよりも、ずっと嬉しそうな表情だ。

「頭痛が本当にひどくなってきていて」

「検査画像はご覧になりましたか?」

「アイザック先生に見せてもらいました。腫瘍は大きそうですね」

「大きいというほどではありませんよ。私はもっと大きな腫瘍をたくさん見たことがあります。とは言え、自分自身の腫瘍はいつだって巨大に見えるものなんですけどね」

廊下からサミーが新型のモバイル・コンピューター・ステーションを引っ張ってきて、ピーターのベッドの端に置いた。私たちが話をしているあいだに、サミーが脳の検査画像を立ち上げる。

「ここに目盛りがありますね」。私は検査画像の端を指差しながら説明する。「あなたの腫瘍の直径は四センチ。こいつが水頭症を引き起こしています。脳の上に水が溜まっているということです。腫瘍が瓶の栓のような働きをしていて、本当だったら頭蓋骨の底から髄液が抜けていくはずなんですが、それを頭の中に閉じ込めてしまっている。治療をしなければ、脅すような言い方で申し訳ないのですが、あなたのいのちは数週間しかもちません」

「信じますよ。最悪な気分だったから。アイザック先生が処方してくれたステロイド剤が少しは効きましたけど」

しばらくのあいだ、私たちは手術のリスクについて話し合った。死や重篤な脳卒中の可能性があるが、その可能性は高くない、と。ものを飲み込むのが難しかったのではないかと私は尋ねた。彼はうなずき、ここ数週間、食事中に喉に詰まらせてしまうことがあったと教えてくれた。仕事や子どもたちのことも話した。

「子どもたちはお父さんの病気のことを知っているのですか?」と、患者の妻に聞いてみた。

「まだ六歳と八歳なんです。お父さんが病院に行くことと、先生が頭痛を治してくれることはわかっています」

私たちが話をしているあいだに、サミーが長い同意書を書き上げて、ピーターはそれにすぐにサインをした。

「少しも怖くなんてありません。先生が退職する直前にお願いできて、本当によかった」と彼は言う。

私はそれを聞き流した。患者は自分の外科医が最高の外科医だと思いたがるものであり、そんなことはないとか、私の代わりならいくらでもいるとかいったことを伝えると、特に嫌がるものなのだ。サミーは同意書の端に患者の妻の電話番号を記した。

「手術が終わったらお電話します」とピーターの妻に伝えた。

「また明日」。そう言って、ピーターに手を振り、カーテンのあいだから出て行った。部屋には他にも五人の男性がいて、退室する私のことを見上げていた。間違いなく全員が大いに関心を持ちながら、私たちの会話に耳をすませていたのだろう。

翌朝、私は自転車で通勤しながら、四〇年近く続いた外科医としての仕事が終わりを迎えつつあるという、奇妙な事実を思い返していた。患者のことで常に不安になる必要はもうなくなる。私の患者は大いなる不幸の瀬戸際にいることがじつに多かった。けれども、四〇年近くにわたって、毎日何をすればいいのかと悩むこともなかった。私はいつでも自分の仕事を愛していた。たとえそれが往々にして、とても辛いものであったとしてもだ。毎日が面白かった。患者を担当するのが好きだった。少なくとも勤務先の小さな病院という池の中だったら、自分がきわめて重要な存在だという事実が好きだった。自分の仕事は単なる仕事というよりも、冒険と自己表現のための素晴らしい機会のようなものだと感じることが多々あった。自分の仕事には深い意味があると、いつも感じていたのだ。ところがここ数年で、その愛は薄れはじめていた。医師として働くことが、大企業の中の平社員になることのように感じられる機会がこのところますます多くなってきているからだと私は思っていた。医師であるということには特別な何かがあるという感覚がすっかり消えてしまったのだ。それは単なる仕事であり、私はチームの一員にすぎない。そしてそのメンバーの多くは顔も知らない人たちだ。与えられる権限は少なくなってきた。信頼も感じられなくなっていた。最新の政府要請によって定められた、患者のためにほとんどならないように私には思える会議に、ますます多くの時間を費やさなければならなくなった。実際に仕事をしている時間よりも、仕事の話をしている時間の方が多くなった。誰もその患者に会ったこともないのに、脳の検査画像を見て、治療すべきかどうかを決めるということも多かった。私が知るほとんどの医師と同じように、私は深い不満と疎外感を感じていた。

にもかかわらず、私は気の毒な患者に対する個人としての責任を痛感し、それを重荷に感じていた。私の不満は、担当する手術の数が減ってきていたことが原因だったのかもしれない。ただし、週に二日は手術をしていたのだから、他の多くの医師たちに比べればまだラッキーな方だったのだ。同業の仲間の多くは、いまでは週一日に減らされている。週の残りの時間に医者たちが何をしているのか、疑問に思う人もきっといるだろう。近年の外科医の数の増加は、手術を行うために必要な施設の増加とは一致していない。

あるいは、私が単純に年を取って疲れてきて、去るべき時がきたというだけの話なのかもしれない。私の中のある部分は立ち去り、不安から解放され、自分の時間を自由に使えるようになりたいと思っていた。けれども別の部分は、退職とは恐ろしいほどの空虚、死と大差ないものだと見なしていた。その後は老年期の障害、おそらくは認知症を発症して、それで終わりだ、と。

週末の緊急入院の数がいつもより少なく、集中治療室に空きのベッドがあったので、時間通りに私の番は開始可能と言われた。麻酔科医のハイジは、幼い息子の世話のために長期休暇を取っていて、いまはパートタイムで復職していた。私たちは昔からの友人で、彼女に会えてほっとした。麻酔科医と外科医の関係はきわめて重要である。トラブルが起きそうな場合には特にそうだ。友人でもある同僚がいるというのはとても大切なことなのだ。麻酔室に入ると、ハイジと彼女の助手たちがもうピーターを眠らせていた。ハイジが気管内チューブを口から喉を経て、肺に挿入する。それを正しい位置に固定するために、ＯＤＡ（手術部門助手（the operating department assistant）の略で、麻酔医を手助けする係）が顔全体にエラストプラスト社製の太い包帯を伸ばしている。エラストプラスト社の包帯でピーターの顔が見えなくなり、静脈内麻酔が効いて患者が意識を失ったときにはじまる、脱人格化のプロセスが完了した。

そのプロセスなら何千回も見てきた。もちろんそれは現代医学の奇跡のひとつだ。患者はある瞬間は覚醒している。そしてハイジのような優れた麻酔科医は安心させようとしてくれるだろうが、それでも不安を感じながら話をしている。すると次の瞬間、静脈注射された薬が腕の血管を上がり、心臓を経由して脳まで伝わると、患者はため息をつき、頭が少し後ろに下がり、それから突然、そして深く、意識を失う。いまでもそれを見ていると、患者の魂が体を離れて未知の場所へと行くかのように、そしていま見ているのが空っぽの体であるかのように思えてくる。

「少し出血しているかもしれないな。それに脳幹に問題があるかもしれない」

延髄と呼ばれる脳幹の底部で問題が生じると、心拍数や血圧に突然の驚くべき変化や、場合によっては心停止さえ起こりうる。ハイジが言う。

「ご心配なく。準備ならできています。大きな静脈注射と適合確認済みの血液が大量に冷蔵庫に用意してある」

ピーターが車椅子で手術室に運ばれてきた。手術スタッフが集まり、サミーが頭を押さえながら、手術台の上にうつ伏せの状態になるよう、みなで彼を車椅子から降ろした。サミーに伝える。

「うつ伏せに。真ん中の位置に。頭はよく曲げて。ピンで固定を。頭蓋骨切除で左寄りに正中切開して、C1の後部を外す。それが終わって硬膜までたどり着いたら呼んでくれ。合流するから」

私は手術室を出て、月曜の朝、指導医の同僚との定例会議のために外科医の控室に向かった。二人のラインマネージャーも出席して、会議はすでにはじまっていた（付け加えておいた方がいいと思うが、私は二人のことが好きだったし、いい付き合いをしていた）。会議は神経外科の日々の業務を議論するためのもので、マネージャーが科の「財務状況」について話すこともあった。会議の多くは、大病院で働くことにまつわる些細な不満や非効率性についての鬱憤を晴らすために費やされた。あるアメリカ人の研修生の姉からの贈り物の脳の形をしたスカイブルーのクッションがあって、話をしながらそれを部屋の中で投げ合うこともあった。ゴールディングの『蠅の王』の中でほら貝の貝殻を持つのとちょうど同じ具合だ。二人のマネージャーのうちの年長の方のショーンが話していた。私がクッションを投げると、彼はクッションを持つのを拒否した。

「残念ながら、昨年はトラストのために一〇〇万ポンドしか利益が得られなかった。一方で、その前の年は四〇〇万ポンドの利益だった。より多くの仕事をしたっていうわけでもないのに。われわれはかつてはトラストでもっとも利益を上げる部門のひとつだった。いまは違う」

「でも、その三〇〇万ポンドはいったいどこに行っちゃったんだい？」と誰かが尋ねると、ショーンがこう答える。

「はっきりとはわからない。派遣看護師に金を使いすぎた。脊椎の固定器具にはもっと使っているし、緊急手術もやりすぎている。緊急手術の目標値を超えたら、支払い額の三〇パーセントしか入ってこないんだぞ」

憤懣やる方ない気持ちで私は言った。

「馬鹿馬鹿しい。私たちがたくさんの命を救いすぎているという理由で罰を受けたことを知ったら、国民は何て言うかね？」

ショーンが言う。

「理由は知ってるだろう。緊急事態ではないのに病院が緊急手術にして、過剰請求するのを止めるためだ」

私は答えた。

「そんな真似、私たちはした覚えがないがね」

NHSの部門における「利益」とは通常の意味での利益とは異なるという点には説明が必要だ。ここで言う「利益」とは私たちが「財務目標」を超えたかどうかに関する問題である。それは以前の業績に基づくものであり、また私たちにはまったく理解不可能な難解な過程でもある。私たちがもたらす「利益」は、それが何であれ、トラストの中の収益率の低い部分を支えるために使われてしまう。経済学者たちが愛してやまないインセンティブとペナルティがNHSに導入されているにもかかわらず、そのせいで臨床のレベルでは、つまり店頭では、より効率的に働くための実際のモティベーションなど存在しないも同然なのだ。さらに言うと、余剰金があるように見えるときはいつでも、スタッフの雇用をどんどん増やすために使われるらしい。まるで既存のスタッフに仕事を減らすように促すためとでも言うかのようにして。

しばらくのあいだ、とりとめもない会話が続き、脊椎インプラントの問題についての議論となった。この問題に簡単な答えはない。頭蓋内神経外科の手術数は減少し、動脈瘤の放射線治療や腫瘍のための高度焦点化放射線などの非外科的な方法に取って代わられている。それに伴い、神経外科医（その人数は増加しつづけているが、彼らはみな手術が大好きだ）は脊椎手術に移っている。これは主に、癌や腰痛の治療のために、人々の背中にありとあらゆる種類の非常に高価なチタン製のナット、ボルト、バーなどを挿入するというものだ。もっとも、そうした手術のエビデンス・ベースや正当な理由は、少なくとも腰痛に関しては非常に貧弱である。癌患者でさえ（転移性の癌は脊椎に転移する場合が多い）手術をすべきかそうではないかは議論に値しない問題になりうる。気の毒な患者は根本的な問題である癌が原因で、いずれにせよ時間の問題で亡くなってしまうからだ。脊椎インプラント手術は大手術であり、合衆国では年間六〇億ドルの巨大ビジネスになっている。これは現代のヘルスケアにおいて大きな問題になりつつある「過剰治療」の典型例であり、アメリカのような商業的かつ市場化されたヘルスケア・システムにおいては特にそうだ。

何年か前、脳外科手術に専念するために、私自身はそのような手術はしなくなっていたので、手術室に呼び戻されて、会話を放置できたのは幸いだった。手術室ではサミーが手術を開始している。「どれどれ」。滅菌ドレープに触れないように気をつけながら、身を乗り出し、ピーターの後頭部の大きな穴を覗き込む。「うん、いいね。硬膜を開けておいて。手袋をはめてくるから」

外回り看護師（手を洗浄せず、手術の進行中、ものの運び入れを担当する看護師）に伝える。

「ジンジャ、スコープを運んできてもらえるかい？」

重いスコープをジンジャが手術台に押し上げているあいだに、私は部屋の隅にある大きなシンクで手を洗浄した。気持ちの落ち着く、深く体に馴染んだ行為だが、これにはいつでも強い緊張が伴う。長年のあいだ、何千回と行ってきたことだが、それがじきに終わることもわかっていた——少なくとも母国では。

ジンジャがやって来て、青い手術着の後ろの紐を結んでくれた。手術台に向かって進む。ピーターは無菌の青いカーテンの下に隠れていて、手術用のライトに照らされた彼の後頭部の血まみれの穴だけが見えるようになっている。私が見守る中、サミーが小さなハサミで硬膜（髄膜の外側の硬い層）を開いた。そこからは私が引き継ぐ。アームレストつきの手術椅子に腰を下ろす。顕微鏡手術の第一のルールは快適であることだ。私は研修医たちにそう教えている。私は通常、座ったままの姿勢で手術を行うが、これを男らしくない振る舞いだと見なす診療科もある。そこでは手術のあいだ、外科医は立ちっぱなしらしい。手術が終わるまでに何時間もかかることなど、ざらにある話なのだが。

脳の後部である小脳の下数ミリのところに腫瘍（顕微鏡の光に照らされた赤い球）を見つけるのは簡単だった。左側には重要な脳幹、右側のずっと下には糸よりもわずかに細い下頭蓋神経があるはずなのが、これらをすべて腫瘍が隠してしまっている。手術が終わり、腫瘍の大半が摘出されるまで、その姿は見えないだろう。吸引器で腫瘍に触れた途端、血が噴き出してきた。

「ハイジ、出血しそうだ」

「大丈夫」という励ましの返事が返ってきて、私は落ち着いて腫瘍にとりかかる。私はサミーに伝えた。

「出血がひどくなったら、麻酔科医は手術を中止して傷口を塞ぐように言ってくるかもしれない。でもその場合、塞ぐことで脳に損傷を与えることにならないかが心配だ。患者が出血して死にそうな場合（失血死しそうな場合）は、できるだけ早く手術をして、患者が死ぬ前に腫瘍を摘出し、何も傷つけていないことを祈るしかないこともある。普通だったら、出血は腫瘍をすべて取り出せば止まる」

「ハルツームにおいでになったとき、先生がそういう症例を担当したのを見ましたよ」

「そうだった。忘れていたよ。彼は大丈夫だったけど……」

腫瘍を取り出すには四時間もの集中力が必要だった。ピーターの頭の三センチ幅の穴の下に、真っ赤な動脈血液が延々と湧き上がっているのだけが見える。脳を見ることも、じっくりと腫瘍を分析検討することもできない。残念ながら、私は手術を楽しむことができなかった。きっと楽しい体験になるはずだと以前は思っていたのに。同僚と一緒に手術ができるように手配しておけばよかったと思った。そうすれば手術のストレスを大幅に軽減することができる。けれども、腫瘍がこれほどまでに出血するとは思っていなかった。それに、外科医にとって助けを求めるというのはいつでも難しいものなのだ。勇敢さと自分への信頼はこの仕事の重要な一部だと見なされているのだから。年を取り、勇気を失ってしまったと同僚に思われるのはごめんだった。

「ほら、サミー、こいつも剝がれた」

ついに腫瘍が摘出され、出血が止まり、脳幹が見えてきた。下部脳神経と椎骨動脈は完全に無事だった。雲の切れ間から姿を現わして、夜の景色を一変させる月のことが思い浮かぶ。素敵な光景だ。

「運がよかった」

私がそう言うと、すべての外科研修医の第一のルールに従って、サミーがおだててくれる。

「いえいえ、お見事でしたよ」

「そうかい。そんな感じはしなかったがね」

それから手術台の反対側に大声で尋ねる。

「ハイジ、出血はどう?」

彼女は嬉しそうに言った。

「少しだけ。輸血の必要はありません。ヘモグロビンはまだ120なので」

「本当に? もっと多いような気がしてた」

私はそう言って、手術中に不必要に神経質になっていたのかもしれないなと思った。結局のところ、長年の経験が功を奏してくれたということなのかもしれないと思って、自分を慰める。だが、ピーターは大丈夫そうであり、それがすべてだ。幼い子どもたちは、私がお父さんの頭痛を治してやれたことを喜んでくれるだろう。

「さあ、サミー、閉頭しよう」

ピーターは無事に手術から目覚めた。声はかれていたが、咳ができることを確認したので、誤嚥の危険性はない。

夕方遅くに病院に戻り、術後の患者たちの様子を見に行った。私は夕方に患者に会いに行くことが多かった。近所に住んでいるので通いやすいし、患者が手術前にも後にも、夕方の時間に私に会いたがっていることも知っていたのだ。これは医師が時間を決めてシフト制で働くことを求められるようになったことへの、そして医療が天職、真の意味での職業ではなくなったことへの個人的な抗議でもある。患者が自分に会いたがっていると、私と同じ予想をしている医師は多いようだ。

集中治療室に入ると、倉庫のような部屋の両側にある、長い二列のベッドのうちのひとつにピーターの姿があった。どのベッドにも足側には担当の看護師がついていて、頭側にはハイテクモニター機器のちょっとした森ができている。私は看護師に尋ねた。

「彼の様子はどうですか?」

「大丈夫です」との返事。集中治療室の看護師は多すぎて、私はそのうちの数人しか知らず、この看護師が誰なのかわからなかった。

「万が一、誤嚥してしまったときのために経鼻胃チューブを入れないといけませんでした……」

すっかり目を覚ましてベッドに座っているピーターを見ると、驚いたことに誰かが本当に彼の鼻に経鼻胃チューブを入れ、顔にテープを貼っているのがわかった。チューブを挿入するという不快な処置を彼が受けたことに、私は腹が立った。なされるべきではない処置だ。必要がないのだから。チューブは鼻から押し入れられて、喉の奥から胃の中へと入っていく――非常に不快な体験だ。個人的にそれを経験したことのある妻のケイトから、私は確かな情報を得ていた。また、これはまったく無害と言える処置ではなく、チューブの先端が肺に入り、誤嚥性肺炎を起こして死亡した例、あるいは脳に入ってしまった例までも記録に残っている。これらは確かに稀な合併症ではあるが、あのように困難な、ただし成功した手術の後にそれが行われたことに対して、私は本当に腹が立った。チューブを挿入するという決定は集中治療室の、明らかに私よりも経験が浅い医師によってなされたもので、集中治療室の夜間当直医はそのことをまったく聞いていないと言った。看護師を責めたって仕方がない。私はピーターに気分はどうかと尋ねた。

「思っていたよりもいいです」

ピーターは少しかれた声で言って、何度も何度も手術に対する礼を述べてくれた。私は彼におやすみの挨拶をして、明日の朝にはこの忌々しい経鼻胃チューブを抜くと伝えた。

翌朝、出勤し、私はすぐにサミーと一緒に集中治療室に向かった。ピーターのベッドの脇には、またしても見覚えのない別の看護師がいた。ピーターは目を覚まし、何とかして多少は眠れたと話してくれた。集中治療室のひどい騒音や明るい照明を思えばなかなかのことだ。私は看護師の方を向いて伝えた。

「あなたが経鼻胃チューブを挿入したわけじゃないのはわかっています。でも、抜いてください」

「申し訳ありません、マーシュ先生。この患者さんはＳＡＬＴのチェックを受ける必要があるんです」

SALTとは、数年前から嚥下障害や言語障害の患者を担当するようになった言語療法士（speech and language therapists）のことだ。私の考えでは患者に必要のない経鼻胃チューブの抜去を拒否され、言語療法士と対立したことが過去に何度かあった。その結果として、私の抗議にもかかわらず、不必要に経管栄養を受けて入院させられた患者が何人かいた。私は言語療法士たちにとっては目の上のたんこぶのような神経外科医だった。私は歯を食いしばるような思いで言った。

「チューブを抜いてください。そもそも絶対に入れるべきじゃなかった」

看護師は丁寧に答えた。

「申し訳ありません、マーシュ先生。でも抜きません」

私は怒りの波に襲われ、大声を上げた。

「彼にチューブは必要ないんだ。私が責任を取る。完全に安全だ。私が手術をしたんだ。脳幹も頭蓋神経も最後まで完全に無傷だったし、咳もよく出ている……とにかく、このくそったれのチューブを抜けったら」

不運な看護師が再び話しはじめる。

「申し訳ありませんが、マーシュ先生……」

怒りに圧倒され、ほとんど自制不可能になって、看護師の顔の前に自分の顔を突きつけ、彼の鼻を親指と人差し指で挟んで、怒りにまかせて引っ張った。

「憎たらしい根性だな！」と叫ぶ。無力感に襲われ、心底腹が立ち、そして打ちのめされながら、振り返って近くのシンクで手を洗おうとした。患者に触れた後は手を洗うのが当然なのだから、スタッフへの暴行にも同じことが適用されるべきだろう。私が着実に権威を失い、信頼が低下し、そして医療業界の悲しい衰退に直面してきたことへの長年の不満と落胆が、突然爆発したのだった。おそらくそれは二週間で自分が退職するとわかっていて、怒りと強烈な侮辱の感覚に突如としてもう耐えられなくなったからだったのだと思う。ピーターのベッドの端に立っていた驚いた様子の数人の看護師たちを残して、私は病室を飛び出した。サミーが後からついてくる。仕事中に我を失うことなど滅多にない。同僚に手をあげたことなど、それまで一度もなかった。

少しずつ落ち着きを取り戻し、その日のうちに集中治療室に戻って、看護師に謝罪した。

「本当に申し訳ありませんでした。あんなこと、するべきじゃなかった」

「いえ、済んだことは済んだことです」

彼が何を言いたいのかわからず、あとになってから公式な苦情を言うつもりなのだろうかと考えた。彼には十分その権利があると思ったのだ。その日の終わりごろ、集中治療室の看護師長からメールが届いた。集中治療室で「事件」があったと聞いたので、話をするために翌日に来てほしいとのことだった。ひどい怯えと絶望的なパニックの状態で、私は帰宅した。それはこれまでに経験したことのないような代物だった。落ち着くには長い時間がかかった。自分に対する何らかの公式な懲戒処分が開始されるのではないかと思い、惨めに怯えていた。恐怖と怒りに震えながら、ベッドの上に横たわり、私は自分に問いかけた。「勇敢な外科医とやらはいったどこへ行ったんだ?」。去るべき時が来た。本当に来たのだ。

翌朝、私は集中治療室の看護師長に正式な報告を行った。よく知っている、長年一緒に働いていた同僚だ。むかしちょっとした悪さで校長室に呼び出しをくらって、ドアの外で待っていたときの強烈な不安を思い出した。集中治療室の看護師長であるサラと私は、一二年前に閉鎖されたかつての病院でも一緒に働いた仲だった。約一八〇人のスタッフを擁し、樹木と庭園に囲まれた郊外の、神経外科と神経内科のみを扱う単科の専門病院で、もはや異例のものになってしまった。現在の勤務先の何千人ものスタッフを抱える大病院に私たちが統合されたのには、十分な臨床的な理由があった。それにかつての病院、アトキンソン・モーリーズ・イン・ウィンブルドン（AMH）はもちろん病院であるにはあまりにも美しすぎた。建物は商業開発のために売却され、病院は今では数百万ポンドもするアパートに変わってしまった。

けれども、私たちは他にも多くのものを失ってしまったのだ。とりわけ、誰もが個人的なレベルでお互いを知っていて、個人的な義務と友情に基づいて一緒に仕事をする、小さな組織の中で働くときに生じる、友好的な職場の人間関係を。病院の効率性はダンバー数の完璧な実例だった――一五〇という魔法の数字の。オックスフォード大学の著名な進化人類学者ロビン・ダンバーはこう主張している。私たちの脳の大きさ（そして他の霊長類の脳の大きさ）は、人類とその脳が狩猟採集の小集団で進化した際に、私たちの「自然」な社会的グループの大きさによって決定される。人類は霊長類の中で最大の脳を有し、そして最大の社会集団を有している。私たちは一五〇人程度であれば打ち解けた個人的な関わりを持つことができるが、それを超えるとリーダーシップ、非人間的なルール、そして仕事の説明といったものが必要となる。

というわけで、サラは私のことをよく知っていた。私たちの診療科を現在の勤務先の巨大病院の匿名の集合体の中に同化させようとする最良の経営努力にもかかわらず、かつての病院の同志的な雰囲気の一部は残っていた。おそらく病院の看護師の上層部にいる、サラとは別の誰かは何らかの正式な懲戒手続きを開始しようとしていたはずだ。私は彼女にこう伝えた。

「自分が恥ずかしいよ。部分的には、自分が退職すると知っていることが、こんなことが起こった原因だと思う」

「あなたにとってのSALTが、雄牛にとっての赤い雑巾のようなものだなんて、彼にわかるはずがなかったものね。公式な苦情申し立てをしようとは思っていないそうよ。でも、あなたがとても怖かったし、何カ月か前にあった暴行被害の記憶がよみがえってきたって、彼は言ってた」

私は恥ずかしさのあまり頭を垂れた。そして私の顔がどれほど恐ろしいものになりうるか、最初の妻に聞かされたときのことを思い出した。激しい口論で、夫婦関係が破綻していく中でのことだ。

「彼は私にとてもよく対応してくれてね、見事なまでに冷静さを保っていたんだ」。そう言ってから、私はほんの少し微笑み、それからこう付け加えた。

「次に会ったら、彼に感謝を伝えてくれないか。もう二度とこんなことは起こらない、とも」

私がもうすぐ退職することを、サラはよく知っていた。サラのオフィスを離れ、前の晩にピーターが送られた男性病棟に行ってみた。せめてもの救いは、そこにいた上級看護師が私の要請に応じて、あのおぞましい経鼻胃チューブを喜んで取り外してくれたことだった。かすれ声になってはいたものの、ピーターが何の問題もなくお茶を飲んでいるのが見れてよかった。

「患者さんの前で看護師に暴行を働いたりするべきじゃない。本当に申し訳ありませんでした」

「いえいえ、そんな」

ピーターはしわがれた声で笑いながら答えてくれた。

「チューブなんて要らないし、何の問題もなく飲み込めるって、ぼくも言ったんですよ。なのにあの人たちはぼくの言うことを聞きもせずに、ただチューブを押し込んできたんです。先生と同じ気持ちでしたよ」

ここでの最後の手術だ。夕方、自転車で家に帰りながら、そう思った。

二週間後、私はついに病院を退職し、オフィスを掃除した。外科指導医としてのキャリアの中で溜まったあれこれを処分していく。患者からの感謝の気持ちが込もった手紙や写真。プレゼントや表彰盾。時代遅れの教科書の中には三〇年近く前の私の前任の外科医のものもあった。前任者の前任者が持っていた本や顕微鏡まであった。七〇年前に私たちの勤務先の神経外科を創設した、ナイト号を有する外科医だ。八つのキャビネットを空にするには数日かかった。声明書、計画書、議定書、それに報告書や調査書を読んでいたら、楽しくなってきて手が止まってしまうこともあった。迷路のように入り組んだ政府機関や組織が作成したものだが、いまではそのほとんどが廃止、改名、再編、もしくは再編成されている。私が告訴された症例に関する書類や苦情の手紙もあって、それらからはすぐに目を背けた。とても辛い思い出だったのだ。これらすべてを終えて、後任者のためにオフィスを空にして立ち去った。後悔はまったくなかった。

3　ネパール

夕暮れどきにちょっとした地震があった。恐ろしいというよりは刺激的なくらいの、小さな地震だ。風の息吹のような、あるいは秘密の思考のような低い音。遠いところにある、とてつもない大きさの、何らかの儚い存在が発した音。それが急に聞こえてきたのは、夕暮れどきに庭のベンチに座っていたときのことだった。西の空で三日月が、汚染された街の空気のせいで、血のように赤く染まっている。庭で私が座っていたベンチが、誰かに押されたかのようにして一瞬揺れた。夜になると、まるで地獄落ちだと告げられた人々のように、恐怖にとらわれた何千もの大声が暗い谷底から周囲を覆い尽くし、カトマンズ中の犬たちが猛烈な勢いで吠えはじめた。それから前の年に何千人もの人々を死に至らしめたような大きな地震にはなりそうにないことがわかって、すべてが静かになり、再び蟬の声が聞こえてきた。

その晩はぐっすり眠り、夜明けに庭で鳥が鳴く声で目を覚ました。カッコウのつがいが鳴き、クスノキの木ではズキンガラスが鳴き声をあげながら喧嘩をし、谷間中のニワトリが鳴いていた。八時一〇分、病院に向けて出発する。この歩き道には飽きることがない。どういう理由からなのか、自分でも考えあぐねているのだが、毎朝の出勤時にこれまでにないほど深い満足感を感じる。昇りゆく太陽が長く、穏やかな影を落とす。空気は大気汚染で霞んでいることが多いが、運がよければ、街を囲む丘陵地帯や、まさにその頂点にそびえ立つ、雪に覆われたガネーシュ山の山頂をはるか彼方に見ることができる。ガネーシュというのは象の神様の名前だ。

小鳥のさえずりを別とすれば、最初のうちは静かな歩き道だ。クリムゾンやマゼンタの色のブーゲンビリアが玄関に滝のように咲き乱れ、物干し竿に干された色とりどりのハンカチのような仏教の祈りの旗が屋根の上に飾られた家々を通り過ぎていく。どの家も煉瓦とコンクリート製だ。派手な色で塗装されていて、バルコニーとルーフ・テラス、ときには追加で切妻やコリント式の柱もついたマッチ箱が積み上げられているかのようだ。ひび割れたでこぼこ道の脇で、まだらに生えた汚い草を穏やかに食んでいる数頭の牛を農家の女性が世話していることもある。いたるところにごみが散乱し、悪臭がする排水溝にはふたがない。道路には犬が寝そべっている。一晩じゅう吠えていたせいで、きっと疲れているのだろう。レンガの入った巨大な籠を額にあてた紐で支えながら、近くの建築現場まで背負って歩いていく女性たちとすれ違うこともある。家々を後にすると、たくさんの小さな商店が立ち並んでいる。どの店も正面が開いている。店の中を見てみると、まるで絵本を開いているような、あるいは人形の家を覗き込んでいるような気分になる。

ここでは生活は路上で営まれる。床屋が剃刀で男性の髭を剃っている。別の客は待っているあいだに新聞を読んでいる。精肉店にはぼろぼろになった生肉の塊と、耳のたれたヤギの切断された頭部があって、気の毒なヤギが通り過ぎる私を無表情に見つめている。靴職人が足を組んで地面に座ってゴムシートから靴底を切り出していて、壁側には接着剤の缶が積み上げられている。靴職人は「ダリット」、すなわちヒンドゥーのカースト制度における不可触民であり、社会の再底辺にいる掃除夫に次ぐ存在だ。彼には一度、私の革製のブーツを修理してもらったことがある。世界中を共に旅し、毎朝熱心に磨いているブーツだ（これは私が手術以外にネパールで行っている唯一の実際的活動である）。彼はじつに見事な仕事をしてくれた。なのに毎朝、正面に扉のない工房の前を通るときに丁寧に挨拶をしても、最初のうちは気まずそうな、それに恥ずかしそうな顔をされてしまった。その理由が判明したのは、後になって彼がダリットなのだとわかってからだった。

青い火花のシャワーを浴びながら金属を溶接している金属工。店の前に服を掛けておいて、本人は裏で座っている仕立屋。通り過ぎると、彼女が使うミシンの音が聞こえてくる。洒落た制服を着て通学する子どもたちのあいだをバイクが行き交う。子どもたちは少し不思議そうな顔をして私を見てくる。ここは外国人が普通に来るような街ではないのだ。私が微笑むと、嬉しそうに笑顔を返し、「おはよう」と言ってくれる。イングランドにいたら、子どもたちに笑顔を向ける勇気は湧いてこなかっただろう。ここにあるのは生々しさ、つまり強烈かつ鮮やかに彩られた、いのちに対する直接性なのだ。裕福な国ではとうの昔に失われてしまった代物だ。

こうしたお馴染みの光景を通り過ぎて、大通りまで歩いていく。車やトラック、歩行者がお互いのあいだを縫うようにして、バイクの群れが汚い煙を立ち上げ、クラクションを鳴らしながら進んでいく。壊れた側溝にはごみがあふれているが、その傍らには自転車の車輪つきの屋台でリンゴやオレンジを売る果物屋が並んでいる。色とりどりの薄汚れた店が長い列を作り、どこを見てもたくさんの人々が日々の仕事に取り組んでいる。多くの人がマスクをしているが、もちろんそんなものは自動車の排気ガスに対しては何の役にも立たない。酔っぱらいみたいな角度で傾いた鉄塔から、電線が黒い蜘蛛の巣のように垂れ下がっている。電線の端が傷んでむき出しになり、舗道に垂れ下がっていることも多い。そもそも修理なんてものが行われているのだろうか？　私には想像すらできない。

女性たちの顔は細長く、真っ黒な髪を額から後ろに流していて、華やかな色とりどりのドレスと金の宝石を身にまとっている。貧困の光景はそれで一変する。彼女たちがいなければ、その光景のせいで憂鬱な気持ちにさせられていたはずだ。

病院に行くには道路を渡らなければならない。はじめのころ、私にとってこれは恐ろしい体験だった。人や車の通行は混沌としていて、隙を待っていたら、相当長いあいだ立ち往生する羽目に陥る。落ち着いて道路に足を踏み出して往来に交ざり、バスやバン、バイクのことを信用しつつ、ゆっくりと、そして予測をしながら歩いて渡らなければならないのだ。バイクを運転する人の中には、ヘルメットを頭の後ろにぶら下げている人もいて、アッティカの花瓶に描かれた古代ギリシャの戦士たちのように見える。走り出そうものなら、間違ってぶつけられる可能性はより高くなる。ネパールのガイドブックには、道路での交通事故の犠牲者（業界用語ではRTAと言う）の四〇パーセントが歩行者だという有益な情報が記されていた。私たちは毎日そのような症例を入院させていた。何件かの死亡事故も目撃することになった。そうした機会のうちのひとつとして、カトマンズの環状道路で歩行者の死体の横を通り過ぎたことがある。彼は側溝に顔を突っ伏し、両足はカエルのようなありえない角度で広がっていた。警察が記録をつけているあいだ、野次馬が静かに見物している。私は道路を渡るのを楽しむようになってきた。無事に道路を渡るたびに達成感がある。

五〇年近く前、私がまだ学生だったころ、当時の私たちの多くにとって、カトマンズは伝説的な、そして神秘的と言っていいくらいの旅先だった。その理由は部分的にはネパールに大麻が自生しているということだったが（いまでも街中の建物の敷地内や空き地で大麻が生えていることがある）、それだけではなく、手つかずの美しさや中世の質素な生活がいまもなお残る場所だったということでもある。人々は陸路を徒歩で移動していた。当時の世界はまったく別の場所だったのだ。シリア、イラン、アフガニスタンを安全に旅することもできた。それ以来、カトマンズもまた、ほとんど見分けがつかないくらい変化してしまった。カトマンズの人口は二〇年前の数十万人から二五〇万人となり、東南アジアでもっとも急速に成長した都市となった。新たな郊外はまったく無計画のままで、適切なインフラもなく、ときおり、安物のコンクリートの建物のあいだにかつての名残のような水田や麦畑が残されていることもある。排水溝にはふたがなく、道路は舗装されることなく、ごみや建築資材がいたるところに散乱している。道路は混沌としており、汚染のせいであたりは暗い。北側の高いヒマラヤ山脈が見えることはめったにない。

ネパールは世界でもっとも貧しい国のひとつだが、最近の地震によって深刻に破壊され、再度の壊滅的な地震の脅威に常にさらされている。毎週のように小さな揺れがある。患者と人間的な触れ合いをする機会が私にはほとんどない。神経外科という仕事ゆえに、失敗や惨事は絶えることがない。西側諸国の場合よりも患者の病が進行していて、重症であるのが通常だ。患者や家族の苦しみが悲惨なものとなることも多く、あまりにも多くの悲劇に慣れ、無関心になってしまわないようにするには努力が必要だ。満足できることはめったにない。よく考えてみれば、この仕事は深く動揺させられる機会の多いものであり、また公衆衛生と比べた場合に、ネパールのような貧しい国において価値があるのかどうか、疑わしいものでもある。私が研修を施している若き医師たちは痛々しいまでに礼儀正しく、彼らが本当は何を考えているのか、わからない。一人前の神経外科医になった場合に待ち受けている責任の重さを理解しているのかもわからない。患者に対してどのような思いを抱いているのか、どれほど気にかけているのかもわからない。彼らの英語は完全ではなく、私はネパール語を話せないからだ。よくわかっているのは、彼らのほとんどができればネパールを離れたいと思っているということである。裕福な国で得られるものに比べて、現地での給料や出世の見通しは貧弱だ。これはネパールやウクライナのような低所得国の多くに影響を与えている悲劇である——高度な教育を受け、国の未来となるべき若い世代がみな去りたがってる。血を中心とした動物の生け贄のカルトを持つ、まったく異質で、深く迷信的な文化の中で、私は働いている。

脳が有する唯一無二の、そしてありとあらゆることに関わる重要性について、思考や感情の物理的な性質について、死の最終的状態について、理解している患者や家族はほとんどいないだろう。患者や家族の中には英語を話せる人はほとんどおらず、彼らとの距離はとても遠く感じる。患者や家族は医学が実現可能なことに対するまったく非現実的な期待を抱いていて、うまくいかないと非常に気分を害してしまう。うまくいったときには、逆に神様扱いされてしまうのだが。ここに住むほとんどの人に比べて、私は（同僚のデヴが所有する、庭という楽園つきのゲストハウスで）困惑を覚えるほど贅沢な生活をしている。イングランドに帰れば自分の生活を支配することになる財産や所有物は何もなく、スーツケースからものを出して暮らしている。夜は九時までには就寝して、五時までには起床。週六日、病院の中で一〇時間を過ごしている。家や家族、友人が恋しくてたまらない。けれどもここにいると、将来を先送りにして執行猶予を与えられたような気分にもなる。

ネパールへの旅立ちの前日は、何事もなかったわけではなかった。NHSの仕事に加えて、長年にわたって空き時間に勤務していた私立病院での個人診療は二年前にすべてやめていたものの、そこにも届け出を出していた。その数週間前から、私は自分の額にざらざらした小さなしこりができていることに気がついていた。医師であることの特権のひとつは、何か問題があったときに誰に相談すればいいかわかるということだ。旧知の友人である形成外科医がしこりを摘出した方がいいと言ってくれた。

「眼窩上神経あたりかな。何も感じないし、頭のてっぺんが木になったような感じがする」

手術を開始したデイヴィッドに私はこう言った。額にメスが切り込む圧力は感じることができていたのだけれど。私はよく自分自身の患者をこれと同じ目に合わせてきた――通常はずっと長く切開をし、より多くの局所麻酔を使用していたが。覚醒下開頭手術に向けて頭蓋骨を切除し、脳を露出させるための措置だ。これは脳腫瘍のために私が開発した手術であり、患者が目を覚ました状態で脳を露出させ、手術を施すというものである。患者が経験したはずのことをほんの少しでも理解できたのは、それがはじめてだった。耳に流れ込んだ血をデイヴィッドがふき取るのを感じる。

「うーん。二点ある。少し浸潤性のもののようだね。もっと広い範囲の摘出と皮膚移植が必要になるかもしれない」

突如として不安に襲われた。デイヴィッドはその言葉を避けてはいたが、明らかに癌の話をしている。額に生えてきたちょっとしたしこりを摘出するのは簡単だと思っていたのに、いまでは額に大きく、醜い皮膚が移植された自分を想像していた。もしかしたら、放射線治療も必要になるかもしれない。かつて自分が治療した悪性の頭皮腫瘍の患者たちのことを思い出さずにはいられなかった。彼らの腫瘍は最終的に頭蓋骨を食い破り、脳にまで食い込んでしまっていた。

「でも、治るよね？　普通は転移しないんだよね？」

「ヘンリー、大丈夫だよ」。デイヴィッドは宥めるように言った。私が不安がっているのがきっと面白かったのだろう。

「二カ月後でもいいかな?」

「大丈夫だと思う。でも、顕微鏡検査の結果を見てみよう。どれくらい浸潤性があるか。あとでメールするよ」

伝統的に医師たちは同僚にワインでサービスの対価を支払う。私も出国前に、デイヴィッドにワインを送るように手配しておいた。何年も前のことだが、地域の総合診療医の妻の手術をしたことがある。難しい動脈瘤だった。彼女は手術の直後に亡くなった。自分は責められても仕方ないと思った。彼女の死の数週間後に、その夫がワインを一ケース送ってくれたとき、私は深く恥じ入った。けれども、いまならわかる。それは職業人としての大いなる思いやりの行為だったのだ。

そうして翌日、私はカトマンズに向かうため、べたべたする大きな絆創膏を額の右側に貼ったまま、ニューデリー行きの飛行機に搭乗した。そして八時間のフライト中、窮屈なトイレに行くたびに、憂鬱な気分で鏡に映るその絆創膏を眺めては、前立腺症と皮膚癌に関する悪態をついてみせたのだった。

往来に怯むことなく、急な坂道を下って、大通りから外れた小さな谷地に建てられた病院(「神経病院」と呼ばれている)に到着。一〇年前に病院が建設されたときは辺り一帯は水田地帯だったが、現在はほとんど建築が完了している。もっとも、病院の横にはバナナの木が生えた小さな水田がほったらかしになったままだ。

デヴが建設した病院の正式名称は「国立神経総合科学研究所」である。広々としていて隅々まで清潔。

どこでも気持ちのいい自然光が差し込んでくる。病院は庭園に囲まれている。デヴと私が大昔に一緒に研修を受けたウィンブルドンのかつての病院、AMHとちょうど同じ具合だ。患者の多く（濃い赤、青、緑など、鮮やかな色のドレス姿で、金の装飾を身に着けていることの多い女性たち）は、入り口前のベンチで待っている。AMHの前に生えていたマグノリアの木にちなんで、デヴはそこにマグノリアの木を植えた（AMHの前のマグノリアの木は歴史ある有名病院を高級マンションに改装する一環として伐採されてしまった）。夜になれば、側入口の外に置かれたマットの上で寝入る家族連れがたくさん姿を現すだろう。ネパールのような貧しい国にやって来て、これほどまでに窓が多く、スペースが広く、清潔で手入れの行き届いた病院を見つけるというのは不思議な体験だ。この病院にはデヴがイギリスの小さな専門病院で勤務した際に学んだすべてが盛り込まれている。この建物は、建築の成功の秘訣とは見識ある依頼人だという（近年のイギリスの病院建設においてあまりにも軽視されている）建築上の格言を完璧に体現したものなのだ。病院を効率的に機能させるためには何が必要か、デヴは正確に見抜いていた。

入り口には軍の帽子をかぶり、制服を着た警備員がいて、私が入るとさっと気をつけの姿勢をとる。「おはようございます」と言って、彼らが気持ちのいい敬礼をしてくれる。上品な青のサリーを着た受付の人たちは両手を合わせて敬意のこもった挨拶をしながら、私に微笑みかけてくれる。

「ナマステ、マーシュ先生」

朝、ロンドンの病院の中に入るのとは大違いだ。

ネパールには非常に強力なカースト制度がある。夫に先立たれた妻の儀礼的焼身刑や奴隷制度が廃止されたのはようやく一九二四年になってからのことだ。カーストや民族性を理由とした差別は違法だが、カーストはいまでもきわめて重要である。一九五〇年代までネパールは完全に部外者に閉ざされた国であり、絶対封建的君主制によって統治されていて、王はヴィシュヌ神の化身であると信じられていた。二〇〇一年に皇太子が両親にサブマシンガンの銃口を向け、両親および数人の家族を殺害したことによって、君主制は終焉を迎えた。皇太子はその後、頭部を撃ち抜かれた——皇太子が自分でやったのかに関しては複数の矛盾する説が存在している。デヴが皇太子の手術を担当し、減圧開頭手術を行った。けれども、きっとみな安心しただろうが、皇太子は死んだ。一〇〇以上の民族が存在し、それぞれが異なる言語やカーストを持っていることも多い。ネパールは移民国家だ。北からはモンゴル人が、南からはインド人がやってきた。孤立した山間の谷間に住む人も多い。深く分断された階層社会がいまだに残っているが、ほとんどの人がいまでも外国人を尊敬していて、神妙な態度で接してくる。中国とインドのあいだに挟まれる形で（もっとも有名な王の一人が「二つの岩に挟まれた山芋」と表現したように）内陸封鎖されていて、民族は多様かつ階層化されている。絶望的なまでに貧しく、最近の地震による損害を受け、外国からの援助やNGOに過度に依存している。ネパールは悲劇的な混乱の只中にあるのだ。この国の政治はその大半が斡旋と汚職の政治であり、西側諸国では当たり前とされている公共の利益やサービスといった感覚はほとんど存在しない。町には外国語教室の広告が飾られていて、外国での仕事を約束すると謳っている。ほとんどのネパール人は、可能であればネパールを出たいと思っている。ところがそれでも、部外者として、この土地と人々には恋せずにはいられないのだ。

国や民族に恋をすることなど、本当に可能だろうか？　恋をするのは個人相手だけだと私は思っていた。ところが、ネパールに来て最初の数週間で、これまでの人生で恋に落ちた（全部で七人の）女性たちに対して感じていたのと同じ気持ちが湧いてきたのだ。けれども、ネパールに対する感情の強さは、かつて恋をした女性たちへの感情（その恋の多くは結局のところ片思いだった）と同じくらい儚いものであることもわかっていた。さらに言うと、私は地球上でもっとも貧しい国のひとつで、何の不自由もなく、じつに手厚く扱われ、贅沢に暮らしていた。私が抱いた感情を軽蔑する人もいるだろう。けれども、手術に関してではなく、若い世代の医師たちがよりよい医師になることに関して、少なくとも私は助けになれるよう、そして役に立てるよう努力している。そう自分に言い聞かせた。

ある日の朝、MO（勤務医）の人々が私にずっといてほしいと言っていると聞かされたときは、とても嬉しく、また誇らしく思った。ただし当然のことながら、幻滅（あるいは少なくともネパール、およびその悲しくて厄介な問題に対するより現実的な理解）は、すぐに訪れることになった。強い不満を覚える時期もあれば、長期間あまり活動しないこともあった。深く気落ちすることもあった。自分で自分に流刑を課して生きているような気分がした。帰国したい、私の家族や友人のもとに戻りたいと思い、どうして彼らのことを捨ててしまったのかと悩んだ。若いころ、自分がどれだけ妻や子どもよりも仕事を優先していたのかを思い、そしていま、同じことを繰り返しているような気分になった。けれども、朝の低い日差しの中を歩いて病院に向かうときに毎日味わう深い満足感が色あせることはけっしてなかった。

階段を登って四階に上がり、ドアに「VVIP」と記された鍵つきの部屋（大統領や首相が病気になったときのために作られた部屋）を通り過ぎて、図書室に向かう。図書室には大きな窓があって、天気のいい朝には街の北側にあるシヴァプリ国立公園の緑の丘の上の、欠けてしまった白い歯のような姿をした、雪に覆われたガネーシュ山の山頂が輝く様子が見える。公園内には軍用基地がある。かつてそこは結核療養所だった。近年の内戦中に、人々が拷問のために連れて行かれ、その多くが行方不明になったと主張する人もいるが、それを否定する人もいる。ネパールはまだ内戦と、双方の側が行った残虐行為に関して、合意に達していないのだ。私は席について、下級医のみなが来るのを待つ。

下級医たちは一人ずつ、ふらふらと入ってくる。ただし、彼らよりは熱心な医員たちはすでに私を待っているだろう。ネパール人は時間を守るのが苦手だ。一〇人いる勤務医のうち、来ているのは半分といったところか。

「おはようございます、みなさん」

その日の当番の勤務医、サリーマが言う。サリーマは短い白衣を着て、イーゼルの上に置かれたホワイトボードの前に立っている。ホワイトボードには病院の入退院のリストが手書きで記されている。サリーマはかなり緊張している。私が症例に関連する質問をしてくることを知っているからだ。少し中国人風にも見えるが、大きなメガネの奥にある目は大きく、黒い。その数日後、病院の懇親会の席で、ネパールの音楽に合わせて彼女が優雅に踊る場面を目にすることになった。ネパール人は男女ともにそのほとんどが、インド系、モンゴル系、中国系の顔が複雑に入り混じった美貌の持ち主だ。ここ三〇年で乳幼児死亡率が低下したことに伴って人口が爆発的に増加し、街は若者で溢れている。多くの男性が海外で働いているので（ネパールの国民所得の三〇パーセントは海外送金によるものだ）、街で見かけるのは若い男性よりも若い女性の方がはるかに多い。

サリーマがすらすらと述べていく。

「入院患者が八〇人、新規入院患者が七人、死亡者が一人、重体はゼロです」

「最初の症例は？」と私が尋ねる。

「五〇歳の女性で、二日前に意識を失いました。便通は毎日あります。高血圧とアルコール依存の問題があることがわかっています。検査では……」

「違うったら。彼女は何の仕事をしているんだい？」

彼らが患者の職業について何の説明もしないことに、私は気づいていた。通常、職業とは目の前の患者の歴史のプレゼンテーションの一部を占めるものであるはずだ。もっとも、ネパールでは誰もが農民、運転手、店主、主婦のいずれかのように思われる。それでも、職業に触れるのは大切だ。職業病に注意を促すという伝統的な理由ではなく、患者が一人の人間であり、個人であり、病気を患った単なる匿名の患者である以上に、人生や物語を有する存在なのだということを思い出すためである。

サリーマはうろたえながら、手元の紙をめくっている。きっと自分で診察したわけではなく、他の下級医が書いたものを鵜呑みにしてしまっていたのだろう。つまり、私はフェアではなかったということだ。しばらくしてから彼女が言う。

「お店をやっています」

「当てずっぽうだな」と私が言うと、サリーマも含めて、みなが笑った。

「じゃあ、意識喪失について教えてくれるかい」

「他の病院から来たんですが……」

「じゃあ実際の既往歴は何もわからないっていうこと？　最初に頭痛があったかも、発作があったかも？」

サリーマは気まずそうな表情で何も言わない。

当直だった医員のプロティシュが助け舟を出す。

「夫が自宅の床で倒れている患者を発見しました。彼女は他の病院で挿管処置を受けていたんですが、家族がこちらへの転院を希望したんです」

デヴの病院は私立病院だ。患者は自らの、あるいは家族の意思で、そしてお金に余裕がある場合にのみ、ここにやって来る。一方で、政府系の病院に行ったとしても、建前上は無料治療のはずなのに、患者は金を支払わなければならないし、さらに高額な料金となる可能性だってある。

「なるほどね。サリーマ、検査では何が見つかったの?」

「痛みに対する局所的反応はあります。目は開きません。声は出ます。瞳孔は左右均等で反応しています。脳神経は問題ありません。右足はバビンスキー陽性、上向きの足底反応が認められます」早口のネパール英語でサリーマは続ける。「CT検査では……」。私は再び彼女の話を遮った。

「違う。きみの所見を一行でまとめると?」

「高血圧症の既往歴のある五〇歳の女性で、現在は意識喪失。便通は定期的。検査によると瞳孔は左右均等で反応もあります。それと……」

「サリーマ、一行だよ。三行じゃない」

しばらくしてから、私たちはこの症例の一行での要約の同意に達した。症例のプレゼンテーションは医療実践のきわめて重要な部分である——コミュニケーションと分析、その両方の意味で。症例の詳細を提示した後の短い要約は、医師に診断を考えるよう促す。私を前にするとほとんどの医師が恥ずかしがり屋になって、分析的に考えることが非常に困難になるというのはすぐにわかった。彼らが私を前にしてそれを克服するのには長い時間が必要だった。彼らが受けた教育の多くは機械的な丸暗記だったのではないかとも疑った。

「わかった。じゃあ、CT検査の結果を見てみようか」

検査では、その女性の脳の左側がほぼすべて暗い灰色、黒に近い姿で示された。女性は明らかに大規模かつ不可逆的な脳卒中を患っていた——左頸動脈に形成された血栓によって引き起こされた「梗塞」

だ。言語、知性、人格、そして体の右側を動かす全能力と同じように、左大脳半球は壊死していた。回復の見込みはない。これほどの損傷を元に戻す方法は存在しないのだ。壊死してしまった、あるいは梗塞した脳が外側に向かって腫脹し、頭蓋骨内部の脳圧の上昇によって患者が死ぬことがないように、患者の頭蓋骨を開ける方がよいという考えの外科医もいる。梗塞した脳は腫脹し、重度の脳腫脹は死をもたらすからだ。

「減圧開頭術」という名のこの手術で脳卒中から患者を救うことは、脳卒中が脳の右側にある場合には正当化可能なものだろう。言語は通常は脳の左側に属するものなので、コミュニケーション能力を失わずに済む。患者が若い場合も同様だ。けれども、たとえ生存したとしても、ひどい障害を抱えることになるような患者に対してこの手術を行うのは理屈に合わないことのように思える。にもかかわらず、患者の幸せは生きることだとして、この手術は数々の学術ジャーナルに掲載された論文によって推奨され、また実際に広く実践されている。知性や人格、自尊感情にまつわる脳の一部、あるいは言葉を話す能力の大半を失ってしまった場合に、どうやって犠牲者の幸せが成り立つのかと疑問に思う人もいるだろう。家族は患者と同じ意見なのかと疑問に思う人もいるだろう。重度の脳障害を抱える患者は、周りからわかる範囲で言うと、自らの窮状をほとんど理解していない場合が多い。一方で、それを理解している人は深く落ち込んでいることが多い。ある意味、真の犠牲者は家族だ。家族はどちらかを選ばざるをえない。もはやかつてのその人とは別人になってしまった誰かを世話するために、毎日二四時間、自分のすべてを捧げるのか？　もしくは施設でのケアに委託することの罪悪感に苦しむのか？　この種の問題に直面したときに、多くの結婚関係が破綻する。年齢にかかわらず脳に障害を負ったわが子と無条件の愛で結びついている両親にとって、それは最悪の事態だ。

「患者は死ぬことになる?」。部屋全体に尋ねると、プロティシュが言う。

「手術したんです」

私は驚きを隠せない。プロティシュが付け加える。

「手術するべきじゃないと、三〇分もかけてご家族を説得したんですが、受け入れてもらえなくて」

朝のミーティングの後、私は階段を降りて、手術室と集中治療室のエリアの外で靴を脱ぎ、制服を着た警備員に施錠されたドアを開けてもらい、手術室の廊下の下駄箱からサイズの合わないピンク色のゴム製のサンダルを選ぶ。ネパール人の靴のサイズはほとんどが小さいので、集中治療室と手術室のあいだの便利な位置にあるデヴのオフィスまで、よろよろしながら歩いていった。


三〇年前に一緒に研修を受けていたころ、デヴと私は仲間としてはいつもうまくやっていた。ただし、それ以上のことはほとんどなかった。残念ながら、当時の私はあまりにも野心的すぎたし、自分自身のキャリアのことで頭がいっぱいだったのだ。そのせいで仲間に関心を持つことができなかった。もっとも、週に一二〇時間も仕事をしていたし、家には三人の小さな子どももいたので、時間の余裕なんてほとんどなかったのだ。にもかかわらず、デヴと妻のマドゥは私のことをとても歓迎してくれた。この数年のあいだに何度か学会で短時間しか会っていなかったというのに。そのおかげでカトマンズに到着してすぐに、昔からの、そしてずっと付き合いの絶えなかった友人どうしであるかのような気分にさせてもらった。デヴはカリスマ性のある、じつに誠実な人であり、決断力抜群の人物でもある。ほとんどのネパール人と同じように、かなり背が低くて細身だが、いまは多少ふっくらしてきた（私がいることと、夜に私と飲むビールのせいだとデヴは言っている）。頑固そうな突き出た顎をしているが、肩は少し丸い。ブルドッグと鳥をかけあわせたような見た目だ。黒々として波打っていた髪の毛は、いまでは灰色になった。慢性的に咳をしているが、それは「ビール」という名の政府系病院で長年働いていたときに、街の中心部の汚染された空気を吸ったからだとデヴは考えている。とても早口で、まるで興奮状態が続いているかのようにして、過去の業績や、ネパールに神経外科を導入しようとした際に克服しなければならなかった大いなる困難について、とても生き生きとした様子で話を聞かせてくれる。それに大規模な神経外科を多かれ少なかれ一人で運営するのがどれほど難しいかについても。

「ネパールで唯一の神経外科医だったころはいまよりもずっと楽だった」と、デヴは語る――悪い知らせを伝えても、患者はそれを受け入れるしかなかった。けれども、いまでは他にも神経外科医がいる。そのほとんどが彼と一緒に仕事をしたことがある人々だ。彼らはデヴからセカンドオピニオンを得ることができるし、教授とかつての研修医の何人かとのあいだの愛情はほとんど失われていないようだ。ただし、そうしたわけでいま、神経外科ではよくある話なのだが、何かうまくいかないことがあった場合、ときにデヴは患者の家族とのあいだに大きな問題を抱える羽目になる。私はこの話を聞いて、イングランドでは医師相手の訴訟が増えていることを指摘した。こうした場合には、必ず双方の立場から医師が専門的証人として証拠を提出することになっている。対するデヴの言葉はこんな具合だった。

「そうだね。でもここでは家族が私たちを暴力で脅したり、金を要求してきたりするし、病院を焼き払うと言ってきたことまであるんだ。もちろん医療過誤訴訟は起きていない。医者を訴えるなんて聞いたこともない話に近いんだよ」

医師、特に外科医の世界は往々にして競争心に満ち溢れている。自分よりも他の医師の方が優秀なのではないかと、私たちはみな心配になる。国際的に有名な外科医の中には、厚顔無恥にも自分がもたらした悪い結果を完全に忘れてしまうことで、こうした問題を抑え込んでしまう人もいるようだけれど。手術とは危険な営みであり、失敗する場合もある。この事実に対処するには、もちろん自信が必要だ。怯えている患者に対して、自信をアピールする必要だってある。けれども心の底では、自分は自分で思うほど優秀ではないのかもしれないということを、私たちのほとんどは知っている。だからこそ、私たちは自分が同業者に脅かされていると感じやすく、しょっちゅう同業者の悪口を言うのだ。ひどい欠点があるとして同業者を非難するのだが、本当はその欠点を自分自身が抱えているのではないかと恐れているのである。若い世代の同業者に囲まれていると、この問題は何から何まで、さらにたちが悪くなる。私たちは彼らのキャリアを左右する存在であり、彼らは私たちが聞きたがっていると思しきことだけを伝えてくるからだ。けれどもそれは、フランスの外科医ルネ・レリシュがかつて述べたとおり、私たちみなの中に共同墓地が存在するからでもある。その共同墓地は私たちの手で傷を負ってしまった患者の墓石で埋め尽くされている。私たちはみな罪深い秘密を抱えている。自己欺瞞とおおげさな自信とで、その秘密を隠しているのだ。

ロンドンで一緒に仕事をしていたころの、私がとうの昔に忘れてしまったような細々とした出来事を、デヴはよく覚えている。彼の決断力と行動力には目を見張るものがある。デヴが傑出した素晴らしいキャリアを得るに至り、ネパール中で有名になった理由を、私はすぐに理解した。これは不利な点がないとは言えない。意欲的かつ野心的な人は偉大な達成を手にすることができるが、往々にしてその過程で多くの敵を作ってしまう。デヴの外来には、脳神経外科とは無関係のさまざまな問題を抱えた患者が訪れ、彼が何でも治してくれると期待している。数年前に家族で家にいたところ、デヴの娘の一人が銃を突きつけられて誘拐され、デヴは多額の身代金を支払わなければならなかった。それ以来、デヴはどこに行くにもボディガードを同行させるようになった。

集中治療室は大きな部屋だが、二つある壁に沿って窓があるので、気持ちのいい自然光が差し込んでくる。ベッドは一〇床あるが、空きが出ることはめったにない。病院では脳卒中や頭部外傷の患者を受け入れていて、こうした患者の多くは減圧開頭術を受けている。ほとんどの患者は人工呼吸器を取りつけられ、頭にはピンク色の包帯が巻かれている。患者の傍らにはモニターや点滴台、点滅するライト、騒々しいアラームなどといった、お馴染みの一式が並んでいる。神経外科の集中治療室というものがどれほど気が滅入る場所になりうるか、私はすっかり忘れてしまっていた。ロンドンではたくさんいる指導医のうちの一人だったので、患者のごく一部しか担当していなかったのだ。

集中治療室にいる患者の多くは助からないだろうし、回復する患者はほとんどいないだろう。ネパールではなおさらだ。デヴに言う。

「ここでは減圧開頭術がずっと多いんだね。満足のいく回復の見込みがほとんどないこんなにたくさんの患者に、これほどの治療が行われているのを見たのはアメリカだけだ。ネパールは世界でもっとも貧しい国のひとつなのに」

「インドや中国で研修を受けてきた他の神経外科医と競争しなきゃいけないんだよ。あいつらは何だって手術する。いつだって金のためだ。アメリカと一緒でね。いま私が患者の家族に治療は不可能だと言っても、家族は別の医者のところに行って、そいつが正反対のことを伝える。そしたら家族は大騒ぎさ。だから、いまは昔だったらしなかったはずの手術もしないわけにはいかないんだ。いまもNHSで働いていれたらよかったのに。そう思うことがしょっちゅうあるよ」

ウクライナにいる仲間のイーゴルも似たような問題によく直面していた。手術室の外で患者の家族が銃を振り回している状況で外科医が手術をしなければならない場合がある国を、私も訪れたことがある。西側諸国から訪れる医師には、文化が大きく異なり、法の支配がない国で働く仲間たちが直面する困難を理解するのは、最初のうちは難しい。優越感に浸り、見下した判断をするのは簡単だ。何年もかけて、私はよく観察するように、そして判断を下さないようになった。自分ではそう思いたい。批判するのではなく、役に立つ存在でありたいと私は思っている。さらに言うと、自分が見聞きしたものを間違って理解、あるいは解釈してしまったことに気づく機会も多かった——自分を信頼しないようになったのだ。あらゆる知識は仮のものなのである。

「でも、患者さんの多くは、結局のところ亡くなるんだよね」

「骨弁なし」と書かれた包帯を頭に巻かれた昏睡状態の患者を見ながら、私は言う。減圧開頭術の後、患者は数週間から数カ月のあいだ、頭蓋骨に大きな穴が開いたままになる。生まれたときには誰にでもある、泉門の巨大版のようなものだ。「骨弁なし」というラベルは、脳の一部が骨によって保護されていないことを医療と看護のスタッフに思い出させるためのものだ。その患者は（ネパールに住む多くの人々と同じく）バイク事故に巻き込まれた人だった。デヴが言う。

「ここの文化に特徴的な症例だ。家族の絆がとても強いんだよ。治療法がないということを、家族は要するに受け入れられない。昨夜、手術をさせておかなかったら、家族はきっとこう言うのさ。『なんてこった。神経病院じゃ手術をしてもらえないってことか！』。どんな状況か、想像できるかい？ 次の瞬間には家族が私の病院から患者を連れ出して、他の誰かが手術をするんだ。患者は植物状態になってしまうけれど、家族は満足し、私の評判は地に落ちる……」

デヴが私の方を向く。

「毛沢東主義者たちが君主制を廃止する前の話だけれど、最後の国王の下で保健大臣をしていたときに、私はバイクに乗る人にヘルメット着用を義務づけたんだ。そうすることで、神経外科医として救ういのちよりも多くのいのちを救った」

デヴが続ける。

「家族の大半は教育も受けていない。脳の損傷のことなんて何もわからない。絶望的なまでに非現実的なんだ。患者が生きてさえいれば、回復するかもしれないと考えている。たとえ患者が脳死状態であってもね。それでも受け入れようとしないんだよ」

この件については、後でさらに詳しく知ることになった。

ネパールのような貧しい国での医療における商業的競争の特徴についての話はこれで十分だろう。これらすべてが、三〇年間、朝から晩まで、一日も休むことなく働く、一人の男の肩に背負わされてきたのだ。

貧しい国々において、神経外科とは贅沢品である。神経外科治療を必要とする病気は、体の他の部分に影響を与える問題に比べて稀だ。神経外科は非常に高価な機器を必要とし、癌や重度の頭部損傷などの問題に対しては、失敗することや、ほとんど達成がないことも多い。患者の回復を願って、私たちは手術をする。そして多くの患者が回復する。素晴らしい勝利は存在するのかもしれないが、勝利が勝利として成立するのは惨事が存在するからである。もしも手術に失敗の可能性がまったくないのならば、手術は特別な何かではなくなっているはずだ。手術前よりも重い障害が残る患者もいるだろう。手術をしなければ死んでいたが、手術によって生き残る、ただし重い障害と共にという患者もいるだろう。私たちは人間の苦しみの総和を減らしているのだろうか？　それとも増やしてしまっているのだろうか？心底落胆しているとき、私にはそれがはっきりしなくなることがある。ネパールやウクライナのように政府が貧しく、脆弱であり、またプライマリ・ヘルス・ケア[訳注1]が貧弱な国では、神経外科手術に大金を費やすことにはほとんど意味がない。ネパールのデヴにも、ウクライナのイーゴルにも、やむを得なかったとは言え、私立病院の運営への移行以外の選択肢はほとんどなかった。二人ともあまりいいことだとは思っていない。たとえ、貧しい患者を無償で治療する機会がたくさんあってもだ。ただし、病院が生き残っていくためには、無償治療の受入可能数には限度がある。

医療の中心には常に緊張が存在する。患者をケアすることと金を儲けることのあいだにある緊張だ。もちろん、医療には両方の要素が少しずつ含まれているが、そのバランスは微妙なものであり、いとも簡単に乱れてしまう。このバランスを維持するには、高額な報酬と高度な専門的水準が不可欠である。法の支配とは結局のところ部分的には、裁判官が賄賂を受け取る誘惑に駆られることのないよう、裁判官には十分な報酬が支払われるか次第だ。

治療するかどうか。どれくらい検査をするか。そういった医療上の決断の多くは明確ではない。私たちが扱うのは確率であって、確実性ではないのだ。患者は自分にとって何が最善かを当然知っている消費者とは異なる存在である。消費者とは異なり、患者は医師の助言を受け入れなければならないのが通常だ。臨床的な意思決定は、医師もしくは病院の金銭的利益の可能性によって簡単に歪められてしまう。それが必ずしも買収に当たらなくてもそうだ（間違いなく買収という場合もあるけれど）。医師に対する訴訟の増加はまた、検査の過剰と治療の過剰を加速させている——いわゆる「防衛医療」というやつだ。何らかの非常にわかりにくく、ありそうにない問題を見逃し、訴えられるリスクを冒すことよりも、実施可能なありとあらゆる検査を行い、「念のために」治療することの方が、いつだって簡単だ。「サービス料」に基づいて医師に報酬が支払われること（より多くのことをすれば、より多くの報酬が得られる）。そして多くの国で医師に対する訴訟が増加していること。この二つの組み合わせこそが医療費が制御不能な状態に陥っている理由のひとつである。

一方で、固定給制度は独善性や鼻につく道徳的正義感のもととなる場合がある。公的機関以外での仕事を忌み嫌う、一部の医師に見られる類のものだ。確かに微妙なバランスの問題だ。ともにとても誠実な医師であるデヴとイーゴルは、私立病院を運営することに関しては複雑な感情を抱いている。

「私はこの国で一番の納税者なんだよ」。財務大臣がその証明書を彼に手渡す場面を映した写真がオフィスの壁に飾ってある。それを指差しながら、デヴは笑って話してくれた。けれども、デヴがネパールで一番稼いでいる人物だとはとても思えない。

ネパールやウクライナ、そして他の多くの国々では、政府の腐敗が多くの人に認識されている。当然のことながら、人々は税金を払いたがらず、税金の支払いを逃れるためだったら何でもする。デヴとイーゴルのあいだにはもうひとつ共通点がある。二人ともきちんと税金を支払っているということだ。けれども、不誠実な社会の中で誠実であることは難しい。そんなことをすれば、多くの人に嫌われることになる。

税収が少ないということは、ネパールやウクライナのような貧しい国の政府には、国の利益になるは

訳注1　一九七八年にWHOとUNICEFFの共同声明によって提唱された概念。健康を基本的人権と位置づけ、基礎的医療に市民が容易にアクセスできる体制を整えることを指す。

ずの医療やインフラの計画に使えるお金がほとんどないということを意味する。さらに言うと、ウクライナは戦争に巻き込まれ、ネパールはひどい内戦からまだ立ち直っていない。福祉やインフラへの政府支出がないことは、国民の納税への消極的な姿勢を強めるだけだ。この悪循環から抜け出すのはとても難しい。カトマンズで車を運転すれば、この世の地獄やホッブズ的な無政府状態を目の当たりにすることができる。郊外の夜は特にそうだ。街灯はない。トラック、車、バイクが狭くて荒れた車線にぎっしりと詰め込まれ、埃とディーゼルガスの煙の中を、まばゆいヘッドライトを上げたまま[訳注2]、不気味に照らされながら走っている。誰も道を譲らず、どのドライバーも先に行こうとする。道を譲ろうものなら、永遠に先に進めないのだ。口論も怒鳴り声も聞こえない。誰もかっとなったりしない。ときおり、クラクションが鳴るだけだ。グロテスクな争いを終わらせる力なんて自分にはないと、誰もが諦めてしまっている。歩行者は塵の中の亡霊のようにして、道路を横切るために車の群れの中に入り込んでいく。気の毒な交通警察官は、交差点に立って混沌状態にある車の誘導を試みる際、汚染された空気を一日中吸い込まなければならない。街は窒息しつつあるが、この問題に対して政府は完全に無力なように思える。どうやら何もする気がないらしい。

ベンジャミン・フランクリンがかつて述べたとおり、人生において唯一確実なのは、死と税金である。私たちはみな、その両方を避けようとする。けれども、医療はますます高額なものとなっている。ほとんどの国では人口が高齢化し、より多くの医療的配慮を必要としている。それに現代のハイテク医療はこれまで以上に贅沢なものになってしまった。誰もがみな癌を治療してほしいと思っているが、そのことは費用を押し上げるだけであって、下げることにはつながらない。複雑な遺伝子治療や薬物治療には費用がかかるという理由だけでなく、より多くの人が長生きし、後になってから他の病気で亡くなったり、認知症でゆっくりと亡くなったりしていって、常に高額な治療を必要とするようになるからでもある。そして製薬企業は新しい抗生物質を発見するよりも（人類は、特に貧しい国々において、細菌性抗生物質が耐性を得ることによって、数十年以内に滅亡の危機に瀕している）、富裕層の人々の癌や糖尿病や肥満症といった病気に対する薬物に資金を集中させている。

医療費はそのためにますます高額になっているが、ほとんどの政府は税金や保険料を上げると次の選挙で負けてしまうのではないかと恐れている。その代わりに西側諸国では、市場化、コンピューター、利潤動機が何とかして問題を解決してくれるはずだというイデオロギーを信奉する、経営コンサルタントに大金がつぎ込まれている。話題となるのは効率化、再構成、小型化、アウトソーシング、よりよいマネージメントといったことばかりだ。少なくともイングランドでは、それは椅子取りゲームである。流れる音楽は常に変化しているが、椅子の数は増えていない。そして椅子の周りを走り回る人の数はどんどん増えている。政治家には医療制度が金欠に陥っていることを国民に認めることが不可能であるらしい。良識と社会正義の勝利としてのイングランドの国民保健サービスが、この不誠実さによって破壊されることを、私は恐れている。そうなれば富裕層が椅子を獲得し、貧乏人は床で眠るしかなくなるだろう。

数週間が経つにつれ、私は自分が関わった手術を受けた患者がいないかぎり、集中治療室の回診には参加しないようになった。集中治療室の回診があまりにも憂鬱だったからだ。

訳注2　著者の母国であるイギリスには、対向車が来るときにはヘッドライトを下げるという交通マナーがある。

集中治療室の回診の後、デヴは「カウンセリング」に一時間も費やす。患者が入院しているあいだ、家族は病院の中、もしくはその近くに滞在することになる。病院の二階中央には小さなホールがあって、ガラス屋根で日差しが入り、大きなプランターに入ったヤシの木で飾られている。ホールの片側には色とりどりのヒンドゥー教や仏教の宗教画が飾られた、祈りのための部屋がある。隣にあるカウンセリング・ルームでデヴとその同僚が一人ずつ会うために、集中治療室の患者の家族はここで待っている。家族は患者の状態について最新の情報を得て、質問に答えてもらう。それからカルテに署名をして、何を聞いたかを確認するのだ。デヴはこう言っていた。

「最初のうちは問題があったんだ。患者の家族の中には説明を聞いていないって言う人もいてね。だからいまでは毎日正式な形でやっているんだよ」

すべてネパール語での会話だったが、デヴの仕事ぶりには感銘を受けた。優れた医師なら誰もがそうであるように、デヴは相手に合わせて自分のスタイルを調整していた。あるときは冗談を言いながら、あるときは厳粛に、あるときは慰めるように、またあるときは命令口調で。あるとき、患者の娘がイングランドで働いていた経験のある看護師で、英語が堪能な人だということがあった。高齢の母親は深刻な脳卒中に見舞われ、右側全体が脳死の状態だった。減圧手術を受けたおかげで最初の数日で亡くなることはなかったが、いまは半身不随かつ意識不明のまま、集中治療室で横たわっていた。

「彼女と話してみれば、何が問題かわかるよ」とデヴが呟く。

そこで私はイングランドで患者の家族に話すときと同じように、患者の娘に語りかけた。生き延びたとしても、お母さんは人格と知性に深刻な損傷を受け、障害を抱え、そして一人では何もできなくなる、と。

「そんな風にして生き延びたいと、お母さんは思うでしょうか?」と尋ね、こう付け加えた。「これはあなたと他のご家族がお考えになるべき問いです。私だったら、そんな風に生きたいとは思いません」

「先生のおっしゃることはわかります。でも、できるかぎりのことをしてほしいんです」

後になってから、デヴは私にこう言った。

「ほらね。みんなそうなんだよ。医者の家族だってそうだった。ただ単に現実を直視することができないだけなんだ」


その子どもの頭部はすっかり剃られ、すでにヘッドレストのピンで手術台に固定されていた。下級医たちが首の大静脈のひとつに中心静脈ラインを挿入する際に問題が生じ、頸動脈に当たってしまった。そこで彼らは首の動脈よりは細いが、腕にある静脈の二本の太い末梢血管を輸血に使うことにした。腫瘍からの大量出血への備えだ。そのため、私が手術室に入るのはかなり遅れた。気管チューブを固定している絆創膏の束で患者の顔のほとんどの箇所が隠されていた。にもかかわらず、そして毛髪を剃られたせいでひどい見た目にさせられていたにもかかわらず、彼女は痛々しいまでに可愛らしく、そして儚い存在であるように見えた。チベット人の広い顔、薄茶色の肌、そしてわずかに赤く染まった頬。

患者の頭部のそばに立っているデヴが私にこう言った。

「きみと私は同じところで研修を受けたから、考え方は同じだ」

デヴには六人の研修医がいて、彼らに簡単な緊急手術や日常的な手術の「開閉作業」を行うための研修を施していた。ただし、デヴは大手術はほぼすべて自力で行う。外国人の外科医が加わることもあるが、それも短期間だけだ。行われるべき主要な手術は毎日、そして週に六日ある。プレッシャーは絶えることがない。私はカトマンズで仕事をした六週間で、ロンドンで半年のあいだに自分が行ったよりもたくさんの大手術を目の当たりにした。

その日の朝、デヴと一緒に脳のスキャンを注意深く見ていたとは言え、実際にその子を見るのはそれがはじめてだった。デヴが言う。

「カトマンズの他の神経外科医が手術をしたんだけど、それほど腫瘍を摘出したようには思えない。生検だけだ。グレード2の星状細胞腫らしい」

悲しい気持ちで検査画像を見ながら、私は言った。

「いい腫瘍とは言えないな。良性かもしれないが、第三脳室周辺の構造物にまで及んでいる。脳弓がどこにあるかは神のみぞ知るってところだ」

「そうだな」とデヴ。

脳弓とは二本の数ミリの細い帯状の白質のことであり、記憶に関して重要な役割を果たしている。白質は人間の脳の八〇億以上ある神経細胞をつなぐ数十億本の絶縁繊維（要するに電気ケーブル）で構成されている。脳弓に損傷が加わると、新しい情報を取り入れる能力の大部分が失われてしまう――破滅的と言っていいくらいの障害だ。

イギリスの平均所得はネパールの四〇倍である。ネパールのプライマリ・ヘルス・ケアは貧弱で（他の多くの低所得国よりはましだが）、脳腫瘍のような稀な問題の診断は常に遅れる。そのため、診断時点での腫瘍は西側諸国の場合に比べてはるかに巨大だ。治療は難しく、危険であり、有益な結果が得られる可能性は低い。子どもの脳腫瘍はとても稀だが、とても心を揺さぶられるものでもある。私の中の理性的な部分はこの子の手術は時間と金の無駄だと思っている。だとしても、世界中のどこにいたって、必死になっている親にこんなことを言うのはほとんど不可能だ。私自身、脳腫瘍を患う子どもの親になった経験がある。けれども、決断するのはデヴの責任であって、私の責任ではなかった。

その子どもが所定の位置にいるのを確認した後、私は手術を開始するデヴたちから離れていった。それからデヴのオフィスに看護師がやって来て、手術室に戻ってデヴと合流するようにと合図をくれた。

獣医と変わらなくなってきたな。蛇口とヨウ素剤の容器が並んだ亜鉛製の長い流し台で手を洗いながら、そう思った。私は患者のことを何も知らずに、意識を失った状態以外で会ったこともなく、ヘッドレストのピンで固定された無個性な頭部の手術をしているのだから。

4　アメリカ

ネパールに赴く一年前、病院を退職する前のことだ。私はヒューストンで開催された脳血管性疾患のワークショップに参加した。外科研修医が脳の血管の手術方法を学ぶことを目的としたもので、私は講師の一人として参加することになっていたのだ。ロンドンから一〇時間のフライトを経て現地に到着し、翌朝八時にワークショップが開始。その前の七時に私が訪問先の神経外科で同業者相手に講義をした後でのことだった。アメリカの病院では、インターン（一番下級の医師）は朝五時前には病棟回診をはじめていることが多い。睡眠不足が患者に与える生理的影響について、あるグループに尋ねてみたことがある。きつすぎる仕事が患者に実際に害を与えているのではないか、と。この示唆に対して、彼らは心底驚いた様子だった。

私の講義は神経外科における間違いをどうやって避けるかに関するものだったが、ほとんど人が集まらなかった。私みたいな無名の英国人外科医が犯した間違いから学ぶことなんてほとんどないと思ったのだろう。講義室の外の部屋に並べられた大量の朝食は手つかずのまま残ってしまった。ワークショップの最初には簡単な説明会があった。目の前に三つの巨大なLEDスクリーンが設置された小さな階段部屋で、私たちは席についた。何もかも新しく、完璧なまでに清潔に見える。どのような状況でも写真撮影は許可されておらず、私たちがすることはすべて連邦法によって規制されていると、手術着姿のビジネスライクな女性が教えてくれた。画面に映し出されるさまざまな特定の法令を彼女が引用していく。それぞれの法令には長い参照番号が付されていた。彼女はまたワークショップの被験体に敬意を払うようにとも言った。その後、色の違う帽子が配られた。教授陣の一員なので私の帽子は青、医学生の帽子は黄色、脳神経外科研修医の帽子は緑だ。それから大きなセキュリティドアを通って研究施設に案内された。

研究施設にはいくつか区画があって、手術室とオープン・プラン・オフィスの中間のような空間に見えた。床から天井まである窓からは、テキサス・メディカル・センターを形成する、たくさんのきらびやかな高層ビル群を見渡すことができた。この惑星に存在する中で最大の病院群だ。ここには八千の病床、それに計五一もの臨床施設があるそうで、世界でもっとも先進的な医療を実践している。手術台の上には六つの物体が置かれていた。それぞれが一〇歳の子どもくらいの大きさだったと思う。どれも青い手術用カーテンに完全に覆われていた。私が仕事で毎日目にしているものと同じ型のカラフルなデジタル・ディスプレイ付きの人工呼吸器とモニターに接続された麻酔チューブとケーブルが端から出ている。私はそのうちのひとつに近づき、躊躇いながら手を伸ばした。手術台の端にあるカーテンの下に、ひづめのある豚の足の存在を感じる。じつに奇妙な体験だった。

「素晴らしいだろう」。大昔に私のもとで研修を受けた、そして今回のワークショップを主催する脳神経外科の理事長になったばかりの旧知の同業者がそう言った。

「こんなことをやっているところは他にはないぞ。さあ、楽しみたまえ」。緑色の帽子をかぶった研修医たちに彼はそう声をかけた。

教員の一人が青いカーテンを引いて一匹の豚の頭部を露わにし、手術をはじめた。豚は仰向けの姿勢で横になり、ピンク色の幅の広い首は伸びきった状態だった。おそらく体毛を剃られていたのだろう。人間の首ではないのは明らかだったが（平らすぎるし、幅も広すぎる）皮膚は不気味なまでに似ていた。脳の主要な動脈のひとつである頸動脈（人間の場合よりも血管が小さい）まで解剖していくために、彼は切開ジアテルミーを使用した。静脈を解剖し、それを動脈に移植して、動脈瘤を作り出すというのが計画である。人体に発生し、致命的な出血を引き起こす、致命的な動脈瘤のモデルというわけだ。人工的な動脈瘤は後で治療することができる。皮膚に穴をあけるだけで、顕微鏡ワイヤーを動脈を介して動脈瘤に挿入し、動脈瘤を内側から遮断する「血管内法」あるいは「コイリング法」という技術だ。また、動脈瘤はより古風な開頭手術で治療することも可能だ。この場合、動脈瘤は外側からクリップでとめられる。現代人のほとんどの動脈瘤はコイルで治療されるが、いまでもクリッピングを必要とするものは多少ある。ワークショップの目的は、人命を危険にさらすことなく、研修医に技術の練習をしてもらうということだった。私は動物好きなので、豚を気の毒に思った。けれども、豚たちは外科手術の練習台になって、ベーコンになるよりもさらに大きな貢献を人類のためにしてくれているのだということを思い出すことにした。それに何と言っても、彼らを保護する連邦法がちゃんと存在しているのだから。

同業のインストラクターが動脈に静脈移植片を縫合しはじめる。かなりのんびりとした作業で、私は部屋の隅に集まっている医師の集団からふらふらと外れていった。青いキャップをかぶった教員が熱心に話している。

「こいつはすごい。ホルムアルデヒドで保存された標本よりもずっといい」

私は彼の肩越しに目をやった。二人の研修医が切断された人間の頭部の手術をしている。頭部はほぼすべての神経外科医が手術の際に使用する鋼製の頭部クランプに固定され、首の皮膚は二片にまとめられていた。皮膚は切り株の形になるように何本かの幅の広い縫合糸で縫合されていたが、多少のくすんだ液体が縫合糸のあいだに滴り落ちる。四〇年前、医学生のころに死体解剖を経験していなかったら、この光景のせいでその後何日にもわたって悪夢にうなされていたことだろう。ただし、標準的なクランプに人間の頭部が入っているのを見るのは奇妙で、落ち着かないものだった。手術の際の生きている患者の頭部ならば、きっと何千回も経験がある。ところが、目の前の頭には体がついていないのだ。

そのため、私は同僚のインストラクターの指導で開頭手術を行っている二人の研修医の周りの小さなグループに交ざることにした。二人は切断された頭部を手術器具で切り開き、高価な手術用顕微鏡を見下ろしている。六カ所に麻酔をかけれた豚、一カ所に亡くなった人の頭部。各所をさまざまな機器が取り囲んでいる。そのすべてに、私は言葉を失ってしまった。どれもメーカーが用意した機器だが、何十万ドルもの価値がある。それがすべて実習用なのだ。二人の研修医が頼りなさげに切断された頭部に穴を開けているのを見ていると、後ろにいた（驚いたことに、まるでニンジャのように真っ黒な手術着姿の）若い男性が急に話しかけてきた。機器担当のレップ[訳注1]ならではの熱のこもった自信に満ち溢れた声で言う。

「教授、見てくださいよ」

チタン製のミニチュア・プレートとネジと工具の美しい列をそのレップは指差した。どれも目の前の

訳注1　Manufacturer's Representative の略語。メーカーの営業代理の仕事。

黒いプラスチックのトレイの上で、ぴったりのサイズに開けられた型の中に収められている。プレートは頭蓋骨を開いた後でそれを再構築するために、所定の位置にネジ止めされていた——今回はあくまで練習のためだが。

「わが社の最新の電動ドライバーはお試しいただけましたか?」

彼はそう尋ね、私に小さな電池式のドライバーを手渡してくれた。患者の頭蓋骨をチタンプレートで元通りにする際、私が普段使っている手動ドライバーよりも約五秒の時間の節約になり、またほんの少し労力を減らすことができるものだったような気がする。私は電動ドライバーのスイッチを切ったり入れたりしてみた。アメリカの医療システムの贅沢さには驚かされる。

「気に入っていただけましたか?」

「最高だね」。前日のフライトで飛行機が降下を開始した際、パイロットがインターホン越しに「トイレに行くには最高のタイミングですよ」と言っていたのを思い出しながら、私はそう答えた。

「みんな、名人がいらしているぞ」と、ある教員が私を見て大声で言う。

「教授、われわれに外科の妙技という真珠を見せていただけませんか?」

近くで外科手術を受けている豚たちに、少し申し訳ない気分になった[訳注2]。

何か役に立てればと思って、手袋をはめて顕微鏡に近づき、顕微鏡の位置を変え、死んだ脳を見下ろす。

「脳の開創器はあるかな?」

「リボンです。アメリカではそう言います」

ないようだったので、小さなチゼル[訳注3]を使って前頭葉を持ち上げた。もちろん出血はなかったが、死んだ組織が有する粘度は生体のそれと似ていた。

「ホルムアルデヒドのせいで固まっているし、ひどい臭いがするね。でも、亡くなったばかりの頭部なんて、いったいどこで手に入れるんだい?」

誰に言うでもなく、尋ねてみた。

「歩道に転がってた死体じゃないですかね」と誰かが言う。

小さなチゼルを使って前大脳動脈を解剖し、動脈瘤を見つけるために、直回という脳の一部を切除(摘出するということだ)し、そうすることで前交通動脈瘤に対処する方法を説明した。私は数少ない聴衆に伝えた。

「直回は嗅覚を司っている。動脈瘤の治療をせずにまた別の出血が原因で死ぬことに比べれば、嗅覚に障害があった方が患者にとってはまだましというものだろうね」

私は二人の研修医に手術を託し、亡くなった人の顔を見に歩いた。頭髪は剃られ、目は閉じている。ほほには無精ひげが生えている。多少残った歯の根は汚れている。歯医者に通ったことがないのは明らかだった。見たかぎりで言うと、亡くなるまで彼はそれほど年を取っていなかった。あるいは年を取る前だった。どんな人だったのだろうか? どんな人生を送ってきたのだろうか? そんなことを一瞬考えずにはいられなかった。彼にもかつては目の前に未来が広がる子ども時代があったはずだということも。

訳注2　英語でも Cast not pearls before swine!(豚に真珠を与えるな)と言う。
訳注3　医療用のノミ。

このようなワークショップは珍しいものではないが、私はそれまでに一度も参加したことがなかったので、何だか気分が悪くなってしまった。これは自分の弱点なのだろうと思った。外科の研修医にとっては、生きている患者を相手に練習するよりも、こうしたワークショップで練習した方がいいに決まっている。二週間後にイングランドに戻ったとき、私はこの出来事を最近イギリスで似たようなワークショップを主催したことのある同僚に話してみた。笑いながら彼が言う。

「ひとつだけ？　私は去年の頭蓋底のワークショップのために、アメリカからフリーズドライした頭部を一五個、空輸したことがあるんだ。学会の前に全部MRI検査に通す必要があったから、車のトランクに頭部を詰め込んで病院に向かった。警察に止められたら何て言えばいいんだろうって思ったよ。問題はもうひとつあった。溶けはじめちゃってたんだ。どこから手に入れたのかはわからないな」

切断された頭部と麻酔をかけられた豚が置かれた部屋を出ると、講義室の横にまたもや大量の朝食が並べられていた。朝食後、私は病院を駆け足で巡る見学ツアーに連行された。

病院は複数のタワーで成り立っている。巨大なロビーやホールが無限に続くかのように思えるような場所を通っていく。病院には一三階建てのホテルがあり、アメリカだけでなく、世界中から治療のために患者がやって来ていた。私の知人の勤務先の病院の隣には他に一二の（一二も！）病院があって、それ以外にも多くの医療機関や臨床研究機関があった。医療センターは一平方マイルもの敷地を占有している。ホテルの一二階の窓から外を見ると、目に入るのは病院ばかりだった。どれもこれもガラス張りのキラキラした建物が、まるで山脈のように遠くまで続いていく。アメリカの医療は贅沢なことで悪名高い。シカゴのある病院では、豪華なレストラン、バー、屋上庭園があるのを見た。病院は熾烈なビジネス競争に巻き込まれていて、多くの病院はなるべく病院に見えないように設計されている。そうした病院は高級ホテルやショッピングモール、あるいはファースト・クラス用の空港ラウンジに似ている。ヘルスケアにおける孔雀の尾みたいなものだ。

その日の晩、例の旧知の同業者が彼が加入するカントリークラブに連れて行ってくれた。車で郊外を走り、柱廊式玄関や広大な芝生を備えた大邸宅を通り過ぎていく。クラブそのものも巨大なスケールで建てられていた。クラブハウスには（冷房が効いていて氷のように冷やされていたのに）スコットランド風の巨大なバロニアル様式の暖炉があり、両脇には雄鹿の頭が飾られていた。大階段には「グレンの君主」という名の、ランドシーアの手による有名なヴィクトリア風の雌シカの絵の巨大な複製画が掲げられている。私たちはそこで素晴らしい夕食をとった。ウェイターは厳粛かつ無表情なアステカ的表情をした、年配のメキシコ系の男性たちだった。彼らが黒いスーツに白いエプロンをつけ、優雅で威厳のあるサービスを上客たちに提供しているのに対して、ほとんどの客はバギーパンツとロングTシャツといった姿だ。夕食のあいだは、外科にまつわるいつもどおりの下世話な話題になった。ある同業者がレップと不倫して首になったとか、そのレップはシリコン豊胸をしているかどうかとか、だいたいそんな話だ。後者の問いに関しては意見が分かれた。彼が解雇された後で、彼女はセクハラ訴訟に勝利したが、いまでは二人はよりを戻しているらしい。ある同業者がそう教えてくれた。動脈瘤を作り出すための豚の手術がうまくいかなかったことも教えてもらった。技師の一人が豚に抗凝固剤の注射を与え忘れ、頸動脈手術の結果として、豚は重篤な脳卒中に陥ったらしい。とは言え、仮に間違いが発生していなかったとしても、いずれにせよ豚は（いわゆる）犠牲となっていたのだろう。

夕食後に蒸し暑い中、クラブハウスの外で開催中のカーショーを視察するために、私たちは出かけていった。三〇台ほどのクラシックカーが駐車場に並べられ、ピカピカに磨き上げられていた。完璧な状態のメッキ加工されたエンジンが見えるように、多くの車のボンネットは開けられている。赤いフェラーリが駐車場を探して私たちの前を通り過ぎていった。

同業の男が私の肘をつつき、感心した様子でこう言う。「七〇〇万ドルはする車だ。運転している奴はビリオネアだな」

後になってわかったのだが、その車は単なる複製品で、ただしそれでも一〇〇万ドルの価値があるらしい。そのビリオネアは本物のビリオネアだったようだ。ただ、見た目はごく普通の人だった。ビリオネアが車を止めると、その周りにうっとりした様子の人々が集まってきて、車の前で写真を撮り合っていた。

翌朝、日が昇るとランニングに出かけた。高層タワーの病院の下を通り、手入れの行き届いた花壇を通り、あっという間に汗だくになる。病院の大区画の端には大きな公園があり、その周りをミニチュアの線路が走っていた。公園の一角のベンチや歩道に何十人ものホームレスの人々が寝ていた。後で聞いたところによると、近くに無料で食事を提供してくれる教会があるらしい。走ってホテルに戻ると、私の後ろ側、何十もの医療センターの建物の向こう側に太陽が昇っていた。何千もの病院の窓に映る太陽の眩しさに、目が眩みそうになった。

5　覚醒下開頭手術

事前の面識もなく、おそらく二度と会うことのない、そして実際には何の責任も負わない（問題があっても対処しなければならないのはデヴだ）患者の手術を手伝う外科医は、私にとって常に嫌悪の対象だった。ところが驚くべきことに、手術前も手術後もネパール人の患者と人間的な接触の機会を持たなかったにもかかわらず、手術中の不安は軽減しないということに、私はすでに気がついていた。結局のところ、問題はそういうことではなかったらしい。カトマンズで手術をしても、自分がロンドンで手術をしていたときと同じくらい緊張感のある集中状態にあり、同じくらい患者のことを気にかけていると思えた。患者に対する思いがまったく抽象的かつ非人間的なものだったにもかかわらずだ。以前であれば、患者と距離をとりすぎていたり、超然とした様子を示したりする外科医のことを批判的に思っていた。ところが、それは部分的には私の側の虚栄心によるものであり、他の外科医よりも優越感を得るための試みのひとつにすぎなかったのだ。いま、ようやくキャリアの終盤にいたって、そう認識せざるをえなくなった。

個人的な意味でも感情的な意味でも接触のない患者の手術をすることを、外科医は「獣医のようだ」と表現する。かつての勤務先だったウィンブルドンの病院の近くに動物病院の外科があって、同院の獣医の一人、クレア・ラスブリッジは獣医神経学的障害を専門としていた。献身的なペットの飼い主はペットのための保険に加入することができるのだが、これには脳と脊髄のMRI検査の費用が含まれている。神経障害を患った猫や犬の興味深い検査画像を、クレアは毎週行われていた私たちのX線検査のミーティングに持ち込んできた。私たちはミーティングの最後にそうした検査画像を見ることにしていて、それを「ペットのコーナー」と呼んでいた。解剖学的に言うと、それらは私たちが熟知する人間の脳や脊椎の画像と奇妙なコントラストを示すものだった。キャバリア・キングチャールズ・スパニエルはキアリ奇形と呼ばれる脳の異常を患うことが多いということを、私たちは知った。人間にも見られる疾患だ。ラブラドールは悪性の髄膜腫を発症することがある。スパニエルたちの問題は、ドッグショーで得点を獲得可能な小さくて丸い頭を作るために、選択的な交配を行ってきた結果である。この奇形は脊髄の損傷につながり、この気の毒な生き物は難治性の痛みに苦しみ、自分の体を絶えず引っかいてしまう。

クレアとは何度か一緒に手術をした。手術をさせてくれるキングチャールズ・スパニエルの飼い主は見つからなかったが、アナグマの手術を一緒に行ったことならある。そのアナグマはエプソム・ダウンズを混乱した様子でさまよっていたところを救出され、動物慈善団体の依頼で脳の検査が行われたのだ。脳の検査画像はその雌のアナグマが水頭症を持っている可能性を示唆していた。もっとも、アナグマの脳のことはあまりよくわからないというのが正直なところだったのだけれど。美しい生き物で、麻酔がかかった後、私は数分のあいだ膝の上にそのアナグマを置き、クレアが手術の準備のためにバリカンでそのほとんどを取り除くまで、灰色と白の毛を撫でていた。私は水頭症と思しきもののための手術を試みた。すでに「ウクライナでの脳外科手術」と題した論文を発表したことならあったが、今度は履歴書に「アナグマの脳外科手術」を追加できると思った。ところが手術はうまくいかず、この気の毒な生き物は死んでしまった。というより「安楽死」させられたのだった。

手術を見ていたクレアの同僚が後でこう言った。

「少なくとも私たちの患者は苦しむ必要がない。きみたちの患者とは違ってね」

例の子どもの手術の二日前、私がデヴと共に手術を行った最初の症例は、腫瘍に対する覚醒下開頭手術だった。このような手術がネパールで行われるのははじめてのことだ。私はロンドンから皮質脳刺激装置をスーツケースに入れて持参してきていた。何年も前のことだが、私は低悪性度神経膠腫[訳注1]と呼ばれる特定のタイプの脳腫瘍を治療するために覚醒下開頭手術の技術を使用した、イギリスで最初の外科医となった。当時は異例のことだったが、現在ではこれがほとんどの神経外科で標準的な実践となっている。実際のところ、これは非常に単純な手術法であって、全身麻酔で眠っている患者の場合よりも、安全に脳内の腫瘍の多くを摘出することができる。問題は「腫瘍」とは実際には脳の一部だということである。腫瘍は脳の中で成長し、脳と腫瘍が混ざり合っているのだ。異常な部分、特にその端の部分は、正常な脳とほとんど同じに見える。正常な脳の中に迷い込んでしまっているのか？　深刻な損傷を引き起こす危険性があるのか？　患者に覚醒したままでいてもらい、そうすることで腫瘍を切除する際に患者に何が起こっているのかわかるようにすることで、はじめてそうした判断が可能になるのだ。この手

訳注1　星細胞腫系腫瘍などの神経上皮性腫瘍の総称。

術が推奨されている理由を理解してもらえれば、この手術は予想以上に患者に受け入れてもらえる。

　脳は痛みを感じることができない。痛みとは体の内の神経終末から送られてくる電気化学的な信号に反応して、脳内で作られる感覚のことだ。私は慢性的な痛みを抱える患者に会うとき、ありとあらゆる痛みは「心の中にある」と説明するようにしている。小指をつまんだときに、痛みが指の中にあるというのは錯覚だ、と。痛みは指の「中」にあるのではなく、本当は脳の中にある。それは脳の中で、脳が作った体の地図の中で生じる電気化学的パターンなのである。痛みに対する心理学的アプローチが「身体的」な治療と同じくらい効果的かもしれないということを患者に理解してもらいたいとの考えから、私はこのことを説明するようにしている。思考、感情、そして痛み。これらはすべて脳の中で起こっている物理的なプロセスだ。脳とつながっている体の損傷によってもたらされる痛みの方が、体からの外的刺激を受けることなく、脳自体が発生させた痛みよりも強い理由、あるいはより「本物」である理由など存在しない。切断された腕や脚の幻肢の痛みは耐え難いものになりうる。ところが、慢性的な痛みの問題や慢性疲労症候群を抱える患者のほとんどにとって、これを受け入れるのは難しい。問題には心理的要素があり、心理学的なアプローチが役立つかもしれないと示唆すると、自分の症状が蔑ろにされている（実際、彼らがそうした扱いを受ける機会は少なくない）と感じてしまうのだ。心と物質を別々の存在として見る二元論は私たちに深く根づいている。何らかの形で肉体や脳よりも長生きする非物質的な魂への信仰に見てとれるとおりのことだ。いま、この文章を書いている私の「私」、意識的な自己は、電気化学のようには感じられない。けれども、それが真実なのである。

　そういったわけで、覚醒下開頭手術にあたっては麻酔を施す必要があるのは頭皮だけで、手術の残りの部分は無痛で行う。ただし、自分の頭蓋骨に穴が開いていくというのはうるさくてしかたがないものだ――頭蓋骨がサウンドボードのような役割を果たしてしまうのである。そこで私は通常、手術のこの部分は短時間の全身麻酔で行う。その後、患者は起こされるのだが、病棟に戻ってベッドの中で目を覚ます通常の手術とは異なり、覚醒下開頭手術の場合は手術の途中で、手術室で目を覚ますことになる。手術の「覚醒」部分を行う方法はたくさんあるが、どの方法にも患者の脳に刺激を与えるための電極の使用が含まれる。そうすることで、機能的な用語で言うと、いま、どこにいるのか、表面から理解できるのだ。電極が瞬間的に脳の関連部分に刺激や衝撃を与えると、手足の動きを生成したり、話をする能力に干渉したりすることができる。操り人形の糸を引くのに少し似ている。腫瘍が脳の言語中枢の近くにある場合は、患者に簡単な作業をしてもらったり、絵の名前や識別をしてもらったりすることも必要だ。手術の進行に合わせて言語療法士や理学療法士に患者と話をしてもらい、それらを評価する外科医もいる。私はいつも麻酔科医、特にジュディス・ディンスモアにそれをお願いしていた。彼女の高度な技術と心強い態度は、いつでも患者を冷静な、そして協力的な状態に保ってくれた。

私は自分と患者のあいだに透明なスクリーンを置いて手術をする。ジュディスは患者と向かい合わせで座って話をし、関連する機能を評価してくれた。流暢に話す能力、読む能力、または腫瘍と反対側の体の手足を動かす能力（よくわかっていない進化上の理由で、脳のそれぞれの半分は体の反対側を制御している）。私は患者の開かれた頭と露出した脳の後上方に立ち、ジュディスが患者の能力を試していくのを、透明なスクリーン越しに見たり聞いたりしていた。ジュディスに不安な様子が窺えはじめたら、止まるべきときだとわかった。もしも患者が手術全体にわたって全身麻酔を受けていたなら、私はずっと早いタイミングで手を止めなければならなかっただろうし、摘出できる腫瘍はより少なかっただろう。まだ腫瘍を摘出しているのか、それとも正常かつ機能している脳を摘出してしまっているのか、知る術《すべ》はなかったはずだ。もちろん、より微妙な社会的、知的機能の検査は不可能だが、通常これは問題にならない。低悪性度神経膠腫は患者の人格が危険に瀕するよりも前にきわめて広範囲に及び、事実上、手術不能となってしまうようだ。

私はビデオモニターにカメラを接続した顕微鏡を使って手術をする。手術は主に単純な吸引器か超音波吸引器（超音波先端がついた吸引器で、手術しているものを乳化させる）を使用して行う。顕微鏡で患者の脳を見るとき、目に映るのは滑らかで、厚いゼリーのような脳の白質だけだ。腫瘍は白質の中にあるので、白質は正常なものよりもわずかに暗くなっているのが通常だ（必ずではないが）。患者が覚醒している状態でこうした手術ができるようになるには時間が必要だった。手術の際にはいつだって多少の不安を感じるものだが、はじめのうちは患者が覚醒していることで、不安がさらに増してしまった。患者のために、内心では感じていない冷静さや自信を装う必要のあるときは特にそうだった。

「脳を見てみますか？」と私は患者に尋ねるようにしている。ある人は「見ます」と答え、またある人は「いいです」と答える。答えが「見ます」だったら、続けてこう伝える。「いま、あなたは人類の歴史の中でも数少ない、自分の脳を見たことのある人間の一人になったんですよ」。患者は心を打たれた様子でモニターに映し出された自分の脳を見つめる。左の視覚野（右側のものを見るための脳の部分）にそれ自体を見せたことさえある。このようなことが起これば、音響上のフィードバックの哲学版のような、形而上学的な爆発が生じるはずだと思われるかもしれないが、実際には何も起こらない。もっとも、自分の言語中枢を見て「やばいですね」と言った患者なら一人いた。私が彼の言語中枢に吸引器で触れ、「こいつが私に向かって話をしているんですよ」と伝えたときのことだった。

ネパール初の覚醒下開頭手術が終わりつつあるころ、患者の足が突然麻痺した。

「たぶん一時的なものだろう。この腫瘍があった副運動野で手術をすると、たまにこういうことがあるんだ」

私はそうデヴに請け合ってみせた。

にもかかわらず、翌朝はひどい気分で目が覚めた。デヴが彼の家の庭でコーヒーを飲みながら座っている私を探しに来てくれた。私は最初に案内されたホテルに二泊しただけで、いまはデヴの庭の端にあるゲストハウスで生活している。患者が足を動かしはじめた。下級医がそう電話で知らせてきたと、デヴは教えてくれた。

「何も言っていなかったけど、きみが動揺しているのはわかっていたよ」

あっという間に朝が一変した。私は尋ねる。

「昨晩のあいだに入院はあった?」

「頭部の怪我が数件ね」

デヴと違って毎晩ではなかったが、ロンドンで当直をしていると、夜によく電話がかかってきた。電話が鳴り、眠りから引きずり出される。電話が鳴りはじめる前に目を覚ますことにしたかのような、奇妙な錯覚が伴うことも多かった。このような救急の症例は脳出血、つまり頭の怪我や血管の弱りが原因で脳内に血が流れ込んでしまっているのが通常だ。手術すべきかどうか、判断しなければならない。手術をしなければ死んでしまうことが明らかな場合もあれば、手術をすれば回復することが明らかな場合もあった。手術をしなくても助かることが明らかな場合も、何をしたとしても死んでしまうことが明らかな場合もあった。けれども、手術すべきかどうか、あるいは手術をしたとしても回復するかどうか、はっきりしないことも多かった。出血が多いと、たとえ手術がどれだけうまくいっても、患者に障害が残ることになる。脳はきわめて複雑かつ繊細であり、体の他の部分に比べて、修復と回復のための能力がはるかに低いのだ。つまり、問題はその障害が深刻で（患者がいわゆる「植物状態」になってしまう場合のように）、死なせてやった方がよいものかどうかということだった。

患者がどのような回復を達成するか、脳の検査画像から絶対的な確信を持って予測できるなどということはめったにない。けれども、起こりうる結果を一切考慮することなく（一部の外科医が実際にそうしているように）すべての人に手術を行うとすれば、恐ろしいほどの苦しみを一部の患者に、そしてそれ以上の苦しみを家族にもたらすことになる。イギリスでは「永続的植物状態もしくは最小限の意識状態」にある人の数は七千人と推定されている。そうした人々は長期入所施設の中で人目から遠ざけられているか、もしくは家族の手で一日二四時間、自宅で介護されている。私たちのほとんどが顔を背ける、苦しみの広大な地獄が存在するということだ。すべての患者に手術をして、起こりうる結果については考えないようにする方がはるかに簡単だ。よい結果がひとつあるのなら、多くの悪い結果によってもたらされる、すべての苦しみはやむをえないものなのだろうか？　よい結果と悪い結果の違いを決める私とは、いったい何者なのだろうか？　神のように振る舞ってはいけない。私たちはそう教わる。けれども、医師の役割とは苦しみを減らすことであり、何が何でもただ単に命を救うことではないと考えるならば、時にはそうせざるをないこともある。

「二六歳。昨晩、シャワー中に倒れました。自然発症のＩＣＨのようです。おそらくＡＶＭが原因です。石灰化が起こっていますので。左の大脳基底核に大きな穴が開いていて、中脳にも少し入り込んでいます。救急隊員によるとＧＣＳ[訳注2]は４。左の瞳孔が散大。マンニトールと人工呼吸で対応中。ＣＴにかなりのシフト。基底嚢胞が見えます。いまは挿管と人工呼吸をしています」

「ちょっと待って。検査画像を見てみよう」と私は言った。ベッドのそばの棚からノートパソコンを取り出し、膝の上でバランスを取りながら、インターネットを経由して病院のX線システムに接続するのに数分を費やした。検査画像を見る。

「駄目そうだな」

「そうですね」と医員が答えた。

「ご家族には話した？」

「まだです。独身ですが、弟さんが一人いて、いまこちらに向かっています。もうすぐ来てくれるはずです」

「何時に？」

「六時です」

「じゃあ、弟さんが来るまで待とう」

翻訳しよう。AVM、すなわち動静脈奇形による脳内出血（ICH）を患った青年の物語、あるいは医師が言うところの「病歴」である。これは珍しい痣の一種で、弱くて異常な血管が絡み合っている。そうした血管が破裂して脳内で出血する場合が多い。出血は脳の左側にあり、意識を保つのに重要な部分である中脳という脳の一部にも達していた。検査画像からは、手術をしても患者が自立した生活を取り戻せるとは思えなかった。確信を持てることは多くないが、患者が意識を回復し、再び歩いたり、話

訳注2　グラスゴー・コーマ・スケールの略語。意識レベルの評価のための尺度。最低点は3点。

したりできるようになるとは思えなかった。GCSは4で、これは彼が深い昏睡状態にあったことを意味している。検査画像は頭の中の脳圧の危険な上昇を示していた（研修医は「CTに多くのシフト」と言った）。左目の瞳孔が「散大」している（拡大し、もはや光に反応しない）という事実は、もしも手術をしなければ、おそらく数時間以内に患者が死ぬという警告のサインだ。一時的に頭蓋内の脳圧を下げるマンニトールと呼ばれる薬で瞳孔は縮小していて、そのおかげでどうすべきかを決めるための時間が多少あった。

寝なおすこともできず、一時間後に病院に入った。太陽がサウス・ロンドンの上空に昇り、病院の窓からは明るいオレンジ色の長い線が見えていた。早朝なので廊下には人の気配がなかったが、集中治療室は慌ただしく、物音でいっぱいだった。一二床あるベッドはすべて埋まっている。看護師の交代の時刻が迫っていて、ナース・ステーションの周りには多くのスタッフがひしめき合っていた。立ち並ぶ点滴台やシリンジ・ポンプ。各ベッドの横で見張っている点滅モニター。モニターが発する一定の音。人工呼吸器が患者の代わりに呼吸する、柔らかく、ため息のような音。看護師たちは誰もが話しながら、患者の引継ぎ作業を行っていた。意識不明の患者たちが白いシートで覆われ、動くことなく横たわっている。どの患者も人工呼吸器に接続されている口の中のチューブ、腕の静脈注射ライン、鼻の中の経鼻胃管と膀胱のカテーテルなどをつけられている。頭にドレナージ・チューブ[訳注3]や血圧モニタリング・ケーブルのついた患者もいた。

私の患者は隅にいて、ベッドの傍らには若い男性が座っていた。彼の方に歩み寄る。

「弟さんですか？」

「ええ」

「私はヘンリー・マーシュ。ロブの担当の指導医です。お話できますか？」

握手をして、ロブを残して面接用の小さな部屋に向かった。悪いニュースを伝えるために。私は看護師の一人に合図をして、加わるようにと伝えた。少し息を切らしながら、医員がやって来る。

「こんなに早くお見えになるとは思いませんでした」とその医員が言う。患者の弟に座るよう促してから、私はその向かい側に座り、こう伝えた。

「厳しいお話をしなければなりません」

「悪いんですか？」と彼は尋ねたが、私の声のトーンからすでにそうだとわかっていたのだろう。

「脳に大量の出血をしています」

医員を指差しながら彼が言う。

「先生に手術をしてもらわなくちゃいけないって、こちらのお医者さんはおっしゃったんですが」

「そうでしたか。でも、残念ながら、もう少し複雑な話なんです」

手術をしていのちが助かったとしても、自立した生活に戻る可能性はほとんどない。私はそう説明を続けた。

「お兄さんのことは私よりもよくご存じでしょう。お兄さんは重い障害を抱えながら、車椅子の上で生きていきたいと思われるでしょうか？」

「兄はアウトドア好きで、セーリングにも行っていました……自分のボートも持っていて」

「お兄さんとは仲がいい？」

訳注3　排出用の細いチューブ。

「ええ。両親がぼくらが子どものころに死んでしまったんです。ぼくらは親友でした」

「恋人は？」

「いまはいません。最近別れたんです」

彼は両手を膝のあいだに置いて、床を見ていた。

数分のあいだ、私たちは黙ったまま座っていた。このような悲しい沈黙をたくさんのおしゃべりで埋めてしまわないようにするのはとても大切だ。非常に難しいことだとは思うが、長年のあいだに少しずつできるようになってきた。しばらくしてから、患者の弟が私の目を見ながら尋ねる。

「望みはないということですか？」

「難しいと思います。でも、正直に言うと、完全に確信するなんてことはできないんです」

また長い沈黙があった。

「兄だったら、重い障害を抱えるのは嫌がると思います。そう言ってたことがあるんです。死んだ方がましだって」

私は何も言わなかった。

「ロブはぼくの一番の親友でした」

「正しいご決断だと思います」

私はゆっくりと言った。何を決断したか、私たちのどちらもはっきりと言うことはなかったけれど。

「もしもお兄さんが私の家族だったら、私もそう望んでいたと思います。大変な脳障害を持つ方を私はたくさん見てきました。けっしてよい人生ではありません」

こうして決断が下され、私たちは手術を行わなかった。ロブはその日のうちに亡くなった。少なくとも脳死状態になり、人工呼吸器のスイッチが切られ、臓器は移植のために使われた。私が間違っていて、彼は自立した生活を取り戻していたかもしれない。彼の弟が間違っていたかもしれない。ロブは障害者であることを自分なりに受け入れたかもしれない。あるいは単純にそれに対する洞察を得ることなく、幸せかつ、ほとんど意識のない人生を送ったかもしれない。もはやかつての彼ではなくなったとしても。こうかもしれないし、ああかもしれない。けれども、医師が扱うのは確率であり、確実性ではないのだ。正しい判断を望むのであれば、時には自分が間違うかもしれないということを受け入れなければならない。よい結末によって一人の患者を失うが、それよりはるかに多くの患者、そして家族を大変な苦しみから救うことになるかもしれない。難しい真実だ。いまだに私にはその真実が受け入れがたい。夜中にこのような症例に関する電話がかかってきたとき、病院で待機している外科医に手術をするように伝えた場合は、私は横になって寝なおした。手術せずに、死なせてやった方がいいと伝えた場合は、出勤時間になるまで眠ることができなかった。

ネパールの六歳の子どもの手術は覚醒下開頭手術のわずか二日後で、特に難しい手術ではなかった。以前にも似たような症例の経験は多数あったが、ここまでのサイズの腫瘍は珍しい。手術にはトランスカロ－サル・アプローチというやり方で、脳を半分ごとに（大脳半球に）分離するということが含まれていた。これは大昔に生後わずか三カ月で脳腫瘍の手術を受けたわが子のいのちを救ったものだったので、私はずっとこの手術には特別な関心を抱いていた。とは言え、息子の腫瘍は今回の腫瘍のほんの一部程度の大きさに過ぎなかった。

デヴの病院における私の主な役割は、下級医たちが開頭や閉頭の方法や夜間の救急業務といったことだけでなく、それ以上のことも学べるよう、デヴを手伝うということだ。デヴと私はすでにそう決めていた。ネパールに来て最初の数日で、まるで恋する人のような盲目的確信をもって、ちゃんと仕事ができるかぎり、できるだけ長い時間をネパールで過ごしたいと思っていた。私はデヴにこう伝えた。

「このまま一人で永遠に病院を切り盛りしていくってわけにはいかないじゃないか。後継者のことを考えないと。私と変わらない年なんだから。きみが残したいものは何なんだい？」

「わかってるよ。最近、ずっと悩んでいたんだ」

「役に立てるなら協力したいと思ってるよ。でも、役に立てなくなったらすぐにそう言うと、約束してほしい」

「そうするよ」

大人の手術よりも子どもの手術の方がいつだって緊張する。手術室の外で待つ、親たちの不安が恐ろしいくらい大きいからだ。私は小児神経外科の研修を受け、長年のあいだ、ウィンブルドンの病院では小児外科手術のほとんどを担当してきた。同院が閉鎖されて、五キロ離れた巨大な教育研究病院に私たちが異動になったとき、私は小児神経外科病棟の配置に不満を覚えた。小児病棟は神経外科病棟や私のオフィスからはとても遠くて、以前のように一日に何度も訪れることができなくなってしまったのだ。何度も訪れるというのは、親の不安に対処するための私なりの方法だった。私自身が神経外科医になる前に自分の息子が脳腫瘍の手術を受けたとき、その不安のことがよくわかったのだ。ところが、われながら情けなく、またがっかりもしたのだが、私はあることに気がついた。小児科の仕事をしなくなったことを、自分はそれほど悲しんでいない、と。実際のところ、やめてほっとしていたのだ。

「顕微鏡をもってきてくれる？」と私は尋ねた。新品で、ロンドンにあったのと同じくらい上質な顕微鏡が所定の位置に置かれた。

「これ、ちゃんと釣り合いがとれてるのかい？」と私は尋ねた。ネパールに来て二回目の手術は大失敗に近い結果になってしまっていた。少なくとも三〇キログラムはある光学ヘッドつきの顕微鏡の釣り合いが適切にとれていなかったのだ。宙ぶらりんになった光学ヘッドのリリース・ボタンを医員が間違って押してしまい、光学ヘッドは宙に浮く代わりに私の手の上に落ちてきた。あやうく持っていた器具を患者の脳に押し込んでしまうところだった。

デヴの同意を得て、こんなことは二度と起こらないと（できれば）確証を得るために、チェックリストを導入し、手術の前に必ず記入してもらうことにした。勤務先の病院では事務処理やチェックリストが大嫌いで有名だった私が、自分でそれをネパールの病院に導入しようとしている。何とも皮肉な話だなと思った。

「大丈夫です、先生」。顕微鏡の釣り合いに関する問いに、医員助手のパンカシュがそう答える。医員たちはみなとても礼儀正しい。ただ、質問に対する答えがわからないとき、彼らはそれを認めることはまったく不可能だと感じてしまう。「ノー」と言う代わりに、言葉を失って立ち尽くしてしまうのだ。沈黙は何分も続くことがあり、何かを教えるということがとても難しい。自分が伝えたこと、質問したことに関して、彼らが本当は何を考えているのか、私にはわからない。私はそれを早い段階で受け入れた。

顕微鏡の位置を決め、慎重にリリース・ボタンを押す。光学ヘッドは安定したままだ。私は手術台の高さに合わせられた手術椅子に腰を下ろした。

「顕微鏡手術の第一のルールは？」とパンカシュに尋ねる。

「快適でいることです、先生」と彼は答えた。前の日に、私は彼にこのことを話していたのだ。

「見てごらん」

パンカシュは顕微鏡のサイドアームを覗き込んでいて、私が何をしているのかわかるようになっていた。デヴはモニターで見ている。私は開創器を右半球の内側に当て、二つの半球を分け隔てている大脳鎌と呼ばれる厚い正中膜組織から右に数ミリそっと引っ張る。双眼顕微鏡を覗き込むと、まるで峡谷を下っているかのような、あるいは狭い裂け目の中を進んでいるかのような気分になる。左側は銀色に輝く大脳鎌の表面、右側は顕微鏡の光の中でキラキラと輝く何千本もの血管が刻まれた脳の薄い表面だ。三〇年経ったいまでも、手術用顕微鏡を使うというのは素晴らしい体験だと感じる。美、神秘、探検といった感覚を、私は失ったことがない。長年の習練を経て、完璧にバランスの取れた顕微鏡は自分の体の延長のようになり、自分には超人的な力が備わっていると感じる――うまく行っているあいだは。

「運がよければ、すぐに脳梁までたどり着くんだけれど――あった」

裂け目の底に、二つの崖に挟まれた白い砂浜のような白い脳梁が見えてきた。それに沿って走っている二本の川のようなものが左右に一本ずつある前大脳動脈で、真っ赤で、心臓の鼓動に合わせて静かに脈動している。何があっても傷つけてはいけない箇所だ。脳梁には脳の半球どうしをつなぐ無数の神経線維が含まれている。脳梁のすべてが分割されると（重度のてんかんの治療でときどき行われる）患者は「分離脳現象」と呼ばれるものを示すようになる。外見上は十分に正常に見えるのだが、二つの大脳半球がそれぞれ異なる画像を見るという実験的な状況に置かれると、脳の各半球は自らが見ているものに関して意見の不一致に陥ることがあるのだ。特に、それが何と呼ばれているかとそれは何に使うものなのかに関する不一致が起こる。名前に関する知識は左半球にあり、物事を使用する方法の知識は右にあるからだ。自己が分離されてしまったのである。実際に脳の二つの半球が葛藤状態に陥るのは稀だが、妻に腹を立てて、殴ろうとする右手を左手が止めたという患者がいるという話もある。

自らの内に矛盾する衝動を感じたことのない人なんているだろうか？　脳について、つまり私たちの本当の自己について学べば学ぶほど、それは奇妙なものになっていく。それはまるで私たちの脳の中に互いに競い合う自己や協力し合う自己がたくさん存在しているかのようなものであり、にもかかわらず、なぜかはわからないがそれらが共鳴し、思考や行動が可能な一貫性のある個人を作り出しているのだ。アメリカの神経科学者ベンジャミン・リベットによる何年も前の、そしてそれ以来何度も確証されてきた、有名な実験がある。手を動かすという意識的な決定よりも、脳の中の手に関わる領域の電気的活動の方が先行するということを示した実験だ。これが実際に何を意味するのか、説得力のある説明のできた者はいまだにいない。それはまるで、決定を下す自己とは、嵐の方向に合わせて操船することを余儀なくされているのに、後になってから方向は自分で決めたと言い張っている船乗りと大差ない、とでも言うかようなことなのである。意識的な自己とは追い風を受けて走っているのと大差ない幻想、あるいは心の慰めとなるおとぎ話にすぎないという主張も可能であり、実際にそのように主張する人もいる。痛みとは幻想であり、「本当は」痛くないのだという主張と同じくらい信じがたいもののように、私には思えるのだが。

私がしようとしていたのは、子どもの脳梁に小さな穴を開けるということだけだった。そうすれば腫瘍が成長している脳の中心部に直接辿り着くことができる。脳梁小離断と呼ばれるものだが、これが手術後の患者に顕著な問題をもたらすことはないように思える。ただし、私がこれから行おうとしていることには、それよりもはるかに大きなリスクが存在していた。そもそも腫瘍を摘出しないのと変わらないくらいのリスクだ。そうする価値があるのか、私はまだ確信が持てなかった。私たちが何をしても、その子どもの運命はほぼ決まっている。良性の腫瘍とは言え、単純に大きすぎて、脳弓およびその近辺の視床下部と呼ばれる領域に大きな損傷を与えずに完全に摘出することは不可能だったのだ。視床下部は、喉の渇き、食欲、成長など、きわめて重要な機能を制御している。視床下部に損傷を受けた子どもは、概して病的な肥満児となってしまう。

腫瘍を見つけるのは簡単だった。少なくとも直径四、五センチで、神経外科医が言うところの「吸いやすい」、柔らかくて灰色の、粘り気のある物体。肝心の脳弓がまだ存在しているのか、それとも腫瘍によって消滅してしまったのかを確認するのは困難だった。何とかして白質の細い筋を残すことができた。それが残りのすべてだったかもしれないし、そうではなかったかもしれない。

「見てくれ」と、顕微鏡のサイドアームを示しながらデヴに言った。

「手術前の記憶力はどうだったのかな？　もうかなり低下していたんだったら、失うものも少なくて済むんだが」

「わからない。でも、それで私たちがすることに大きな違いが生まれることにはならないだろう？」

「そうは思わないな」。デヴの残酷な現実主義に少しうんざりして、私はそう言った。

デヴが腕を洗浄し、いったん役割を替わってくれたので、コーヒーを飲みに行く。デヴのオフィスには大きな窓があって、一階下の病院前のスペースを見渡すことができる。遠くには北部の緑の丘陵地帯が見える。それを見るたびに、その向こうに隠れた雪に覆われた神々しいヒマラヤ山脈のことを思わずにはいられない。いつかは自分の目で見てみたいものだ。

コーヒーを飲んで手術室に戻る。手を洗浄してデヴと合流。さらに腫瘍を摘出した後で、自分たちが子どもの脳を通過し、右側の頭蓋骨の底部にまで達していることがわかった。腫瘍はあまりに大きく、事実上、前脳の下部分を半分に分離してしまっていた。私はデヴに伝えた。

「ここでやめにしよう。少なくとも脳弓のひとつと視床下部の半分を取り出してしまった。これ以上損傷を与えたら、この子はぼろぼろになってしまう」

「そうだな。残りは放射線治療が可能だし」

「腫瘍がどのくらい残っているのか、わからない。二〇パーセントといったところかな」

この種の手術には喜びも栄光も存在しない。腫瘍を摘出することによって私たちが少女の脳内に残した大きな空洞の出血を片付けつつ、心の中でそう思った。腫瘍はまだ残っている。彼女にはほぼ確実に大きな損傷が残るだろう。私たちがしたのは、彼女が亡くなるのを遅くしたということだけだ。

6 心脳問題

「患者は三五歳の男性。頭の中に虫がいると思っています」

「MRI検査はしたんだね？」

「しました。虫はいませんでした」

検査画像を見て「大丈夫だって言ってあげていいよ」と伝える。頭蓋骨に穴を開けるネパールの昆虫が本当にこの男性の頭の中にいるんじゃないかと、一瞬思いはしたのだけれど。神経嚢虫症がてんかんやフィラリアを引き起こし、手足の痛みや腫れ、その他の聞いたこともないような問題の原因となっている症例をすでにたくさん経験していたからだ。

「精神科医を紹介した方がいいでしょうか？」

「いい考えだね」

日中の手術が終わると、外来診療のはじまりだ。患者たちは一日中待っていたということになる。午前中に下級医が受付をし、さまざまな検査が用意され、それからようやく手術室での仕事を終えたデヴ教授を含む、上級の医師の診察を受ける。

初日に外来診察室に案内されると、机の横に三人の患者とその家族が並んで座っていた。机の前には五人の下級医が立っている。患者たちは驚き、また不安げな様子だった。受付係がメモを持って来てくれた。中国かバングラデシュの医学部を出たばかりの若い医師が、ネパール英語でつかえながら、ただし早口で、病歴を読み上げる。理解に苦労する箇所が多かった。患者は美しい赤のドレスを着た、不安げな様子の女性だった。

「患者は三五歳で、五年前から頭痛があります。排泄と排尿は正常。検査によると瞳孔は左右均等で反応あり。脳神経は問題なし。反射は正常。足底反射も下向き。MRI検査もしました」

「なるほど。MRI検査の画像を見てみようか」と私は促す。見ると、予想通り正常だった。いったいこれにいくらかかるんだろうと、心の中で考える。後で知ったのだが、一カ月分の収入というのがその正解だった。困り果ててしまった。何を勧めればいいのかわからず、勤務医たちと相談した。

勤務医たちとの気が進まない議論の後、ネパールでは多種多様な薬があちこちで使われていることがわかった。しかも、その多くが手あたり次第に使われているのだ。現状では、患者は自分で街にある小さな薬局で、事実上、どんな薬だって買うことができる。通勤のために私が歩いている道にも薬局が一軒あって、いつも行列ができている。ステロイドも見つけたが、ありとあらゆる病気に人気の薬になっていた。ジアゼパム（バリウム）もだ。数週間の外来診療を経て、私はネパールの全人口が沈痛抗うつ薬であるアミトリプチリンを服用しているのではないかという疑いを抱くようになった。

処方箋を渡すために最初の患者が追い出され、さっきまで彼女が座っていた椅子にずれるよう、隣に座っていた次の患者が言われる。診察室は明らかに人間工学に基づく流れ作業の原理で運営されていた。

頭痛や腰痛、関節痛の患者が長蛇の列を作っている。直腸出血の患者も一人いた。外来診療所は専門的神経外科というよりも、総合診療医（GP）の外科としての機能を果たしていて、三〇年以上も前に学んだ医学の基礎知識を思い出す必要があるとわかった。[訳注1] これは面白いことでもあり（たくさんのことを思い出せて驚いた）、心配なことでもあった。あまりにも長いあいだ神経外科専門だったので、明確かつ重要な何かを忘れてしまっているのではないかと不安になったのだ。とにもかくにもインターネット・アクセスはあって、不明な点に対するほとんどの答えをノートパソコンで見つける上で助けられた。

次の患者は巨大な聴神経腫瘍の手術を受けた後で、顔の半分が完全に麻痺してしまった若い女性だった。一般的な合併症だ。ネパールでは診断が遅れるため、たいていの場合、腫瘍はかなりの大きさになる。そうなると、この合併症は避けられない場合が多い。デヴが部屋に入ってくると、患者と夫は大喜びの様子で、楽しそうにおしゃべりをしている。デヴが夫の肩に腕を回す。

「献身的で素晴らしい御夫君だって、感動していたところなんだ。手術の後、彼女はとても体調が悪かったんだけれど、寄り添ってくれた。この方々が生活している地域では、六万三〇〇〇ルピーもする水牛が病気になったらみなお金をかけて治療するのに、妻が病気になってもそうはしない。いい人だよ」。デヴはそう言ってもう一度彼の背中を叩いた。

「三カ月前から頭痛のある二二歳の女性。検査では瞳孔は左右均等で……」

「いやいや、ちょっと待って。彼女の仕事は？」

勤務医と患者が少しのあいだ話し合う。

「拷問被害者のカウンセラーです」

「何だって？　毛沢東主義派の反乱のときから？」

「そうです」

「仕事は楽しんでいる？」

どうやら彼女はかなりその仕事を気に入っているらしい。私は尋ねた。

「その仕事のための訓練は受けているの？」

「はい」

「どれくらいの期間？」

「五日です」

頭蓋骨のX線検査が行われた。

「頭痛でこんな検査をするなんて、時間の無駄だよ」と言うと「いいえ、そうではありません」と、とても丁寧な返事が返ってきた。

「副鼻腔の問題です。彼女は副鼻腔炎なんです」

思い返してみると、彼女はまるで鼻が詰まっているかのような話し方だった。

「ああ、そうか。それは見落としていた。耳鼻咽喉科に紹介した方がいいかな？」

「耳鼻咽喉科はダサイン[訳注2]で休暇中です」

「そうか。だったら鼻詰まりの薬を出しておいた方がいいだろうね」

訳注1　イギリスでは、医師はキャリア初期の段階で「専門医」か「総合診療医」のどちらかを選択することになっている。著者は神経外科の専門医を選択したので、地域住民のさまざまな問題に最初に対応する「総合診療医」の経験がほとんどない。
訳注2　ヒンドゥーの祝祭。稲の収穫前に開催され、ネパールでは一五日間かけて盛大に祝われる。

デヴが私の意見を求める脳腫瘍の患者や、その他の重篤で、往々にして稀な問題を抱えた患者もいるにはいたが、ほとんどは慢性的な頭痛やめまい、あるいは全身の燃えるような痛みというネパール特有の症状の患者だった。MRI検査は無用だと請け負ったのだけれど、どの患者もMRI検査を受けることが決まっていた。検査費用は患者が負担するものなので、議論に値しない問題ということらしい。

患者の多くが私の診察に非常にがっかりしているということは、すぐにわかった。有名なデヴ教授に診てもらうのとは対照的な様子で、たとえ単純な問題であっても同じことだった。ある患者には勤務医の一人に通訳をしてもらい、おそらく三〇分はかけて説明した。にもかかわらず、礼儀正しく振る舞いつつも、がっかりした様子の患者はやはりデヴに診てもらいたそうな様子だ。私はそれを受け入れざるをえなかった。中には私の意見に満足していると言ってくれる人もいたけれど。

一方、隣の部屋ではデヴが高速で診察を行っていた。患者はみなデヴの診察を希望している。デヴは新患はすべて自分で診察しようとしていた。デヴの診察室は医師、受付係、親族などで溢れかえっていた。全員が立ったままだ。患者はたくさんの人の真ん中で座っている。廷臣や請願者に囲まれた王様を思わせる光景だった。

私たちの部屋のあいだのドアは開いたままで、デヴが患者の階級や学歴に応じて、早口のネパール語で説得したり、おだてたり、熱弁をふるったり、安心させたりしているのが聞こえてきた。山間部の貧しい農夫から教師や政治家まで、患者はさまざまだった。

「実際に神経外科的な問題を抱えている患者はどれくらいいるんだい?」と私は尋ねた。

「一・六パーセントかな」

「他の医者が患者を紹介してくるの?」

「いや、みんな自分のコネがあるからね。それに私のことは嫌っているし。だから他の医者に紹介しようとするんだけど、患者は結局私のところに来ちゃうんだよ」

初日に外来診療所を出ようとした際、見覚えのない男性に呼び止められた。

「私は女の子の父親です」と、何とか理解可能な英語で彼は言った。

「ありがとうございます、先生。本当にありがとうございます」。ネパール流の挨拶の仕方で両手を合わせ、胸に当ててそう言う。私が手術に関わったことをデヴから聞いたにちがいない。私は微笑んだ。悲しげな笑みではなかったと思いたい。

「私の息子も脳腫瘍になったんです。お気持ちはわかります」

再び彼がたくさんのお礼の言葉を述べる。私は感謝と同情の気持ちを込めてうなずいた。それからオフィスに行ってデヴを待ち、車に乗せてもらって帰宅した。

水泳が楽しかったことなんて一度もない。八歳のとき、学校で水泳を習った。学校の運動場の端にある泥だらけの川で、ロープと木の棒でつながれた布のベルトを腰に巻き、それを男性教師がまるで重い釣り竿のようにして持っていた。浮桟橋の板越しに教師の足を見ながら、冷たく濡れたベルトを腰に巻き、踊り場のぬるぬるした木製のはしごを降りて、暗い水の中に入らなければならない。本当に怖かった。下半身だけ水に浸かってはしごにしがみついてはみたものの、結局はロープを操る教師に引っ張り上げられる。まるで釣り針に食いついた魚のように、水の中でもがく羽目になる。要求されているのは犬かきで浮いておくことだけだ。泳ぎ方を教わることもなく、溺れないようにロープと棒が使われるだけ。同級生の一人が怖さのあまりはしごを降りられなかったとき、教師が彼を川に放り投げたことを、私はいまでも忘れていない。多感な時期のこうした経験が原因で、水泳パンツに着替えるとき、恐怖でお漏らしをしてしまうことがよくあった。

次の学校では、親切な校長先生がちゃんと泳ぎ方を教えてくれた。ところがその後、特殊部隊出身の、悪名高いサディストの体育教師が登場する。その男に顔を殴られ、何時間もしびれが残ったこともあった。あまりにも恐ろしくて、わざと怪我をしようと教室の机の蝶番つきの蓋を自分の手に叩きつけ、転んでしまったので泳げないと訴えた。それがうまく行ったのは一度だけだ。そこで、次に私は片方の耳に指を何時間も突っ込み、耳の感染症のふりをすることにした。週に一度しか起こらない現象なので、校医は途方に暮れてしまった。そういうわけで学校の寮母に伴われ、私はセント・トーマス病院の耳鼻咽喉科医院に連れて行かれた。一列に並んだ医学生を従えた、疑り深い様子の指導医が私の耳を診て、いくつかの疑念を表明した。何を言われたかは覚えていない。ただし、自分が仮病を使っていたことはわかっていたのに、本当に問題があるのだと自分に言い聞かせていたことはよく覚えている。私にとってそれは認知的不協和（まったく矛盾した考え抱くこと）に陥った最初の経験であり、そして他の人を欺く際に自分を欺くことの重要性を学んだ最初の経験でもあった。その後、トランペットを演奏する音楽の授業があの邪悪な特殊部隊出身の男の水泳の教室と同じ曜日、同じ時間だということに気がついて、トランペットを手にした。ところが、それは続かなかった。結局、私は物置に隠れ、勇気ある行為と見なして水泳の授業をサボることにしたのだが、それで罰を受けることはなかった。

それから二五年後のことだ。週に一度の脳腫瘍のミーティングに参加していたとき、目の前の画面に見覚えのある名前のついた脳の検査画像が映し出された。かつての体育教師だ。悪性の脳腫瘍が示されていた。

「ものすごく感じの悪い人でね」と腫瘍内科の同僚が言う。「この人とは揉め事が絶えないんだよ。でも前頭葉の腫瘍だから、ひょっとしたら性格が変わっちゃったのかもしれないね」

「いや、そんなことはないんだ」と言って、私はその哀れな男性と自分との関係を説明した。

「腫瘍に生検が必要なんだけれど」と同僚が言う。

「私以外の人にやってもらった方がいいよ」と私は答えた。

夜明けとともに目が覚め、ベッドに面したカーテンの隙間が暗闇から光へと、そして鶏が鳴く声、犬が吠える声、鳥がさえずる声へと変わっていく。私は毎朝走っている。もっとも、地元の犬に対する恐怖を克服するには数週間かかった。ガイドブックには狂犬病の警告が載っているが、ネパール人の友人によると、狂犬病に関しては町中の犬よりも寺院にいる猿の方が問題だという。だから最初のうちは三〇分、いびつな小さな円や八の字を描くようにしてデヴとマドゥの家の庭を走ったり、たくさんの階段を上り下りしたりするようにしていた。その後、少し勇気を出して、地元の小道をもっと長い時間走るようになった。ほんの一〇年前には存在もしなかったぎゅうぎゅう詰めの家々のあいだを走っていく。ごみ、ふたのない排水溝、たるんだ電線や電話線、庭の壁にぶら下がったブーゲンビリアの花などを通り過ぎていく。土と岩のでこぼこ道だが、粗いコンクリートの短い区間も多少はあって、犬の足跡がきれいに刻まれている。いつものルートには小さな寺院がある。寺院を通りがかった人は入口に吊るされた鐘を鳴らす。一日の始まりを告げる、人々が咳き込んだり痰を吐いたりする音がそこら中に響いている。犬も地元の人々も私には興味を示さない。サッカーパンツを履いて息を切らしている年寄りのイギリス人が道をうろついていても、何の違和感もないようだ。とは言え、ネパール人はとても礼儀正しいし、犬もまたそうなのかもしれない。

イングランドではもっと長い距離を走っていた。以前は週に八〇キロ近く走っていたが、片方の膝が痛くなってきたので、いまは週に四〇キロしか走らない。走るのを楽しめることはめったにない。相当な努力が必要だし、体が硬まって、鉛になったかのように感じる。私がこんなことをしているのは加齢への恐れと、運動が認知症の発症を遅らせると考えられているからだ。けれども、まだ長距離を走っていたころはときおり素晴らしい瞬間があった。当時は週末になると、オックスフォード周辺の田園地帯で三〇キロ近く走っていた。ある早春の朝、木漏れ日が斜めに降り注ぐ中、ウィザムの森を走っていると、道の脇で草を食んでいるレバレット（ノウサギの子ども）と出会った。まったく怖がっていないように見えたので、レバレットが明るい瞳で私を眺めつつ、静かに草を食んでいるあいだ、ほんの一メートル離れたところで立っていることができた。野生動物からの無垢な信頼という稀有な瞬間であり、深く心を動かされた。オックスフォードのアシュモリーン博物館に一九世紀初頭の神秘的な芸術家サミュエル・パーマーの美しい絵画が収蔵されている。早朝、昇る太陽と共に森の中にいる子どものノウサギの絵だ。そこに描かれているのとまったく同じ光景だった。

また別の話だが、テムズ川を走っていたときに、壊れかけの桟橋の先で必死に羽ばたいているアヒルに気がついた。どうやら何かに引っかかってしまっているらしい。そこで私は桟橋の端に残された唯一の部分である、川に突き出た鉄の梁に沿って這い出していった。ヒーローになった気分だ。アヒルのくちばしに釣り針が刺さっていて、釣り糸が梁に巻きついているのがわかった。どうにかして川に落ちることなく、アヒルを川に放すことができた。アヒルは立ち止まってお礼を言うこともなく、すぐに水の中に飛び込んでいった。それでも、いつか泳いでいるときに困ったことがあれば、感謝の気持ちでいっぱいのアヒルがおとぎ話のように助けにきてくれると思いたい。

デヴとマドゥの家の庭を走った後は、腕立て伏せを五〇回。他にもいくつかのエクササイズをする。どれもこれも大嫌いなのだが、やり終わると気分がかなりよくなる。最後にゲストハウスの外にある小さなプールを少し泳ぐ。近くのヒマラヤの山麓の景色を目の当たりにしながら、早朝の空を映し出す鏡のように静かな水を泳ぎ出すと、ほんの少しの恍惚の時間がやって来る。一瞬、水泳が嫌いだったことも忘れてしまう。冷たいシャワーで朝の儀式を完了する——二年前にはじめたことだ。最初は間違いなく冬のイングランドでのことで、そのとき私は人生の万能薬を発見したと思った。爽快感、強烈な幸福感は、その後二時間は続いてくれた。じつに残念なことに、数分以内で簡単に獲得可能なこの素晴らしい感覚は数週間もするとどんどん短くなっていった。いまでも毎日冷たいシャワーを浴びているが、この感覚は数秒もってくれればましな方だ。冷たいシャワーを浴びるといまだに飛び上がり、小さな悲鳴をあげているというのに。冷たさは「迷走神経緊張」によいと健康狂信者は主張しているが、きっと私の生理機能が適応してしまったのだろう。「迷走神経緊張」とは迷走神経の活動のことだ。迷走神経は私たちにはほとんど理解できない方法で体の多くの箇所を制御している。長い神経で、脊髄を迂回し、脳から心臓と他の多くの臓器に達し、情報や指示を双方向に伝えている。驚異的な神経だ。この神経を電流で刺激するとてんかんに効果がある場合がある。その理由は誰にもわからない。脊髄を完全に破壊されて麻痺してしまった女性にオルガズムをもたらすこともできる。迷走神経を分割（胃潰瘍のための時代遅れの手術）した人はパーキンソン病を発病することはないらしい。

これをすべて終えると、デヴとマドゥの家にある小さな楽園である庭にあるプールの傍らに座り、花や鳥たちに囲まれて、コーヒーを飲み、それから病院に向かう。ときおり、鮮やかなターコイズ色の羽を持つ鳥がプールの水面に飛んでくる。鳥の羽と水しぶきが太陽の光に照らされて輝いている。

数週間後、私は外来診療のあり方を変更することにした。下級医たちは席につかせ、患者が入ってきたら丁寧に挨拶をするようにした。イングランドでもそうしていたのだが、ここでは想定外のことだったようだ。患者を一列に並ばせるのではなく、部屋に入れるのは一人ずつにした。患者はだいたい無表情で部屋に入ってくるが、私が「ナマステ」と言って両手を合わせると、ほとんどの場合はとても素敵な、そして少し恥ずかしげな笑顔を見せてくれた。すべての診察の最後に、何か質問があるかと患者に聞いた方がいいとも主張した。これによって診察は流れ作業ではなくなったが、患者側には質問したいことがたくさんあって、私が勤務医と一緒に診察することのできる患者数は激減した。英語を話せる患者はほとんどいない。自分の症状を説明するのが困難な患者を指して医者が言うところの「下手くそな歴史家」であることも多かった。その多くは読み書きのできない自給自足の農民で、勤務医の英語も十分ではない場合が多かった。症状がはっきりとしないせいで、いかなる診断も不可能という場合もあった。患者は新薬治療を受けようと躍起になる。一方で、結核やフィラリア症など、私にとっては馴染みの薄い病気の患者もいた。外来診療の運営とは非常に難しいものなのだということに気づかされた。慢性的な腰痛、頭痛、あるいは全身が燃えるように痛むという患者が後を絶たない中でも、深刻な問題を見逃さないようにすることも必要だった。

「身体化って何のことか、わかるかい?」

「わかりません」

「たとえば誰かが夫婦の問題とかで幸せじゃなかったり、落ち込んでいたりするとしよう。そういうときにそれを自覚するのではなく、頭痛や全身の痛みを感じたり、あるいは体が燃えるようなおかしな感覚になるという考えのことだ。幸せな夫婦生活じゃないとか、それと似たような問題があると意識的に認めるんじゃなくて、自分の不幸はそういった症状のせいだと考える。こういう症状は心身症と呼ばれている。一種の自己欺瞞と見ることもできるね。ここではうつ病という診断はよく知られている？」

「そうでもありません」

「すべての痛みは脳の中にある」。机の反対側にいる勤務医たちの前で左手の小指をつまみながら私は説明した。

「痛みは指の中にあるんじゃない。脳の中にあるんだ。痛みが指の中にあるというのは錯覚だ。心身症症状の場合、末梢神経からの刺激がなくても、脳が痛みを作り出している。だから痛みは完全に現実のものなんだけれど、治療法は違う。でも、こんな風に言われるのは患者にしてみれば嫌なことなんだ。けなされていると思ってしまうからね」

「たくさんの女性が治療を求めています。夫は海外で仕事をしていて、幸せじゃないんです」と勤務医のウパマが言う。

深刻ではない問題を抱えた患者が殺到する中で、恐ろしい症例もある。頭皮の大部分に悪性腫瘍が浸潤してしまっている若い女性や、脳腫瘍で死にかけている男性もいた。顔の半分が麻痺した一三歳の少女もいた。検査では脊椎と頭蓋骨の接合部の複雑な先天性奇形が示された。それが麻痺の原因となっている可能性は高かったが、非常に珍しいものだった。デヴも私もそうした問題の専門家ではないので、手術はおそらく困難かつ危険だということで意見が一致していた。ウパマが少女と父親に説明すると、彼女は静かにすすり泣きをはじめた。ウパマが釈明する。

「女の子なんです。顔が……」

泣いている子どもを見ながら、私は彼女の苦しみに対して自分が距離をとっていると思った。医師としての距離でもあるし、文化や言語の大きなギャップによる距離でもある。距離をとることは必要だと私は思っている。医師資格を取得してすぐに学んだことだ。私にはこの子を助けることができない。感情的になってもほとんど意味がない。けれども、人類にもっとも近い進化上の親戚であるボノボ（以前はピグミーチンパンジーと呼ばれていた）に関する研究のことも考えた。ボノボは思いやりや優しさ、公正さといった感覚を持っている。少なくとも自分たちの集団のためであれば、痛みを慰め合う。神父や哲学者、教師にそうするように言われたのではない。それは遺伝的性質の一部であって、それと同じことが私たちにも当てはまると結論するのが妥当だ。

医師になったとき、私たちの大半にとって必要になることがある。ちゃんとした仕事をしようと思うのであれば、自然な同情を抑えなければならないということだ。同情は学ばなければならないものではなく、忘れなければならないものなのだ。患者は人類学者が言うところの「アウトグループ」、つまりもはや自分と同じ存在だとは見なされない人々の一員になる。けれども、その子どもは泣きつづけていて、私は気まずくなってきた。自分に言い聞かせる。医師が他の職業よりも道徳に優れていると主張することが可能な唯一の方法は、私たちが（少なくとも理論上は）社会階級や人種、国籍、さらには富の有無に関係なく、すべての患者を同じように治療することだ、と。ところが、子どもが泣いているうちに、私が保っていた距離はあいまいになっていって、デヴと私が間違っているかもしれないと思いはじめた。そこで、スマートフォンで少女の検査画像を撮影し、地球の裏側にいるこの種の問題の専門家である医師にメールを送って、所見を求めることにした。三〇分後に返信があった。手術は可能であり、また比較的簡単だと思うとのことだった。

私は彼の所見をデヴに見せた。

「インターネットは素晴らしい。世界レベルの意見がこんなにすぐに聞けるなんて」

「あの子には戻ってきてもらって、ご家族に話した方がいいな」とデヴが答える。けれども、少女と家族はすでにいなくなっていた。


患者が行き交うあいだに外が暗くなっていく。地平線上のヒマラヤの高い丘陵が見えなくなる。病院の隣の水田にあるバナナの木のぼろぼろになった葉が風に揺れ、はたはたと音を立てはじめた。小鳥の群れが突然、ひとつかみの葉のようにして空を舞い上がり、瞬く間に視界から消えていく。外来診察室の窓が開いていて、湿った土のうっとりするような匂いが部屋中に充満し、目の前にあるカルテ用紙がテーブルから飛んでいく。停電はしょっちゅうで、数分のあいだ部屋が真っ暗になることも多い。真上で雷が鳴り、遠くまで響いていく。

「患者は六五歳の男性で、指にしびれがあります」

MRI検査画像は首の第六頸椎神経根にわずかな圧迫を示している。

「症状のせいで、どれくらい困っているのかな?」

「木登りや水牛の乳搾りが困難です」

私たちは保存療法を継続することにした。

「代理受診の症例です。父親が検査画像を持ってきました。二カ月になる娘が他院に入院中です。細菌性髄膜炎と診断されています。子どもは意識不明で、血中に腸内細菌が増殖しているとのことでした。三週間の抗生物質の静脈投与を勧められたそうなのですが、その治療が正しいかどうか知りたいとのことです」

ＣＴ検査は画質が悪く、解釈が難しかったが、その子どもの脳は広い範囲で損傷を被っているように見えた。

「子どもの治療にお金を使った方がいいのかを知りたがっています」

「他にお子さんは何人？」

「三人です」

ただし、そのうちの二人がすでに亡くなっているということがわかった。私は長いあいだ検査画像を見ていた。何を勧めればいいのか、わからない。それからようやく口を開いた。

「ＭＲＩ検査をしてみようと思うんだが。重度の脳損傷が見つかるようなら、死なせてあげた方がいいのかもしれない」

優秀な勤務医であるジャマーンが父親にそれを伝える。

「ＭＲＩ検査は経済的に問題があるようです」とジャマーンが言ってくる。

「だとすると難しいな」と私は言った。

ジャマーンと他の勤務医たちが長い会話をするのを、そのままにしておいた。何が決まったのかはわからないが、父親は「ナマステ」と丁寧に述べ、帰っていった。

「患者は四〇歳の女性で、二〇年前から頭痛があります」

少し気が滅入ってくる。

「そう。頭痛のことをもっと詳しく教えてくれるかな」

何分か話し合う。患者は長年にわたって、たくさんの薬を飲んでいた。

「パニック発作を患っています。ジアゼパムが効くと思っているそうです」

私はジアゼパムの害、および過去に欧米で何百万人もの主婦が中毒になったことについて、ちょっとした講義を行った。何を提案したらいいのか、じつに難しいところだ。

「スティグマという言葉は知ってる？」

「知っています」

「ネパールには精神科医を受診することにスティグマが存在するのかい？」

「あります」

「精神科を受診するよう、言うべきだと思う。私も精神科で治療を受けたことがあるんだ。それを患者に伝えるといいんだよ。とても貴重な体験だったからね」

早口のネパール語でのやりとりがあった。

「MRI検査をしたいそうです」

「お金の無駄だよ」

「でも、彼女はネパールガンジに住んでるんです」

「どれくらい遠いの？」

「悪路を二日です」

「そう。じゃあMRI検査をとろうか。あとは……MRIでは何も見つからないだろうけど、それが何とかして自分の不幸せが本物だと認めてくれるって、彼女はそう期待しているんだと思うよ」

その後、患者はすでに二度も自殺未遂をしていると勤務医が教えてくれた。

「ネパールの自殺はどういうやり方が多いのかな?」

「通常は首つりです」

患者はネパール全土から来ていて、徒歩でしか往来できない辺鄙な山村から来る場合も多い。彼らは即効性のある治療を望み、医療に対する大げさな信頼を携えて、外来診療へとやって来る。おそらく祈禱や生贄に対する信仰と関係があるのだろう。薬には副作用があるかもしれないという考えや、費用と利益のあいだにはバランスがつきものだという考えは、彼らにとってまったく異質のものであるらしい。頭痛、てんかん、高血圧、腰痛などの慢性的な問題を、一度の診察で効果的に治療するのは不可能だ。結局そのため、患者は自分で買ったものや、何年にもわたってそれぞれ異なる医者からもらったものなど、あれこれ迷うほどさまざまな薬を手に入れることになる。患者は形も大きさもまちまちの、色のついた錠剤のブリスター・パックでいっぱいになったビニール袋を携えてやって来ては、それらを私と勤務医の前にあるテーブルの上に広げていく。

「彼女は三〇歳の女性で、頭痛があります」

やれやれ、さすがにもう終わりだと思っていたのに。彼女は遠慮した様子で私の前の席についた。夫が傍らに座る。

「彼女は笑いを止めることができません」

「本当に? 病的な笑いっていうこと? それは興味深い」

検査画像を手渡された。それはとても興味深く、そしてとても悲しいものだった。

「サリーマ、何が見える?」

しばらくしてから、私の助けを借りて、いま目にしているのが巨大な脳腫瘍、専門的に言うと錐体斜台部髄膜腫だということをサリーマは理解した。私は以前、ロンドンでこれと同じような制御不能の病理的笑いという、きわめて珍しい症状を持つ症例を経験したことがあった。手術したものの、患者を持続的植物状態にしてしまった。私の心の中の共同墓地にある、特に大きな墓石のひとつだ。

「明日はデヴ教授が来るから、また来るようにと言ってくれないか」と私は言った。

患者が部屋から出た後で、あの気の毒な若い女性は手術をしなければ数年以内に死ぬだろうと、勤務医たちに伝えた。ゆっくりと、おそらく嚥下性肺炎で、と。腫瘍が喉を制御する脳神経を圧迫しているせいで、患者はすでに嚥下障害を抱えていた。確実な死の前触れだ。けれども、手術はほぼ不可能だと私は伝えた。一生残る障害を患者に負わすことなく手術をするというのは、少なくとも非常に難しい、と。だったらどうするのがよいだろうか？　数年以内に死ぬのか？　それともひどい障害のある長い人生に直面するのか？

「デヴ教授から話してもらおう」と私は言った。けれども、彼女がもう一度やって来ることはなかった。

「あの子以外は大丈夫です……昨日、内視鏡下脳室底開窓術を試みた、あの赤ちゃん以外は」

また別の患者のことだ。生後数カ月の赤ちゃんで、頭に巨大な水頭症があった。

「どういう意味で？」

「調子がよくなくて……」

「お母さんには他にも子どもがいるのかい？」

「います」

「このまま死なせてあげた方がいいんじゃないか?」

デヴは何も言わなかったが、黙ったまま同意を伝えてきた。私は言う。

「イングランドだったら許されないことだ。「何が何でも、大金をかけてこの子を生かしておく。たとえ深刻な脳の損傷とサッカーボールみたいな大きさの頭を抱えたまま、哀れな将来を送ることになるとしてもだ」。障害の残った哀れな人生を送る運命の、特に絶望的な症例を手術した後で、研修先だった子ども病院のかつての上司がときどきそんな風に言ってたよ。「この子は死なせて、別の子を作りなさいと両親に言えたらいいんだが」って。でも、そんなことを言えるわけがない」

「あの子は夜のあいだに亡くなりました」

翌朝、その子どもがいた場所を見ていた私を見て、ある医員がそう言った。子どもは行ってしまった。悲しげなシーツの寄せ集めだけを残して。忙しくて、看護師がまだ寝具を替えられていなかったのだ。

MVDに向けて患者の準備を整えるのには多少の問題があった。これは顔の痛みに対して行われる手術で、顕微鏡を使って、顔中の感覚に関わる神経である三叉神経から微小動脈を操作するという過程が含まれる。ロンドンで何百回もこなしてきた手術だが、ここでやるとなるとまったく異なる気分になる。患者の姿勢を変えることに少々問題があった。

「ロンドンでは、いち、に、さんと言ってから患者の姿勢を変えるんだけど、ここでもそうしてる?」

「はい」と医員が笑顔で請け負う。

「いち」と私が言うと、彼は患者をつかんで、トロリーから押し出しはじめた。私は大声で言う。

「違うったら！ いち、に、さんと言ってから回転だよ」

協同作戦というよりは、ラグビーのスクラムのような感じになってしまったけれど、何とかして無事に患者を手術台の上に仰向けにすることに成功した。

神経病院から車で二〇分して、ビール病院に到着した。重装備の警察に付き添われたいくつかの小規模なデモとすれちがう。ネパールは常に政治的混沌の中にある。内戦は数年前に終わったばかりだ。王室内で起こった大量殺人の四年後に王制は崩壊。それに代わって民主主義的な選挙で選ばれたマルクス主義派の政権は絶え間ない政治的内部抗争のせいで分裂状態にある。病院周辺の通りは歩行者やバイクで埋め尽くされていた。病院の入り口では、やせ細った若い女性が半分に切ったキュウリに赤いソースをかけたものを、露天の役割を果たしている空のドラム缶から取り出して売っていた。入り口から道路を挟んで向かい側にはぼろぼろの薬局が並んでいて、店先に人だかりができている。

「あれがネパール初の薬局だったんだよ」。薬局の掘建て小屋の裏にある、古いレンガ造りの建物を指差しながらデヴが言う。最近の地震のせいで、壁に大きな亀裂が入っていた。

病院そのものはどちらかと言えば汚くて古い倉庫のようだった。アフリカやウクライナの田舎で見た最悪の病院を思い出す。一九六〇年代にアメリカ人たちが建てたものだ。たくさんの窓つきの病棟もあるものの、病院のことを工場や刑務所とほとんど変わらないものと見なす、典型的な建築様式だった。廊下は長くて暗く、気の滅入る場所がたくさんあった。病棟は非常に混雑していて、何もかもがひどい状態、ほったらかしの状態だと感じた。デヴはスタッフの人々からのたくさんの喜びの笑顔と「ナマステ」で迎えられたが、後になってからこの訪問のことを考えると気分が落ち着かなかったと話してくれた。

「ここに自分の脳神経外科を作ったんだ。ネパール初のね。中古の機器を使って、すべてをはじめから作らなくちゃいけなかった。首に頸動脈直接穿刺をして、自分の脳血管造影図を作ったりもしたよ。ウィンブルドンの病院で、むかしジェイミー・アンブローズにやり方を教わっていたんだ。毎年、病棟のペンキ塗りをした。自腹でペンキ代を払って。ペンキ・パーティーもしたな。なのに、ほら、見てくれ。何もかもなくなってしまった。不潔で、ほったらかしだ」

デヴが続ける。

「イギリスからここに戻ってきた当初は、午後二時以降も働く人なんて誰もいなかった。だから私は一人でオフィスの中にいた。建物の中に、上級医がたった一人でね。やがて他のみんなも残ってくれるようになった。当時はお金がなかった。働き通しだったよ」

私たちは病院から外に出て、デヴの運転手を待った。多くの人がデヴに気づく。彼はかつての勤務先の病院だけでなく、ネパール中で有名な人物なのだ。デヴが彼らと話したり、冗談を言ったりしているあいだ、私は行き交う人々の絶えることのない流れを、立ったまま眺めていた。水漏れしている水道管から落ちてきた汚水が大量に溜まっている。向かい側の側溝には地震が残したと思しきごみや壊れたレンガが落ちている。それでも、色鮮やかでエレガントな服を身にまとい、用心深く道を進んでいく女性たちの姿を見て、むしろ美しい光景だと感じた。ほんの少しだけ、恥ずかしいことかなとも思ったけれど。

デヴの運転手であるラメシュがガソリンスタンドの外の長い混沌とした行列を抜けて車を走らせていると、再びデヴがビール病院の話をはじめた。

「あんなことがあったんだから、私にも休息が必要なんだ。本当にひどかった。ひどかったんだよ……あの病棟がどれだけ素晴らしいものだったか、みんなきっと気がつくことになる。何もかもなくなってしまった。あのフロアもあんな様子じゃなかったんだ。いい職場だった。イングランドのロイヤル・カレッジでも研修機関として認識されていた。何もかもなくなってしまった。なくなってしまったんだ」

数カ月後、ニュージーランドでイギリス人の脳神経外科医に出会った。医学生のころに、ビール病院のデヴの神経外科を訪問したことがあるとのことだった。デヴの神経外科が同院内の他の診療科とどれほど違うものだったか、彼は断言してくれた。

「暗闇の中に指す、光の道標でした」

その日の夕食の後、マドゥがこう話してくれた。

「私たち、高い希望を掲げてここに戻ってきたんです。なのに何もかも、ずっとひどいことになってしまった」

7　象に乗る

テライ（インドと国境を接するネパール南部の平坦な低地）に向けて、早朝、夜明け直後に出発した。風がなくて、蒸し暑かった。気分はよかった。前日、ネパールに出発する前に摘出した皮膚腫瘍の病理検査報告書を受け取っていたからだ。腫瘍は確かに癌だったが、「切除縁は異常なし」。言い方を変えると、治療に成功し、これ以上の治療は必要ないということだった。

チトワン国立公園の隣に象乗りを中心とした観光に特化された村がある。昨年の地震のせいでネパールの観光は大打撃を受けた。バーや小さなホテルがたくさんある近郊の観光地サウラハを車で通ったが、ほとんど人を見かけなかった。

「彼らは何を食べて生きていくんだろう？」と尋ねると、肩をすくめてデヴが言う。

「希望さ」

西洋人は数人しかいなかった。短パンにTシャツ姿なので、すぐに見分けがつく。私はいつも長袖のシャツを着て、長ズボンを履くようにしている。ただ単に服装が他とかぶらないようにという理由だけではない。五〇年前、アフリカでボランティアの教師として働いていたときに、それが現地の人々への敬意を示すことになると、一緒に暮らしていたカトリックの宣教師が教えてくれたからでもある。

私たちはジャングルの端にある政府運営の象舎に案内された。背の高い、広く間隔のあいた木々の下、ひなたを歩いていく。驚くほど静かだ。象の高さに合わせた、いまにも崩れてきそうなシェルター群があった。四本の柱の上に錆びついて傷んだ亜鉛メッキの鉄板の屋根が置かれ、周囲はぼろぼろになった電気柵で囲まれている。それぞれのシェルターの中央には巨大な木の柱があって、重い鎖と枷がぶら下がっていた。象の姿は見当たらない。デヴが言う。

「むかしは夜になると象を鎖でつないでいたんだけれど、電気柵を使えばいいって、あるイギリス人が教えてくれたんだ」

小屋の向こうには低い建物がいくつかあって、そのうちのひとつ、正面が開いた建物の中で、ヨーロッパのティーンエイジャーの少女が二人、ホットパンツ姿で足を組み、地面に腰掛けていた。隣には黒ずんだ肌をした年配のネパール人男性がいる。少女たちはひとつかみの米とお菓子を混ぜたものからビニールの包装紙を丁寧にはがし、それに長い草を巻きつけてボールの形にしていた。象のお弁当だ。そのボールを片足で押さえて、両手を使って長い草を米の周りにつけていく。少女たちは夢中になっていた。三人とも無言だ。どこから来たのかと聞くと、「ドイツからです」と笑顔で教えてくれた。西洋の裕福な子どもたちが農家の真似をして遊んでいるのを見て、どう考えればいいのかわからなくなった。

それからゆっくりと、周囲を取り囲むジャングルの中から巨大な象が姿を現した。とても大きく、荘厳で、威厳のある生き物で、巨大な獣にしては奇妙なまでに優美な姿をしている。人類に滅亡させられることのなかった、最後の陸上メガファウナ[訳注1]だ。

「あれと一緒に行くんだよ」とデヴが言う。

私たちが待っている場所に、象使いがこの偉大な生き物を連れてきた。象は大きな膝を曲げ、後ろ足は後方に、前足は前方に向けて、窮屈そうな姿勢で座る。それから少し時間をかけて、象使いとその助手が象の背中のマットレスの上に木の枠をはめて、太い帯と一緒に固定した。そしてその帯を締めるためにロープを引っ張る。そのあいだ、私は象の近くに歩み寄って、小さく、何かを考えていそうな、その瞳を見ていた。象が私を見返してくる。胴体の先を左前脚の上に優雅に丸めていた。その前日、私は象に関する本を読んでいた。胴体にある四万もの筋肉について。そして、陸生哺乳類の中で最大だという、その偉大な脳について。象はきわめて社交的な生物であり、複雑な社会生活を送っている。互いに慰め合ったり、死者を悼んだりすることもできる。一種の言語も有している。鏡の中の自分を認識することもできる（自己を認識していることを意味すると一般には考えられている）。

意識を持つのに必要な脳細胞の数は誰にもわからない。昆虫に関する最新の研究は、昆虫でさえ意識を持っている可能性があると示唆している。昆虫の脳は爬虫類や哺乳類の中脳と似ていて、そこでは意識的な経験が生じているという考えの著名な専門家もいる。生物が意識的かどうかを問うというのは、痛みを感じることができるかを問うのと同じだ。そして、どの地点から神経系に痛みが生じるのかは誰にもわからない。片方の爪に痛さの刺激を与えると、ロブスターはもう片方の爪で痛みを与えられた部位をこする。これは単なる反射だろうか？　どうやら痛みを感じている可能性の方が高いようだ。そして私たちは（もちろん）ロブスターを生きたまま茹でて、その後で食べる。

頭部に怪我をするなどして意識がない場合には、患者を傷つけて昏睡の深さを査定する。どれかの指の爪床を鉛筆で強く押すか、親指で片方の目の上の眼窩上神経をとても強く押すかのどちらかだ。もし患者が痛みに対して目的にかなった反応をするならば（押しのけようとする、ロブスターと同じように痛みを与えられた部位に手を伸ばそうとする、など）、たとえ後で患者にその記憶がなかったとしても、何らかの意識的な痛みの知覚が起こっていると見なす。一方で深い昏睡状態にある場合、患者は痛みに反応する目的にかなった動きをまったく示さない。反射的に手足を動かすこともない。この場合、反応に対する意識的な要素は存在せず、患者は深い意識喪失の状態にあると見なす。

なぜクジラの脳は私たちよりもはるかに大きいのかという、昆虫とは正反対のスケールの、ただし素晴らしい謎もある。構造的な違いがあるというのは事実だが（クジラには皮質Ⅳ層がなく、ほとんどのクジラは神経細胞と比べた、それを支持する働きをするグリア細胞の多さの比率が、私たちよりもはるかに高い）、なぜクジラがこれほど巨大な脳を進化させたのか、そしてその脳が何に使われているのかは誰にもわからない。近年、動物の知能に関する新しい研究は一挙に進展を見せた。牛は牛同士で友達を作る。ゴンドウクジラ（イルカの一種）は他のどの生物よりも多くの神経細胞を脳内に持つ。オニイトマキエイは鏡に映る自分を認識する。魚は狩りの際にコミュニケーションをとり、協力することができる。デカルトによる精神と物質の分離から、そして動物とは単なる機械人形であるという彼のおぞましい主張から、私たちはますます遠ざかっている。

けれども「自己意識」、つまり自分の意識を意識すること、思考について考えることとは、おそらくもっと複雑な現象なのだろう。私が最初にそれを発見したのは一四歳のときだった。南海岸にあるバト

訳注1　七万年前から一万年前に生息したとされる、巨大な動物相のこと。

ルアビーの遺跡への学校の遠足があり、私は他の少年たちと一緒になって、近くにある小石だらけの浜辺でふざけていた。私は服を着たまま海に飛び込み、立っていた。膝に波が打ち寄せ、制服をびしょ濡れにしていく。そこに立っていたとき、突然、自分自身と自分の意識に関する圧倒的なまでの気づきに襲われた。底なしの井戸を覗き込んでいるような、あるいは平行に並んだ一対の鏡のあいだで自分自身を見るかのようなもので、恐ろしくなった。長距離バスでロンドンに戻ったものの、相当ひどい状態で帰宅した。私は自分が感じたことを、本でいっぱいになった書斎で席につく父に説明しようとした。自殺のことも喚き散らしはじめた。でも、父はきっと私のヒステリックな爆発に（私と同じくらい）困惑してしまったはずだ。

明らかにこの突然の自己意識は、テストステロンのレベルが上昇する思春期の少年にやって来る厄介な自己意識の哲学バージョンだった。一本だけ生えてきた陰毛をはじめて目にしたときに経験したショックを覚えている。そこから二年間にわたって、私は神秘体験と述べるのがもっとも適切な、一連の経験をした。影や色彩がとても深く、そして美しくなるという強力な視覚的効果を伴った、深遠なる啓蒙と統合の感覚がそこにはあった。自分の手、そしてその上にある血管は特に深遠なもののように思えた。魅了されつつ、私はそれらを見つめていた。

何年も後に医学生となって解剖学を勉強していたとき、私は特に人間の手の構造に心を奪われた。ロングルーム（解剖用の遺体が置かれている部屋）には、さまざまな程度で解剖された切断済みの手でいっぱいになった、大きなポリエチレンの袋があった。一連の腱、関節、筋肉を備えた手とは感動的なまでに複雑なメカニズムであり、連結レバーや滑車のついた装置である。私は手を丁寧に、そして精巧にスケッチし、それに水彩で色を塗っていった。何年も前に解剖学のノートをなくしてしまったのが残念でならない。その後、オルダス・ハクスリーの著作を読んで、自分の神秘体験と、ハクスリーがメスカリンを服用しながら記述したものとが同じだということを発見した。辺縁系てんかんと呼ばれるてんかんの一形式（ドストエフスキーが患っていたと考えられている）があるが、この病気を患うと一体性や超越といった強烈な感覚を抱くようになる。自分が神の前にいるのだと、その感覚が解釈される場合も多い。大脳辺縁系は感情に関わる人間の脳の一部であり、「下等」哺乳類では主に嗅覚に関わっている。オックスフォード大学にいたころ、ほとんどの友人がLSDを試していたが、私自身はあえて手を出さなかった。大麻はときどき吸ったけれど、それが生み出す自己満足は嫌いだった。

大人になるにつれ、神秘体験はなくなっていった。おそらく性的な欲望や不安と入れ替わったのだろう。学校の同世代の人たちがパーティーに行ったり、女の子にキスするようになったころ、私はクラパムの大きな家の最上階にあった自分の部屋で椅子に座り、貪るようにして本を読んでいた。日記をつけていたのだけれど、何年かしてから、恥ずかしさのあまり捨ててしまった。惜しいことをしたものだと思う。引退や老後に直面している現在の私を悩ませる問題の多くは、私が人生の目的意識を探そうとしていたころにはすでに存在していたはずだ。そのころの私には、いまよりもはるかにたくさんの人生が残されていたのだけれど。若いころの自分がどれだけ青臭かったか、そしてどれだけ真剣に自分を見つめていたのかを知るのも、きっと面白かっただろう。

レイモンド・チャンドラーからカール・ポパーの『開かれた社会とその敵』に至るまで、父はたくさ

訳注2　一九五四年に発表された *The Doors of Perception* のことだろう（邦訳：『知覚の扉』河村錠一郎訳、平凡社ライブラリー）。

んの本を勧めてくれた。ポパーの『開かれた社会とその敵』は、その後の私の人生に大きな影響を及ぼしたと思う。絶対的な権威であれ信用しないということ、そしてイデオロギーによって駆り立てられる壮大な計画ではなく、「断続的な社会工事」によって苦しみを減らしていくことが私たちの人生におけるモラル上の義務なのだということを、ポパーは教えてくれた。もちろんこれは、両親から教わった社会正義に対するキリスト教的な倫理観や信仰、それに医師として学んだエビデンスと誠実さの重要性の理解と、非常に近いものだ。ただし、医師は仕事の対価として（通常はとても高額な）報酬を得ているし、私たちは（よほどの無能でないかぎりは）人を助けずにはいられない。だから私たちの仕事は、自らの側に特別なモラル上の努力を必要とするものではない。一方、自己満足に陥るのは私たちにとって簡単なことであり、これは医療の罪の中でも最悪のものだ。自分もそうした治療を受けたいと思うようなやり方で患者を治療し、専門的なケアや思いやりを提供するということ。そして、仕事をこなすためには必要なことである、感情的な距離を保つということ。その両者のあいだの釣り合いを保つというのはモラル面での難問である。思いやりを持つということと、距離を保つということの正しいバランスを見出すことが大切なのだ。簡単なことではない。自分には力になれない問題を抱えている場合も多い患者たちの果てしない行列に直面すると、それは驚くほど難しくなる。

病院の手術室のポーターとして働いた経験から、私は外科医になることを決意した。医学校入学を試みる前に、私は学位を取得するためにオックスフォードに復学しておいた。そしてオックスフォードに戻ってまもなく、初めての性交渉（私に同情してくれたレスターの心優しい女の子がいたのだ）を試みたものの、うまく行かなかった。このことがさらなる危機を招く。躁的な思考が押し寄せてくるようになって、まったく異なる物事のあいだにありとあらゆる素晴らしいつながりを見るようになってしまった。最初はむしろ面白いくらいだった。ところがその後、とても恐ろしいことになった。考えは制御不能のまま回転するようになり、素晴らしき全知全能の感覚は、自分の横に邪悪な何かが存在しているという恐怖と入れ替わってしまった。自分の一部が、それとは別の一部に対して、恐怖を通じて助けを求めていたのだということが、いまならわかる。辺縁系てんかんにはもうひとつの形態があって、これは非常に興味深いものだ。この場合、神の存在ではなく、悪の存在を経験するのである。友人（とても世話になった、また別の人物）の勧めで、精神科医に会うことにした。その前年に学位を放棄した際、父が受診するよう説得していたのと同じ精神科医だが、父の試みは失敗していた。短い期間だが、私は精神科病院に入院した。

個室を与えられ、最初の晩は惨めさと緊張を味わいつつ横になった。西インド諸島出身の気さくな看護師が入ってきて、睡眠薬が必要かと尋ねてきた。

「いらない」と、ぶっきらぼうに私は言った。

「そうかい。おれはチャーリーっていうんだ。気が変わったら、廊下の端にいるからね」と微笑みながら彼が言う。

眠れなかった。落ちるところまで落ちて、自分にはもうどんな未来もないと思った。底なしの井戸の底に達し、上がる術《すべ》はない。精神の病気の患者になってしまった。完全に独りぼっちだ。泣けてきて仕方がなかった。けれども、まさに泣いているそのときに、自分の心の中の凍りついた何かが溶けていくのを感じた。まるでハンス・アンデルセンの『雪の女王』のお話の中に登場する、少年の心臓に突き刺さった悪い魔法使いの鏡の欠片のように。私は長いあいだ、自分自身と戦っていた。そしてあまりにも長いあいだ、他者のことを単なる鏡として扱い、そこに映る自分自身の姿しか見ていなかった（残念ながら、私はいまだにこれに陥りやすい)。私は自分の心を凍らせて、キスしてくれた女性に対する絶望的で不適切な愛を抑え込もうとしていたのだろうか? 私にはわからない。ただ、早朝にベッドから出て、暗い病院の廊下を歩き、チャーリーのところに行った。チャーリーは目の前のテーブルの上に新聞を広げて、デスクランプの小さな光の下でそれを読んでいた。睡眠薬が欲しいと、チャーリーに伝えた。いまは禁止されている睡眠薬のモガドンだった。疲れ果てて眠りにつき、翌朝、トイレの鏡を見て、自分の内なる苦しみがついに現実のものに、少なくとも目に見えるものになってよかったと思った。目の下に、巨大な紫色のくまが二つできていたのだ。割れたガラスで手と静脈を切り裂くよりはずっとましだ。

次の一週間は、深い共感を示してくれた年配の精神科医と一緒に、自分の心の荷を下ろしていった。生まれ変わったかのような、すべての人とすべてのものに恋をしているかのような、強烈な感覚だった。退院後、チルターン・ヒルズまで車を走らせた。完璧な秋の午後だった。まるでマラソンを走ったかのように、体が凝り固まっていた。南京錠がかかった畑の門をよじ登るのに苦労したことを思い出す。人生でもっとも幸せな一日だった。

研究によると、恋愛の恍惚感が半年以上続くことはほとんどないらしい。それは薄れていって、うまくいった関係性を維持していくという、ありふれた現実的問題に置き換わっていく。ただし、少なくとも私が冷水のシャワーを浴びるようになったときに感じた恍惚感よりは、ずっとゆっくりと。病院を退院した後に感じた、啓蒙と楽観、まとまりのある全体の一部になったかのような強烈な感覚は、本で読んだことのある宗教的な回心や啓示に関する説明の多くと同じものだった。ただし、自分の人生や世界に神聖な何かが存在すると信じるようなことは、私には一瞬たりともなかった。明らかに、このような強烈な感覚は、誰かと恋をして、幸せな一体感、美しさ、むすびつきといったものがすべてその誰かに向けられるときと同じ、大脳の働きを含んでいる。

キンカチョウや他の鳥類は、交配時期がはじまり、連れ合いを惹きつけるために歌うことが必要になると、新たな脳細胞を成長させることができる。私たちが恋をしているときにも、それと同じような過程が脳の中で起こっているのではないだろうか？　他の動物も恍惚感を得ることがあるのではないだろうか？　イルカやクジラなど、遊ぶ力があることがわかっている生き物たちが持つ巨大な脳は、その通りだということを意味しているとの意見も存在する。イルカの群れが海の中を泳いだり跳ねたりしている姿を目にすれば、それを信じるのは簡単だ。私は恍惚の経験によって神を見出すことはなかったが、自分自身の心が深遠なる神秘であり、神聖なものと世俗的なものとが密接な関係にあることを学んだ。それには神経的な相関があるにちがいない。それによって、ほぼすべての生物に存在している、深く、根本的な繁殖本能と、私たちが持つより大きな脳が進化したおかげで可能になった複雑な感情や抽象的な推論とが織り交ざっていくのだ。自分自身の意識に関するこの神秘的な、ただし恍惚感は伴わない感覚は、最近になって私の人生の緊張の糸がほぐれはじめ、その終わりに向かって降下するにつれ、ますます強くなってきている。それは宗教的な信仰の代わりであり、部分的には死への準備でもあるのだと思う。

スーダンを旅していたある日、ハルツームから南に数百キロ離れたホワイトナイル川のほとりの砂漠の中の巨大な砂糖農園の中にある、小さな動物園に案内してもらったことがある。そこに五匹のナイルワニがいる囲いがあった。ワニたちはコンクリート製の池に半身を沈めて、私のことを用心深く見つめていた（彼らはヒトを捕食する）。その隣には一頭の若い象が入れられた檻があった。母親および高度に発達した社会生活を奪われた象は明らかに正気を失っていて、重度の自閉症の子どもや、かつて看護助手として世話をした経験のある慢性統合失調症の患者と同じ、グロテスクで反復的な動きからなる病的な行動を示していた。気の毒な象の檻の隣には、若い象と同じくらい正気を失ってしまっているように見える、一匹の若いチンパンジーの小さな囲いがあった。仲のよかったスーダン人の同業者が狼狽する私を見て、大声で笑い、こう言った。

「これだからイギリス人は。優しいんだな、まったく」

胴体を締め付けられたとき、小さく、泣きはらした瞳（私にはそう見えた）をしたネパールゾウは深く、そして限りなく悲しい諦めの表情を見せた。

私たちはコケやツル科植物が生い茂り、腐った踏み板の階段のある、四メートルの高さの登り場に案内された。象はその横に待機させられている。デヴと私、それに二人のガイドは象の背中の木枠の中に乗り込んだ。それぞれが外側を向いた状態で、角にある四本の柱のひとつにまたがる。薄いクッションがあったが、思ったほど不快ではなかった。

地面から四メートルも離れたところでの、ゆっくりとした、揺れるような動きで、最初のうちはかなり落ち着かなかった。象はその巨大な足をでこぼこの道の上でゆったりと動かし、ジャングルへと戻っていく。揺れる動きに慣れてしまうと、これはちょっと退屈になりそうだと思った——何もすることがないのだ。でも、しばらくすると楽しくなってきた。象はいったいどう思っているんだろうかと、まだ考えてはいたけれど。

象使いは鎌と棒を持っていて、ときおり鎌を使って道を切り開いた。象も胴体を使って同じことをする。象使いは鎌を巧みに枝に巻きつけ、切り落としていった。鎌は象が言うことを聞かなくなったときにその耳を切るのにも使われると、本に書いてあった。若い象の訓練にはかなり残酷な行為が含まれるとも書いてあった。ただし、象使いと象との親密な関係性についての記述や、象乗り体験によってもたらされる観光収入が保護活動の役に立っているという記述もあった。

象に何かを無理強いするのは不可能らしい。象使いと象が鬱蒼としたジャングルの中で道を選ぶ様子を見ていると、何らかの交渉が絶えず生じているのは明らかだった。飛行機のパイロットが操縦桿を使うのと同じように、象使いは耳の後ろあたりを足で優しく蹴って、象を操る。ところが、象が常に彼の指示に賛成しているわけではないというのは明らかだった。川を渡り、象は対岸の急な土手を楽々と登っていく。そしてジャングルの絡み合った木々の中をどんどんと奥へと進み、ほとんど視界のない道を進んでいった。小さな伐採地に斑点模様の鹿の群れがいたが、怯えてすぐに姿を消し、とても優雅に木々の中へと戻っていった。禁猟区域には虎や豹もいるらしいが、めったにお目にかかれない。木々のあいだをゆっくりと、リズミカルに進み、葉っぱが顔をなでること一時間。草原に出てきた。象と同じくらいの高さの草も生えている。象使いは平らになった草地を指差して、デヴに何か言った。

「サイのベッドルームらしいよ」とデヴが通訳してくれた。その後すぐに川岸の近くで幼い子どもを連れたサイに出くわした。五人の人間を乗せた象の巨大な姿が近づいてくると、子どものサイはすぐに母親の後ろに隠れてしまった。母親の方は私たちのことをほとんど気にせず、草を食みつづけていた。その飾り鋲のような皮膚と一本の角の見事さについて、私たちは話し合った。その角は粉末にして媚薬として、あるいは癌の治療薬として、中国人やベトナム人が愚かしいことに高値で取引している。その結果、密猟によってこの生物はほぼ絶滅状態にある。

サイとその子どもに別れを告げ、川を渡って戻る最中に私は不満を訴えた。

「なんでバイアグラを使えないんだい？　そっちの方が安いに決まっているじゃないか」

背の高い草むらの中を優雅に進みながら、デヴの通訳で象使いにこの象について質問してみた。彼女はいま四五歳で、たぶん七〇歳までは生きるだろうとのことだった。最近、結核で何頭もの象を失ったそうだ。この象には四頭の子どもがいたが、そのうちの三頭は三歳になる前に死んでしまったらしい。子どもは何歳で訓練のために母親から引き取られるのかと聞いてみた。三歳との答えだった。象はみな独りぼっちなのかと尋ねると、そうだと言われた。

帰り道、川を渡って戻っていると、象が急に大きな声で吠えた。

「いまのは何だい？」と私は尋ねた。

「別の象の匂いがしてるんだって」とデヴが通訳してくれた。

象舎に戻って象から降りたが、デヴの運転手とボディーガードが来るまでしばらく待たなければならなかった。日が照る中、一群の小屋の外で座っていたが、それらは明らかに外国の慈善団体による出資を受けたものだった。傾き、白カビの生えた掲示板が「子どもと女性のための振興センター」だと伝えている。看板の字はかすれてしまっていて読みにくかったが、プロジェクトの長いリストが書かれていた。かろうじて読むことができたものには「コンピューター・レクチャー」（「レクチャー」のスペルが間違っていた）「スポーツ・コーチ（何でも）」「環境」「（怪我をした）野生動物の世話」「親を失った動物の世話」「ＨＩＶ／エイズ啓発プログラム」外国の援助によるその他のプロジェクトなどがあった。「一般ボランティア」も募集されていた。それとは別の看板も字がすり切れて、判読不能になっている箇所もあったが、「ハゲタカの回復プログラム」の周知のためのものだった。看板の一番下には国際的な鳥類慈善団体のアイコンが勢揃いしている。建物はすべて老朽化していて、亜鉛メッキの鉄板でできた屋根は錆びついていた。店内には多少の中国からの安物の輸入品があり、女性が一人いた。ネパールではとても珍しいことなのだが、私が店の中に入っても彼女が微笑むことはなかった。世界中がネパールを助けようとしていて、莫大な額の援助がこの国に惜しげもなく寄せられているが、その多くは跡形もなく消えてしまったようだ。色あせた看板や掲示板だけを残して。

私はデヴが行う八歳の少年の大きな脳腫瘍の手術に志願し、すぐに後悔した。腫瘍は最初から大出血している。腫瘍の中に動脈血化したきわめて大きな静脈が走っていて、それが激しく出血し、ジアテルミー療法が効かないほどだった。汗をかきはじめる。問題は、患者が出血死する懸念がある場合、麻酔科医との密な協働関係が必要なのに、彼女は英語を話さず、そしてかなり不愛想だということだった。腫瘍の中心にある血管から出血死することのないよう格闘しながら、このような手術ができるようにデヴの病院の下級医たちに訓練を施すことは無理だと思った。下級医がへまをしでかし、患者の命を危険に曝しながら、それをただただ受身的に眺め、下級医に訓練を施すということになるからだ。そんなことは不可能に近い。なぜ研修医たちが貧困層の患者の手術を一任され、その苦い経験から学ぶという場合が多いのか、その理由は容易に理解できる。そうした患者たちはたとえ手術がうまくいかなくても、ほとんどの場合、不満を訴えることがない。長年働いてきたどの国でも、お金や影響力を手にする人々は、自分が研修の材料にされないことを確認するものだ。

スーダンやネパールなどの貧しい国では、私立の診療所や病院が爆発的な勢いで増えている。主にかつてのイギリスモデルに基づく専門家協会は脇に追いやられ、効果的な専門的水準の維持はますます失われている。金と医療はこれまでも常に表裏一体だった。健康より値段の高いものなんてあるのか、と。

ところが、患者の側は知識の不足と恐怖の両方の理由によって絶対的に弱い立場にあり、また一方で医師や医療従事者の側は利益の追求によって簡単に堕落してしまう。アメリカ風に言うところの社会化された医療に多くの欠点があるというのは事実だ。スピードが遅く、お役所仕事になる傾向があり、患者は非人間的な流れ作業上の単なる物体も同然の存在となってしまいかねない。医療スタッフにはよりよい行動をすることに向けたインセンティブなどほとんど存在せず、自己満足を育んでしまう。リソース不足に悩まされることも多い。けれども、高い士気と専門的水準が維持され、臨床的自由と規制のあいだに正しいバランスが見出され、そして政治家が勇気を持って増税に踏み切ることができるのならば、こうした欠点を克服することも可能だ。突き詰めて言えば、社会化された医療の欠点は、競争の激しい民間医療によく見られる浪費、不平等、過剰治療、そして不誠実さよりは少ないのである。

デヴが役割を代わってくれたので、サンドイッチを食べに行くことができた。実際のところ、そのころには最悪の出血は止まっていたのだが、それでも一時停止して休憩できるのは有難い。そしてこう思った。三〇年ものあいだたった一人で、助けてくれる人も交代してくれる人もいない中でこうした診療を続けるというのは、いったいどれほどの体験だったのだろうか、と。朝から晩まで、それに毎晩の当直もある。

翌日、集中治療室の回診でその少年を診た。少年は目を覚まし、泣いていた。最初は問題ないと思っていた。けれども、何かが引っかかった。少年の目は開いていて、あちこちを見回し、焦点が合っていない。最初は見落としてしまっていたが、他の患者の様子を見た後でもう一度診察に来たときには、はっきりとわかった。完全に失明してしまったのだ。

「手術前の視力はどうだったんだろう?」と私はデヴに尋ねた。

「よくはなかった」

「重度の水頭症のせいで重度の視神経乳頭浮腫を患っていたんだろう。手術後に失明した状態で目を覚ます人もいるんだ」

同じ日にまた会ったとき、デヴは少年の母親と面会したと言った。

「手術前の視力はとても悪かったと、お母さんは言ってたよ」

「以前に二度、これが生じるのを見たことがある。避けることのできないものなんだ」

少年の将来については、考えるべきではなかった。


下級医員だったころにはじめて経験した子どもの手術は、交通事故で急性硬膜下血腫（重度の外傷性頭部損傷）を負った九歳の少年のものだった。隣人が自分の子どもたちと一緒にその子を連れて動物園に行こうとしていたところ、別の車が突っ込んできたのだ。その隣人と五歳になる彼の娘は亡くなった。私が手術した子どもの脳は手術中に腫脹し、頭蓋骨に戻すことが難しく、頭蓋骨の上に頭皮を縫合するのさえ苦労した。急性硬膜下出血ではときどきあることだ。その少年は何年もの不妊治療と体外受精の治療を経た一人っ子だということがわかった。母親がこれから他に子どもをつくるなどというのはまったく考えられないことだった。息子さんは死ぬことになる。私は彼の母親にそう伝えなければならなかった。伝えながら彼女の様子を見ていたが、私は自分が彼女の息子だけではなく、彼女にも死刑宣告をしているのだと気がついた。こんな風にして誰かを打ちのめすのは気持ちのいいものではない。私が研修を受けていた病院はロンドン北部にある高層ビルで、集中治療室には大きな窓があり、眼下には街が一望できた。人工呼吸器をつけられた息子が眠るベッドへと母親を案内した際に、窓からの光で集中治療室の磨かれた床に明るく光っていたことを思い出す。片側に寄った大きな包帯が私の下手くそな縫合跡を隠していた。このような苦しみを目の当たりにすれば、人のいのちに介入する善良なる神の存在を信じるのは難しくなると思った。もちろん、有名なヴィクトリア時代の賛美歌の言葉にあるように、明るい青空の上に、幼い子どもたちのための友人が本当にいて、地上の現世での苦しみのすべてを天国で死後に正してくれるのなら話は別だが。

けれども、私は脳神経外科医だ。脳の前頭葉の物理的損傷によって、根本的なモラルや社会性が悪い方向に変化してしまった人たちと頻繁に出会っている。グロテスクなまでの変化であることも多い。そうしたことを目の当たりにすると、不死の魂や死後の生を信じることは難しくなる。

外来診療はだいたい夕方六時には終わる。デヴのボディーガードはいつも魔法のようなタイミングで姿を現し、短い家路を車で送ってくれる。それから私たちは庭のベンチに座り、ビールを飲みながら話をした。

六年前にデヴの娘を誘拐した犯人たちは谷間から上がってきて、マドゥが飼っている犬に肉片を放り投げて毒を盛ってから、庭を囲むトゲつきの塀を乗り越えてきた。

「銃を突きつけられて娘を誘拐されただけじゃない。ゆすりもあった。前は自分で携帯電話を持っていたんだけど、こんな電話がかかってきてからはやめたんだ。『ブラック・スパイダー・グループのことは聞いたことがあるか？　何々博士や何々博士がどうやって殺されたか、覚えているな？』って。奴らが欲しがっていたのは金だったんだが、私はそれに気づかなかった。いまは運転手のラメシュがいつも私の携帯電話を持ってくれている。毛沢東主義派の反乱のときはしょっちゅう金を要求されたよ。いつも断ることにしていたけど、喜んで無料で医療を提供するとも伝えた」

「でも、反乱軍の副リーダーはきみの学校の友達だったんだろう?」

「厳密に言えば友達じゃない。学校は一緒だったけどね。彼はキリスト教の宣教師の人気者だったよ。私はそうじゃなかった」

「ちびのがり勉ってやつかい?」

「そんなところだ」

娘を誘拐した連中はどうなったのかと尋ねると、デヴは目に涙を浮かべそうになりながら、こう言った。

「あの子は本当に勇敢だった。誘拐犯が私たちのうちの一人を連れ去ると言ったとき、娘はすぐに立ち上がって志願したんだ。一六歳の娘がだよ。私にはどうすることもできなかった。本当に、辛かったよ。私が成功したからといって、なぜ娘がひどい目に会わなきゃならないっていうんだ」

「どうなったんだい?」

「身代金を支払わなければならなかった。でも、目隠しがずれていたから、メダは自分が連れていかれたのがパタンだということ、それとある程度詳しい場所にも気づいたんだ。警察の大規模な捜査が行われ、ギャングの連中は全員逮捕された。でも、誘拐の刑罰は確立されていなかったから、たぶんたった一年か二年、投獄されただけだったんじゃないかな。ただ、それから警察が奴らから麻薬を検出して、全員が一五年の懲役を受けた」

私がヒマラヤの高山を見たがっていることを、デヴは十分に承知していた。けれども、私の滞在中は麓もその向こうの山々も霧に覆われていることが多かった。夜明け前、カトマンズから車で一時間ほど走ったドゥリケルという町からついに（雲が流れ込む前の朝の短い時間だったが）何とか遠くにヒマラヤの高山を見ることができた。

霧に隠れた山裾や谷の上の、雪に覆われた山々が空に浮かんでいるように見える。静謐で神聖な、私が生きる下界からは完全に切り離された世界。神々がそこに住んでいると想像するのは難しいことではなかった。それらを見ることが叶うほど長生きできた幸せを噛みしめて、私は静かに涙を流した。それから西から雲が出てきて、あっというまに山が見えなくなった。

その後のネパール旅行では、仕事を数日休んで息子のウィリアムと一緒に山へトレッキングに出かけた。息子は私に会いに、二週間の予定でやって来ていたのだ。私たちは五日間歩いた。初日はナヤプル（みすぼらしく汚れた、ごみだらけの、典型的なネパールの町）から、アンナプルナ山脈の峰のひとつであるアンナプルナ南峰の山麓に向かって登っていった。数キロもすると土埃の舞う道は途絶え、そこからは荒い仕上がりの石畳の道、無限に続く石段のように感じられるものを登っていく。初日に一〇〇〇メートル以上登った。気温は二七度前後。ウィリアムとガイドのシヴァ（細心かつ思慮深い、愉快な男だ）は平然とした様子で登っていくが、私は汗だくになり、息を整えるために一定の間隔で止まらなければならなかった。毎日エクササイズしているのだから自分はすこぶる健康だと思い込んでいた。「年をとったな」と思った。それと、問題の原因は老いだと説明したときに、たくさんのイングランドの高齢患者に反論されたことを思い出した。「でもマーシュ先生、私はまだまだ若いつもりなんですよ」

登っていくと、最初のうちは自給自足の小規模農園を中心とした村ばかりだった。栽培されているさまざまな穀物をシヴァが指差す。低地では米、そしてゆっくりと高地へと登っていくと、ジャガイモやトウモロコシが栽培されていた。アンナプルナは保護区であり、町中のごみとは完全に無縁の世界となっている。目にするのは中世の面影だ。二頭の牛と一緒に斜面の畑を耕している農夫。斜面の彼方には急な丘や山が見える。背中に大きな籠を背負って薪を運んでいる老婆たち。石段を上り下りするラバの行列。高く登るにつれて、丘の斜面は急になり、寒くて農作業は不可能になっていく。現在ではこの地域全体が、ネパール経済の非常に重要な一部であるトレッキング産業に基づいている。Tシャツにバックパック姿の裕福な西洋人たちの傍らに、地元のネパール人たちが大きな籠やトランク、あるいは建築資材などを背負いながら石段をゆっくりと上り下りするのを見ると、何とも言えない気分になる。あるゲストハウスでは、ドイツ人観光客のカップルがゲストハウスの外にある険しい砂利道を裸足でゆっくりと歩いているのを見かけた。後になって全員ヨガマットを持ったトレッカーのグループと一緒に出かけていくのも見たので、二人は砂利道の上だけでなく、高山でも悟りを求めていたのだろう。一人旅をしているという白髪のイギリス人女性もいた。人里離れた村に向かっていると、彼女は教えてくれた。「そこにはお年寄りのラマ僧たちがいるらしいの」。彼女は畏敬の念のこもった声でそう言い、それからこう付け加えた。「でも、お話ししたりはできないでしょうね」

「二〇パーセントの家はいま空き家なんです」。また別の空き家を指差しながら、シヴァが言う。農村部では急速に過疎化が進んでいて、近隣の都市ポカラに向かう人がますます増えている。山の中の家は通常石造りで、木製のバルコニーがついていたり、いまでも石の屋根がついていたりする。中にはとても美しいものもある。けれども、そういった屋根は不自然なまでに鮮やかな青色の波板の金属と、どんどんと入れ替わってしまっている。地震で自宅が大きな被害を受けたと、シヴァは話してくれた。面倒を見なければならない幼い子どもや年老いた両親がいるので、シヴァは一年の大半をトレッキング・ガイドとして過ごし、家族のための新居建設に十分なお金を貯めようとしていた。いまの生活はかなり苦しいと言っていた。三三歳にしては老けていて、やつれているように見えると思った。

小道を上り下りするたくさんのラバの行列とすれちがった。ガスボンベ、コンクリート・ブロック、セメントの袋、食料、ビールの箱などを運ぶ忍耐強い動物だ。ラバたちは荒い作りの石段の上を慎重に歩き、首の鈴を優雅に鳴らした。雪に覆われた高い山々を見たかったのだけれど、雪に覆われた山々は頑ななまでに雲に隠れたままだった。見ることができたのは木に覆われた山麓だけだったが、それらも何千メートルもの高さがある。ヨーロッパの基準で言えば立派な山だ。

二日目の晩に宿泊したゲストハウスは、三千三百メートルほどの標高にある、ゴレパニのトレッキング村にあった。宿泊客はウィリアムと私だけのようだった。私たちの寝室は大きな茶箱のような部屋で、硬いベッドを二台置けばもういっぱいだった。壁はベニヤ板製で、黒インクのステンシルで書かれた製造元の文字が残ったままだ。シヴァやゲストハウスの主人と一緒に大きなストーブの周りに座って、楽しい夜を過ごした。ストーブ（そのころにはもう外はとても寒かった）は石油のドラム缶製で、天井の上まで続く煙道がついていて、それに洗濯物を干すための金属の棒が溶接されていた。凄まじい雷雨があったが、それがそのシーズンで最初の雨だった。ウィリアムと私は茶箱のような部屋の中で、頭上の屋根の上で雨がステレオで奏でる安っぽい交響曲を聞きながら眠りにつく。雨が雲を晴らし、夜明けには近くのプーン・ヒルからヒマラヤ山脈の最高の姿を見ることができるのではないかとシヴァが言った。そのため、翌朝は四時過ぎに起きなければならなかった。

ゲストハウスは無人だったのに、たくさんの他のトレッカーたち（真っ暗な夜の中の薄暗く、無言の人影）が突然、一列になって姿を現し、丘に向かって進んでいった。私たちも彼らの静かな行進に加わる。

まるで暗闇の中を一斉に逃げているかのような、奇妙なまでに不気味な体験だった。頂上へと続く石段のいちばん下で、二匹の犬が唸り声をあげて、もつれあいながら激しく喧嘩をしている。暗闇の中、二匹は階段を転がり落ちてきて、私は仰天してしまった。数分もすると山の薄い空気の中で息を切らし、パニック発作を起こしたかのように感じた。けれども、周りにいる夜の無言の人影に、上へ上へと登るよう促されているような気持ちがしていた。彼らは三百メートルもある石段を楽々と登っているように見える。聞こえるのは自分の喘ぎ声だけで、すぐに汗だくになった。あるいは、私の中のあまりにも深いところに根づいた競争心が、上へ上へと駆り立てていたのかもしれない。おそらく最年長だったはずだが、誰かに追い抜かれるなどという考えは私にとって耐え難いものなのだ。だから私は息を切らしつつ、上へ上へと急いだ。

それは普通の坂というよりは、地獄へ続く上り道のように感じられた。高山の上に昇りゆく太陽の姿が拝めるのではないかと期待していたが、山々はそれを許さず、山そのものもすぐに濃い雲に包まれてしまった。ウィリアムと私はすぐに丘の頂上の人混みから離れた。ほとんどの人がスマートフォンやカメラを握りしめ、山を見ようとしている。トレッキング・シーズンの最盛期には、夜明けに何百人もの人がプーン・ヒルにやって来ることもあると、シヴァが教えてくれた。下りるときに、到着の遅れた人たちとすれ違うと、多少安心した。昼間に必死に階段を上る彼らの姿を見ると、私が感じたのと同じような息苦しさを味わっているように思えたのだ。

その日はシャクナゲの生い茂った森を通り、高い尾根に沿って歩いた。まだら模様でところどころは げ落ちた幹を持つ、オークの木と同じくらい大きな木だ。数日前までは花が咲いていたにちがいない。私たちはピンクや赤の花びらの道を歩いていった。翌日の夜は、高山が見えるはずのゲストハウスに宿泊したのだが、到着してみると雲と山麓しか見えなかった。私たちの寝室の窓には精巧に彫られた黒い木製のシャッターがついていた。ガラスは入っていない。真夜中に目を覚ました。半開きになったシャッターからいくつかの星が見えたので、朝になれば山が見えるのではないかと思った。隣のベッドで寝ている息子の静かな息づかいに耳を傾ける。三七年前の彼の誕生を思い出した。母親のお腹の上に乗せられていた様子を。そしてはじめて外の世界を見たときの、大きく、何かを考えていそうな青い瞳を開いた様子を。数カ月のうちに、息子が死にかけたことも思い出した。何年も経って、私たちは疎遠になりかけていた。息子は困難な時期を経験していた。自分自身が問題の一部であり、後悔しても過去は元には戻せないということはわかっていたので、私の心は麻痺してしまった。彼の妹のキャサリンの方が、私なんかよりもはるかに助けになってくれた。けれども、その恐ろしい時間も過去のものとなり、私はすぐに再び眠りについた。

朝、繰り返し見てきた悪夢で目が覚めた。病院の手術室でポーターとして働いていた一年間の休学の後、大学に戻って最終試験を受けようとしているのに、何の準備もできていないという夢だ。恐怖とパニックに覆われる。試験に関する不安夢はかなり一般的なものらしい。けれども、それが自分の潜在意識にこうも固定されているというのは不思議な話だ。逃げ出した後で復学を許可されたとき、そして精神科病院への短期滞在の後（精神科医との診察は週に一度のペースで続けた）、私は懸命に努力して、よい成績を得ることができた。なので、なぜこうした失敗に対する恐怖がこうも頻繁に睡眠中の自分を悩ませるのか、私にはわからない。

ベッドから起き上がると、前までは雲しかなかったアンナプルナ山脈の山々が奇跡的に姿を現していた。まるでどこから別の場所から、完全な静寂の中に突然やってきたかのような、それどころか天からた。

降ってきたかのようだった。青空を背景に、氷の滝や雪原が、そして氷河で見事なまでに白くなった山々が、私たちの上にそびえ立っていた。アンナプルナ南峰にあるアンナプルナ・ベースキャンプまでは、実際には徒歩で四日もかかるのに、数時間も歩けばたどり着けるのではないかと思えるほどすぐ近くに感じられた。

それから、ナヤプルに戻るまでの長い下り坂を歩いていった。最初のうちは、急斜面だが静かな森の中にある、あまり使われていない道を進んでいく。木々の隙間からはまだ大きな山が見えていたが、やがて谷間から雲が上がってきて、山々は姿を消してしまった。ブーツにはりついたヒルを蹴落とすために、一定の間隔で立ち止まらなければならない。しばらくして石の道と階段に戻り、私たちとは反対の方向に登っていくたくさんのラバの行列とすれちがった。ゆっくりと下りていくと、氷河のような灰色と白色をしたモディ・コリ川がはるか下方の岩々に当たる音が聞こえてきた。

「二二歳、三〇メートル落下、帝王切開。検査では下肢の動きはなし。上肢に力は入りません」

その勤務医はプレゼンテーションを通じて早口で、つかえながら話しつづけた。私は大きな声で言った。

「しっかりしてくれよ。ひどいプレゼンテーションだぞ。腕はどれくらい動くんだ？　脊髄レベルは？」

上腕二頭筋は部分的にしか、そして上腕三頭筋はまったく動かせず、軽く肩をすくめたり肘を曲げたりすることはできても、それよりも下のすべての部位（手、背筋、腹筋、脚、腸、膀胱）は完全に麻痺していることがわかった。

「つまり脊髄レベルはC5／C6ということだ。そうだね？　患者に何が起こったのか、気にならないのか？　三〇メートルだって？　どうやって生き延びたんだ？　自殺？　帝王切開の後の話か？」

「鎌で草刈りをしている最中に崖から落ちたんです。胎児死亡で帝王切開。その後、神経病院にやってきました」

「妊娠何カ月だったの？」

「七カ月です。夫は韓国で働いています」

ショックを受けつつ、私は言った。

「そうか。じゃあ、検査画像を見てみよう」

ＭＲＩ検査では第五頸椎と第六頸椎のあいだの脊椎に骨折と完全なずれが認められた。脊髄は修復不可能なほど損傷しているようだ。

「回復できないだろう」と私は言った。「次の症例は？」

翌日、デヴと医員の一人が手術をして、女性の折れた背骨は再び固定されたが、麻痺は治らなかった。手術が意味するのは、あのおぞましい頸椎固定具で背中を平らに保つ必要がなくなり、看護師や理学療法士も助かるというのがせいぜいといったところだ。翌朝、デヴと一緒に回診をしているときに、集中治療室で彼女を見た。私はこう言った。

「たぶんだけど、このネパールでは、退院しても、彼女は床ずれや腎臓の感染症に悩まされることになるんじゃないだろうか」

デヴが顔をしかめる。

「長くは生きられないだろう。クリストファー・リーブ[訳注3]はミリオネアだったし、住んでいたのはアメリカだった。でも結局は合併症で死んだ。ネパールの貧しい農民に、いったいどんなチャンスがあるっていうんだ」

話をしているあいだ、私はその女性を見ていた。少なくとも、彼女は私たちが何を言っているか、理解できていなかった。多くのネパール女性がそうであるように、とても美しい人だった。大きくて暗い目と高い頬骨。それに完全に左右対称でとても穏やかな顔をしている。彼女の目がゆっくりと動く。話しかけられると、少し言葉を話した。頭部は大きくて付け心地の悪い、ピンク色のプラスチック製の手術用カラーで固定されていた。骨折した首は固定して、再びつなげられているんだから、カラーは外してもいいんじゃないかという私の提案に、デヴは賛成してくれた。それからデヴが言う。

「ロッキング・プレートを入れんだよ。とても高価なものだ。何千ルピーもする」

それから、外国の機器メーカーが第三世界の国々でも第一世界での価格を請求してくることや、インプラントを使用している外科医のほとんどが業者から二〇パーセントのキックバックを受けていて、その分の余分な費用が患者に転嫁されていることなどについて、デヴはまたしても長い非難演説をはじめた。蔓延しているとは言え、完全に腐敗したこの慣習に与することをいつも拒否してきたとデヴは言う。違法であるにもかかわらず、このような行為はヨーロッパの多くの国でも行われている。ただしこの場合、膨れ上がった余分なコストは患者ではなく、納税者と政府に転嫁されることが多い。

「そうか。医療機器メーカーはビジネスマンの集団だからね、利他主義者ではなく」

訳注3　映画「スーパーマン」で主役を演じたアメリカの俳優。乗馬中の事故で脊髄を損傷し、リハビリテーションを経て、車いす生活を送りながら俳優業に復帰した。慈善活動にも積極的に取り組んだ。二〇一四年死去。

私に言えるのはそれだけだった。

集中治療室で数日過ごした後、麻痺に陥った女性は病棟のひとつに移ったが、その後まもなく呼吸状態が悪化した。こうした症例にはよく起こることなのだ。彼女は集中治療室に戻って、人工呼吸器をつけなければならなかった。

「昨日、また彼女の夫と話をしたんだ。夫が韓国から戻って来たんだよ。彼女が亡くなるかもしれないことを、彼は受け入れようとしていると思う。でも、ネパールではとても難しいことなんだ。あまりにも正直なこと、あまりにも現実的なことを言うと、大変なことになる。家族が病院中で怒鳴り散らしたり、叫んだりして、ありとあらゆる問題を起こすだろう。本当のことをストレートに伝えちゃだめなんだ。「あなたはまだお若い」。そう夫に言ったよ。もしも彼女が亡くなってしまったとしても、少なくともあなたはやり直せるって」

「人工呼吸器をつけているんだから、いまは楽になったんだろ?」と私は尋ねた。病院のベッドや家のベッドで床ずれや感染症が原因で死ぬよりも、人工呼吸器のついた状態で麻酔をかけられたまま死ぬ方がいいと思ったからだ。彼女が家に帰れるとはとても思えなかったが。

翌日の朝の回診中、女性のベッドの周りに医師や看護師が集まっていることに気づいた。麻酔医が気管チューブの下に曲がりやすいファイバー気管支鏡を挿入すると、彼女はひどいうめき声をあげた。胸のX線写真はひどい状態を示していた。私たちは気管支鏡に接続された小さなモニター画面で、肺のリング状の細長く隆起した気管支の内部の興味深い光景を眺めていた。けれどもそのあいだ、麻酔医が肺から液体を取り除こうとすると、彼女はまた気の毒なうめき声をあげた。死なせてあげた方がいいという点では私たちは同じ意見だったが、デヴの方は解決不可能な状況にあった。手術を拒否し、脱臼し、骨折した首はそのままにして、何の治療もせずに、死ぬまで放置しておくべきだったのだろうか？　家族はほぼ確実にそれを受け入れなかっただろう。だとしたらデヴは、家族が彼女を別の病院に連れて行き、そこでおそらく彼の病院ほどにはうまくいかない手術をさせるべきだったのだろうか？　私が自分自身のキャリアの中で、こんな問題に直面したことは一度もなかった。

私たち神経外科医は患者の大半が脳に損傷を受けていて、意識がないということにすっかり慣れてしまっている。そのせいで、集中治療室にいる麻痺状態の患者の中にはすっかり目を覚まし、ひどく苦しんでいるのに、それを伝えられない人がいるということを忘れてしまう。あるいは、私たちは故意に目を塞いでいるのかもしれない。キャリアを通じて、こうした症例があまりにも痛ましいものだということは身に染みていたので、私には病棟回診でそうした患者たちを避けて通り過ぎる傾向があった。首から下が完全に麻痺しているのに目を覚ましていて、人工呼吸器をつけているせいで話すことはできないという人に対して、いったい何と言ってあげればいいのだろうか？

何年も前にウクライナで経験した、さまざまな点でこれと一致した症例のことを思い出した。私の同業者のイーゴルは、当時まだ政府の救急病院で働いていた。人工呼吸器を使っているとは言え、患者を生存させることに何とか成功したという事実を、イーゴルは誇らしく思っていた。

「ウクライナ初の長期間人工呼吸の症例ですよ」

その若者は寒々とした小部屋にいて、三年間、そこで過ごした。たくさんのイコンが壁の上で彼を取り囲んでいた。それらがなければ、壁には何もなかったはずだ。彼には会話が可能な気管切開チューブが装着されていたので、イーゴルの診療科を訪問するたびに、私は彼に会いに行った。世話をしていたのは患者の兄で、多少の英語を話せる人だった。そのため、私は彼を通して患者とコミュニケーションをとった。会うたびに、患者は少しずつ衰弱していた。（浅瀬に飛び込んで）首を骨折したころはとてもいい体格をしていたのだけれど、亡くなったときには骨と皮になっていた。最初はかなり理性的な会話ができていたが、会うたびにそれは難しくなっていった。より正確に言うと、彼は宗教的な奇跡や救いについて私に質問するように、また強い情熱をもってそれについて話をするようになったのだ（気管切開チューブを使って情熱的に話せる程度にだが）。けれども、私は何も答えられなかった。後になって訪問した際、小部屋が空室になっているのを見て、私はほっとした。

若いネパール人女性がダサインの最中に転んで首を骨折してしまった。ダサインとは五万頭以上のヤギと何百頭もの水牛が女神のために生け贄に捧げられる祭りのことで、数多くのネパールの祝祭の中でもっとも重要なものだ。女神を称えてあちこちに血が擦りつけられる。デヴの金色のランドローバーにも血がつけられているのに気がついた。最近になって動物愛護活動家がカボチャをヤギの代わりにしようと提案しているという、ローカル新聞の記事を読んだことがある。

祝祭は二週間も続く。二日前、デヴが家の前の門まで一緒に行こうと言ってきた。警察のジープが停まっていて、その横には制服を着た警官が立っている。別の警官がやって来て、車庫の裏からロープにつながれた、長い垂れ耳の美しいヤギを連れて行った。

「毎年、地元の警察にダサイン用のヤギを贈ることにしているんだよ」とデヴが教えてくれた。ヤギはジープの後ろにつながれたが、すぐに飛び出してしまった。そのため、ヤギは車の後部に乗せられた。ただし、今度は警官のエスコートつきだ。警察官を横に、ヤギはテールゲート越しに悲しそうな表情で私を見つめていたが、連れて行かれてしまった。

「あのヤギは警察官一〇〇人分のご馳走になるんだ」と満足そうにデヴが言った。

「地震があった上に、今度は国境封鎖と燃料危機だろ。今年は誰もダサインの気分じゃないんだよ」。近くの町を訪れた後、カトマンズに戻る車中でデヴはそう言った。けれども、いくつかの場所でダサインを祝う伝統的行事である、美しく、高いブランコ（ピンと呼ばれている）の横を通り過ぎた。四本の竹の棒をつなぎ合わせて作っただけのもので、高さは六メートル以上あり、色とりどりの旗で飾られている。ネパール人たちが（大人も子どもも）楽しそうに高いところまでブランコを漕いでは、とても興奮して笑っている様子が見えた。私にはピンがちょっと危険なもののように思えたのだけれど。

翌日、私は図書室の席に座って下級医たちに講義をし、どうすれば勤務医の仕事を改善できるかを話し合っていた。

「私は明日、ロンドンに戻る」

医学部を出たばかりで、どうかしている（と私には思える）新入勤務医たちに対して、私はそう言った。

「君たちはいい医者だ。もっといい医者になってほしいと私たちは思っている。医員のみんなが（私は個別に彼らの顔を眺めた）いまの精神で朝のミーティングを続けてくれると願っているよ。からかうのはいい。でも、いじめるのはだめだ」

このささやかなスピーチに満足して、デヴのオフィスに向かった。診察を始めようと階下に降りようとしたそのとき、外の廊下で突然の騒ぎが起きた。

訳注4　二〇一五年九月から二〇一六年二月まで続いたネパールとインドの国境封鎖のこと。ネパールで制定された新憲法に反対する「マデシ」の人々が抗議活動として国境を封鎖した。二〇一五年四月の大地震のわずか半年後の出来事でもあり、生活必需品や医療物資の流通に深刻な影響をもたらした。

険しい表情のデヴが手術室の受付デスクのところで数人の下級医たちに囲まれている。みな一様に深刻な表情だ。プロティシュが言う。

「首を骨折していた女性がつい先ほど亡くなったんです。患者の夫がものすごく怒っていて」

「デヴはその夫と話すためにそこで待っているの？」

「ええ。でもバックアップが必要です。ネパールでは家族が私たちに暴行を働く可能性もあるので。警備員を待っています」

三〇分後、手術室の受付エリアの片隅に立って、カウンセリング・ルームの中を覗き込んだ。デヴの姿は見えたものの、怒り狂う夫の姿は見えなかった。デヴは無言のまま長時間続く暴言に耳を傾け、静かにそれに返事をしていた。こんな悲劇と不幸を盗み聞きするのは嫌だったので、静かにそこから離れた。

その日の晩、庭のベンチに座っていたデヴはこう言った。

「いまでもNHSで働いていられたらなあ。あるいは、せめて私がこの国でただ一人の神経外科医だったら。あるいは、病院の財政破綻のことなんか心配せずに済んでいたら。一〇年も経つのに、まだ利益が出ないんだよ。二〇年前だったら、ただ単に「できることは何もありません」と言えば、家族はそれを受け入れていたはずだ」

「ご家族との面会はどうだった？」と私は尋ねた。

「ああ、いつもどおりだったよ。いまでは何カ月かに一度はこういうことがある。昔には全然なかったんだけどね。私が気管切開をして妻を殺したと夫は言っている。もちろん馬鹿馬鹿しい話だよ。それに実際のところ、あと六カ月もすれば彼は再婚するだろうしね。もし彼女が生き残っていたら、二人とも大変な思いをしていたはずだ。毎朝、長い時間をかけてそう説明しようとしたのに。私のことをまるで神様みたいにして丁重に接してくれていたくせに、いまでは悪魔扱いさ。でもきっと、町にいる他の神経外科医が「自分が治療していれば奥さんはご無事だったはずです」みたいなことを彼らに吹き込んだんだよ」

助けになりたくて、私はこう言った。

「こんな形での死の後で、すぐに理性的になることを期待するのは難しい」

デヴが答える。

「ネパールは事情が違うんだ。若い人たちのことが心配なんだよ。上級医になったとき、私たちの国のような、人々がこうも教育を受けていない場所で働かなきゃいけない。彼らがかつての私と同じ権限を持つことはないだろう。こんな問題が起こるから、すべての病院には私服警官が二四時間常駐している。他の患者の家族も集めて、病院を封鎖してやると言われたよ。病院を焼き払ってやるぞって。金が欲しいんだよ。金をゆすられたことのある医者はこの国にはたくさんいるはずだ。それが私立病院を経営する上での問題なんだ。「治療のために金を払ったのに、彼女は死んだじゃないか」ってね。ビール病院で働いていたころはずっと簡単だった。でも、この国の政府系医療サービスは本当にひどいもので、破綻寸前なんだ。だからはじめて患者と会ったときの最初の質問はどの治療が最善かじゃなくて、「いくらなら払えるか?」ってことになってしまう。NHSで働けたきみは本当にラッキーだよ」

「彼女は死ぬしかなかったんだよ」と私は言った。いつもは陽気で熱意に溢れたデヴが、突然無口になり、険しい表情をしているのを見て、悲しい気持ちになった。デヴがこうつけ加える。

「誰にも話せないことなんだ。妻に話しても、動揺させて怖がらせてしまうだけだから」

私はこう言った。

「こんな風に人から憎しみを向けられるのがどんなに辛いことか。間違ったことなど何もせず、最善を尽くそうとしただけなんだからなおさらだ。この気持ちは神経外科医にしかわからない」

指導医になってから最初に経験した自分の大失敗のことを思い出した。緊急に行うべきだった手術を私が先延ばしにした結果、子どもが死んでしまったのだ。朝まで待っても安全だと思っていたが、それは間違いだった。私は外部調査に出席しなければならなかった。子どもの両親と直接対面する必要はなかったが、彼らと廊下ですれちがった。母親が私に向けた無言の憎悪の表情は、容易に忘れられるものではなかった。

「きみは先にはじめておいてくれ」

私がすでに出しておいたビール瓶を指差しながら、デヴが言った。「あの女性関係で国会議員が病院に来るかもしれないんだ。酒の臭いがしたらよくない」

二時間後に夕食に呼ばれた。驚いたことに、病院の経営陣全員が出席していた。運転手を含めれば六人。その全員がデヴの応援のためにそこに集まっていたのだ。感動的だった。自分の失敗に関して、こんなサポートを受けた経験は私にはなかった。

盛りだくさんのネパール料理の夕食会では、活発な議論が交わされた。ほとんどがネパール語の会話だったので、私には理解できなかった。ただ、遺族がハンガー・ストライキと記者会見をすると脅迫してきていて、他の患者家族も参加させようと計画していることは教えてもらった。

「七・五だ」

医長のプラタップが突然そう言うのが聞こえてきた。スマートフォンの画面を見ている。アフガニスタンとパキスタンを襲った地震の強度のことだとわかった。私がネパールを訪れる半年前に起きた大地震の強度は七・八だった。しばらくその話が続き、亡くなった女性の遺族のことや、これからどういうことになるだろうかといった話題に戻った。私の隣に座っていたマドゥが言う。

「何もかも、いまはお金のために働いているからなんです。そんなことしたくなかったけれど、そうするしかなかったの。すべての人に無料で治療を提供するなんてできませんから」

翌朝、ネパールを出発する当日の朝のことだ。私はデヴとマドゥの家の小さな楽園である庭でコーヒーを飲んでいた。鳩や鶏の鳴き声がする。ズキンガラスはクスノキの木の上でまた喧嘩していた。もっとも、私が知るかぎりの真実を言うと、夫婦間の問題を話し合っていたのかもしれないし、茶色いマングースの存在に気づいていたのかもしれない。ときおり見かけるマングースはしなやかで優美な姿をしていて、庭を素早く駆け抜けていく。あるいは、二週間後に迫ったティハール祭の初日であるカーグ・ティハールの日に興奮していたのかもしれない。カラスが崇められ、彼らのために食べ物の乗った小さな皿が外に置かれる日だ。カラスたちについて私が理解しているのは、ネパール社会の理解不可能なまでに複雑な事情と同じ程度だろう。見晴らし台の前の小さな芝生の上を、足に毛の生えた、名前のわからない二羽の鳥が忙しそうに歩き回っていた。

いつもと同じように出勤したが、この日はダサインの一〇日目、もっとも縁起がいいとされる日だったので、道路はほとんど混んでいなかった。一番上等な服で着飾った女性たちとすれちがう。鮮やかな赤や青や緑の服で、装飾の金銀や人口石が太陽の光を受けてキラキラと輝いていた。女性たちは水たまりを踏まないようにしながら、ごみや悪臭の漂うふたのない排水溝の側の道を慎重に進んでいた。出勤すると、病院の前に長い鉄製の警棒を持った一二人の制服警官がいた。モクレンの木のそばの草むらで、日向ぼっこをしながら座っている。亡くなった女性の遺族や支援者たちがその近くに立っている。デヴと私はオフィスの窓から彼らの様子を見下ろした。

「これがいつまで続くんだい？」と私は尋ねた。

「寒くなるまでじゃないかな」。陽気なユーモアを取り戻して、デヴは笑いながら言った。

「崖の上で草刈りをしてたっていう話も本当だったかどうか。夫は金持ちだからね。崖に生えた草を自分で刈っていたとは考えにくい。本当はピンの事故だったんじゃないかって、かなり疑っているよ」

二日前にも完全に麻痺した六五歳の男性が入院していた。彼もまた完全に麻痺してしまって、首を骨折していた。ピンから落ちたのだ。

「ダサインの期間中はよくあることなんだ」とデヴが言う。

警察官、順番待ちの患者、亡くなった女性の怒れる遺族。それらの向こう側にある、病院の隣の田んぼで、人々が稲刈りをしていることに気がついた。絵画のように美しく、そして中世的な光景だ。もっとも、その背景にあるのはガソリンスタンドで順番待ちをしている汚れた古いトラックの長い行列だった。遠くにはヒマラヤ山脈が山麓の向こう側に隠れていた。

8　弁護士たち

当初の予定よりも早く、ネパールからロンドンに戻らなければならなくなった。裁判に出廷するためだ。ある患者が私に対する訴訟を起こしていたのだが、訴訟は四年間にも及んで長引いていた。以前に、私は進行性麻痺を引き起こす複雑な脊椎疾患の手術を担当していた。ところが患者は当初、手術前よりも悪化した状態となってしまった。私の知るかぎりでは、最終的には手術前よりもよくなったのだが、どうやら深く恨まれてしまったらしい。ある神経外科医（ご自分を非常に高く評価なさっていることでは有名だが、医療訴訟に関するご発言に関してはそこまで有名でもない人物）は、私が過失を犯したという意見だった。今回ばかりはそうではないと心の底から確信し、やむをえず自分を弁護せざるをえなかった。ネパールと同じだと思った。外科医が同業者どうしで攻撃し合っている。この訴訟に関して、さまざまな会合に出席する必要があった。それに、おそらく数十万ポンドもの弁護士費用がかかったはずだ。最後の最後、はるばるネパールから帰国した後、原告と彼の弁護士は裁判を放棄した。裁判開始の二日前のことだった。弁護を担当してくれた事務弁護士は、時間の無駄になって気の毒だと言ってくれた。

「でも、一二人ものおまわりさんが必要になるのに比べればましっていうものですよ」。どういう意味かは説明せずに、私は陽気に答えた。

医療訴訟業務と呼ばれる仕事に携わる医師は多い。これは人的損害や医療過失が絡む症例で弁護士に報告書を提出するというものだ。儲かるが、時間のかかる仕事である。指導医になったときに、自分でも何通か報告書を作成したが、すぐにやめてしまった。医療訴訟業務では必要となるたくさんの会議への出席や時間のかかる事務仕事よりも、手術をすることや患者に対処するのことの方が好きだった。自分自身が訴追された場合にのみ、私は弁護士と関わるようになった。罪悪感があるかどうかにかかわらず、それはいつだってとても辛い経験だった。

ネパールからの帰国を余儀なくしておきながら、いまとなっては頓挫した訴訟を含め、こうしたことはキャリアの中で四回あった。他の三件はすべて和解が成立した。起こったことの責任は自分にあると感じ、自分を弁護する気にならなかったからだ。一件は脊髄手術後の脱脂綿の取り忘れ（かつての病院でまだ脱脂綿の数の確認が実施されていなかった時代の話だ）に関するものだったが、それが深刻な損害を引き起こすことはなかった。他の二件は、相当稀なものとは言え、重篤な術後感染症の診断が遅れてしまった症例だった。そのうちの一人の患者は深刻な害を、もう一人は壊滅的な害を被ってしまった。

ところが数年前、私は人的損害補償の訴訟に対する証拠を提出するために召喚された。私からすれば、馬鹿馬鹿しく、また完全な時間の無駄だと思える訴訟だった。だから、私はしぶしぶ出席した。審問前の三日間、一連の高裁命令が私に出されていたのだ。その命令を出した人々は私に直接命令を出すことができなかった。厳密に言うと、法律でそう定められているのだと思う。最初の試みは私が手術をしているあいだに行われ、二度目はその翌日、私がロンドンを留守にしていたときに行われた。私は翌日の夕方に帰宅し、命令書のコピーが自宅玄関のレターボックスに押し込まれていたのを発見した。翌日は夕方まで手術をしていたが、手術室から出ると、その日の早朝、ある男性が病院の受付デスクにやってきたと教えてもらった。前日のものとは別の高裁の命令書のコピーを受付係の人の前に放り投げ、偉そうな顔をして去っていったそうだ。

この裁判所命令の連発は、アメリカの法律事務所の代理を務める、シティの巨大法律事務所の事務弁護士によって私に放たれたものだった。そのアメリカの法律事務所は賠償訴訟の被告代理人を務めていた。

イングランド人の女性が休暇中にアメリカでちょっとした交通事故に遭い、その後「むち打ち症」の症状で私のもとを受診した。私はＭＲＩ検査で首に大きな損傷がないことを確認し、時間が経てばよくなるので大丈夫だと伝えた。実際には、こうしたむち打ち症がよくなるかどうかはまったくわからない。患者は首や腕にさまざまな張りや痛み、違和感を覚えるが、それらは骨折や筋断裂、神経の引っかかりなどといった既知の病理学的過程に一致するものではない。また、もっともよくその機序が証明されている「軟部組織」の損傷が治癒し、痛みがなくなっても、むち打ち症が自然に回復することはない。ちょっとした自動車事故の結果としてのむち打ち症に関する法的認知の存在しない国では、こうした症状が生じることはないというのはよく知られている。

「むち打ち症」を生み出すとされているのは「シャント事故」というタイプの事故だ。車が別の車に後ろからに追突される事故のことを指す。一般的に言うと、これらは運転手や同乗者が比較的軽い力にさらされる低速事故であり、明らかな負傷をもたらすほどのものではない。にもかかわらず、傷や腫れ、Ｘ線写真やＭＲＩ検査画像上の変化などといった証拠もないのに、深刻で持続性のある症状をもたらすらしい。移動遊園地のドッジエム[訳注1]の運転には車をわざと追突させるのと同じくらいの、持続的と言っていいくらいの「シャント」が含まれるという指摘があるが、その後にむち打ち症になったという報告はいまのところ存在しない。症状の重症度と見かけ上の負傷の些細さとのあいだにあるこの矛盾は「むち打ち」効果という仮説上の要因のせいだとされている。被害者の首は鞭のようにひび割れているという考えのことだが、これは実際に証明されたことがなく、おそらく誤りである。

毎年、外来診療でこのような患者とたくさん会ってきたが、意識的に仮病を使っている人などほとんどいないというのは明らかだった。そうではなくて、彼らはプラセボ効果とは逆の「ノセボ効果」の、自発的な、そしておそらく不幸な犠牲者なのだ。プラセボ効果のことはよく理解されている。単純に暗示や期待の結果として、気分がよくなったり、痛みが軽減されたりするというものだ。「むち打ち症」の場合、被害者に対する金銭的な補償の可能性が、大きな怪我をしたという強力な暗示と相まって、ある意味では純粋に想像上のものだというのに、現実に重度の障害をもたらす場合があるのだ。彼らは脳の外で起こった物理的な負傷の犠牲者というよりも、医療訴訟産業、そして心と脳とを別々の実態と見なす二元論の犠牲者なのである。部族社会の呪術医が誰かに魔法をかけると、単純に暗示と信仰の力によって犠牲者に病をもたらすというのは広い範囲で証明済みのことだが、むち打ち症はその現象の現代版なのだ。この訴訟にはさらなる重要なアイロニーが存在していて、私はこの患者に関する書簡の中でそれに触れている。被害者の夫は人的損傷の補償を専門とする弁護士だったのだ。

私は公聴会が二週間後に開催されるという通知しか受け取っていなかった——厳密に言うと「裁判所に任命された審査官の前での証拠の宣誓」だ。出席する必要があると言われはしたものの、法的強制力についての言及はなかった。手紙を送ってきた女性の事務弁護士には、すでに手術や外来診療の予定が入っているので私は出席できないと、秘書の女性に伝えてもらった。彼女が事務弁護士にそう伝えてからは、それ以上何も聞いていなかったので、私が行かないことが認められたのだと思っていた。けれども、その事務弁護士は私を懲らしめてやる必要があると判断したらしく、裁判所命令を出してきた。急ぎの症例があり、それらを先延ばしにすることは不可能だった。そのため、宣誓当日は朝の七時から手術を開始した。それも大急ぎで。大嫌いなやり方だ。こんな風にして仕事から引きずり出されることに腹が立って、よく眠ることもできなかった。

私に謝金が支払われる予定はなかった。しかし、私から無料で私から医学的意見を引き出そうとすることで、間違いなく数百ポンド、いやおそらく数千ポンドの収入を弁護士は得ることになる。馬鹿馬鹿しい用事になることはわかっていた。四年も前に、たった二回だけ会った患者で、彼女の記憶はまったくない。それに弁護士たちはすでに私が送った書簡のコピーを手にしている。それに付け加えるべきことがないのは明らかだった。だから、私は怒っていた。そしてすでに前日に弁護士に電話をして、彼女にそう伝えてもいた。

その法律事務所はロンドン塔よりも高い、巨大かつポストモダン風の、大理石とガラスのオフィス街にオフィスを構えていた。私は外の大広場でタバコを吸っているスーツ姿の男性たちの横を通り過ぎ、そして折りたたみ自転車とアタッシュケースをしっかりとつかみながら、正義の怒りで充満した建物の中へと進軍していった。小奇麗な制服姿の受付係からラミネート加工されたビジターズパスを受け取り、ステンレス製の回転式入り口のバリケードを押しのけ、うす暗い鏡が並んだ背の高い高速エレベーター

訳注1　遊園地にある車の遊具。車の周囲を分厚いゴムで補強し、互いにぶつけあって遊ぶ。

のひとつを使って八階まで上がった。私の病院にもこんなエレベーターがあったら、どれだけ時間の節約になるだろう。

すでに八階だというにもかかわらず三層もある、吹き抜けの大広間に出た。壁や床は大理石だ。背の高いガラス窓からはロイズビルやその周りにある高くて堂々としたオフィス街まで、シティ中を一望することができた。しばらく待たなければならなかったので、私は不愉快な畏怖の念を抱きつつ、きれいな青空の下のシティを眺めていた。「バビロンだな」と思った。贅沢文化の中心地で、自分自身と地球を浪費しながら、きらびやかなガラスに覆われている。大広間の片側にあるガラスと鉄と硬材でできた螺旋階段を法廷弁護士が降りてきた。ライトチャコールのピンストライプ・スーツに身を包んだ、スリムで洗練された男性だ。彼は自己紹介をして、おそらく多少の後ろめたさを感じつつ、私の訪問に対して礼を述べた。

「来たくはなかったんですがね」と私は文句を言った。

「はい。そのようにうかがっております」と彼は丁寧に答えた。

没個性的な、豪華で窓のない会議室まで彼に案内してもらった。室内はすべてホワイトアッシュとクロームで統一されている。原告側のイギリス人勅選弁護士と被告側のアメリカ人弁護士がそこで私のことを待っていた。アメリカ人弁護士は五〇代。白髪のショートヘアにデザイナーズ・スポーツ・ジャケット姿の、健康そうで小奇麗ないでたちの男性だった。一方、年配のイギリス人勅選弁護士の方は毎日ジムで鍛えているようには見えず、どちらかというと太りすぎだった。赤ら顔で、くしゃくしゃになった白のリネンのスーツ姿を着て、半月型の眼鏡をかけている。

「おはようございます」。部屋に入るとき、私は多少の優越感に浸りながらそう言った。彼らが自分から何かを聞き出すことにはならないと知っていたからだ。席につき、自己紹介をした後、ビデオカメラを手にした男性が退屈そうな声で議事の説明を読み上げた。私は宣誓を行い（提供されたみすぼらしい小さな聖書に宣誓というより確約をした）、それから簡単な反対尋問を受けた。これはただ単に、四年前に作成したメモは確かに私のものであり、そして私はこの症例に関する記憶がないことに同意するというだけのものだったのかもしれない。もちろん、アメリカ人弁護士はむち打ち症に関する私の見解を聞き出そうとしたが、私は拒否した。

「医療訴訟上の問題ですので、意見はありません。人的損傷に関する医療訴訟上の意見を述べることはいたしません」

そう言った私の声の中に、彼らが軽蔑を聞き取ったかどうかはわからない。

私は患者を診察し、手術はしない方がいいと助言した。私が言ったとおりに症状が改善されなかったのだとすれば、さらなる意見を求めることが合理的だったはずだ。イギリス人勅選弁護士がそう言って、同意を求めてきた。私はそれに同意した。アメリカ人弁護士が尋ねてくる。

「結局、彼女が首の手術を受けたということはご存じでしたか？」

「知りません」と私は答えた。

言えることなど、いったいどれだけたくさんあっただろうか。真実を、すべての真実を、そしてただ真実のみを述べると私は確約したが、出し惜しみしないとは言っていない。むち打ち症の心身症的な性質について、その仕組みとされるものについて書かれていることの馬鹿馬鹿しさについて、それに賠償訴訟に巻き込まれた人の背骨を手術してはいけないと脳神経外科の教科書に書かれているという事実について説明することもできたはずだ。むち打ち症は手術ではけっして、絶対によくならない。どこぞの強欲な外科医が彼女の首を手術したにちがいない。そしていま、まず間違いなく症状はさらに悪化し、弁護士は彼女の障害がもともとの些細な負傷の結果なのか、それとも手術の結果なのかをめぐって議論していくのだろう。彼女の問題に関する責任はもともとのちょっとした交通事故以上にあなた方にあると、弁護士たちに言ってやることもできたはずだ。この些細な事故や、何百万ものそれと似たような事故がもたらした重大な帰結は原告の痛みや苦しみだけでなく、私たちがいま会議を開いているバビロン的な大理石のオフィスでもある。目の前の丸テーブルに座っていたユーモアのセンスの欠片もない男どもは、人的損傷の補償という一大産業の一部なのだ。それは上品ぶった熟練の弁護士と説得力のある専門家証人という武器を擁し、支払保険料という大いなる谷間に根を下ろしているのである。

会議の最後に、アメリカ人弁護士は手にした私の履歴書に目を通した。顔は無表情だったが、少し困惑している様子だった。私は自分の履歴書や学業成績をかなり自慢に思っているので、きっと彼もそれに感銘を受けたのだろうと思った。そして、こんなに立派な履歴書を有するイギリスの外科医が手術に反対したのだから、他の誰かが行った手術はそもそもよい考えではなかったのかもしれないと主張するのだろう、と。

「大学のこういう賞って、どうやったらとれるんですか?」

結局のところ、彼はそう尋ねてきた。私はがっかりして、こう言った。

「一生懸命勉強するんですよ」

アメリカ人弁護士は無表情のままだった。退屈していて、多少の気分転換がしたかっただけなのかもしれない。けれども、イギリス人勅選弁護士の方は微笑んだ。

それだけだった。ビデオカメラのスイッチが切られ、審査官は私の訪問に礼を述べた。

「では、今日の仕事がありますので」と私は言った。螺旋階段を下りて受付で折りたたみ自転車を受け取り、その場を後にした。

9 ものづくり

ずいぶん昔に、娘のサラにテーブルを作る約束をしていた。何かを作ってあげると自分で言っておきながら、そんな時間がないと気づくというのは私の得意技だ。ましてや、自分で作りたかったり、修理したかったりするたくさんのものまでは、とてもではないが手が回らない。

退職した同僚で、かつて背中の手術をした患者でもある人が、私の退職の一年前に下腕部の痛みを訴えて訪ねてきた。「心臓病による狭心症かもしれない。狭心症の痛みは左腕に広がる場合がある」と言ってきたまた別の同僚がいて、心配になっていたのだ。治療の必要のない首の神経の引っかかりからくる、単なる痛みだと、私は診断し直した。退職後に彼がゴダルミングの近くでオーク材の製材所を経営していることがわかり、私たちはすぐに夢中になって木材に関する会話に勤しんだ。

「引退したら訪ねておいで」と言ってもらっていたので、そうすることにした。驚いたことに、彼の家の裏には完璧に設備の整った製材所があった。製材所の横には高さ六メートルもある巨大なオークの幹が何十本も積まれている。値段を尋ねてみると、八万ポンドの価値があるとのことだった。工場そのものには幹を置くための長さ四・五メートルののこぎり台と、置かれた木の幹の位置を調整するための油圧ジャッキ、それにのこぎり台の上を動く電動帯のこぎりがあった。それぞれ重さ数トンにも達する木の幹が専用のトラクターを使って所定の位置に置かれていく。七〇代になって腰痛を繰り返しながらも、彼はこれらすべてを一人でこなしていた。感心してしまった。

私は彼と一緒に楽しい一日を過ごした。巨大なオークの幹を削ってきれいな四角い断面にし、それから縦引きのこぎりで五センチの厚い板に切っていく作業を手伝った。機械が耳をつんざくような音を立てたが（私たちは耳当てをしていた）、切ったばかりのオークの香りはうっとりするくらい素晴らしかった。その日の晩、三〇万キロ以上旅してきたのに二度しか故障していない、年季の入ったサーブ（素晴らしい車だが、残念ながら製造中止になってしまった）のルーフラックに、まるで狩りから戻る狩人のように厚板を縛りつけて帰宅した。ルーフラックはオーク材の重みでたるみ、私はA3幹線道路をゆっくりと運転してロンドンに戻った。

翌朝、ウィンブルドン・ヒルの頂上にあるウィンブルドン・ヴィレッジ（と呼ぶのが習わしだ）の自転車屋に自転車を取りに行った。整備士のブライアンは三〇年近くにわたって、私の自転車の手入れをしてくれている。料金を支払い終えると、そのブライアンが言った。

「残念だけど、店をたたむことにしたんだよ」

「家賃が払えないっていうこと？」

「そう。とても無理でね」

「ここでお店をして、どれくらいになるんだい？」

「四〇年になるかね」

推薦状を書いてもらえないかと言われたので、喜んでそうすると答えた。ブライアンはこれまで会った自転車整備士の中で最高の、そしてもっとも知識豊富な人物だ。

「他に仕事はしているのかい?」と聞くと「配送用のバンの運転を」と、しかめ面を浮かべながら彼は答えた。

「がっかりしちまうよ、本当に」

「まだ本物の店があったころのヴィレッジを思い出すよ。あなたの店はその最後の一軒になってしまった。いまじゃワイン・バーとファッション・ブティックだらけだ。道を下ったところにある、私が昔働いていた古い病院のことは知っているかい? いまは金持ち相手のろくでもないマンションになってしまった。庭だった場所にも全部建物が建っている。病院にしておくには、あまりにも素敵な場所だったんでね」

握手をして、気がつくと、私は彼にハグをしていた。普段だったらしないことだ。自転車で家に帰りながら、二人の老人がお互いを慰め合っていたんだなと思った。

いまから二〇年前、私は丘の途中にある家に家族で住んでいた。丘の上にあるヴィクトリア朝やエドワード朝の大邸宅に住むことができるのは、銀行員や若干の弁護士くらいだろう。離婚した外科医はもちろん丘の下の方に引っ越す。オックスフォードや外国にいないときには、私はいまそこで生活している。

オーク材の板は作業を始める前に半年間は室温で乾燥させる必要があったので、ねじれが生じないように留め具をして、家の脇のガレージに置いておいた(これもまた雨漏りのする屋根つきの、私が自分で作った建築物だ)。後になって、さらに乾燥させるために板を家の中に運んだ。

もう退職し、ネパールから戻り、木材は十分に乾燥していたので、作業を開始することができた。二〇年ほど前に最初の結婚がひどい形で破綻し、家族の家を出ていったとき、私は多額の住宅ローンを組んで、ウィンブルドン・ヒルの麓に、典型的な一九世紀様式の二軒一棟式の家を購入した。二階と一階に二部屋ずつ、裏にも増築された部屋がある家だ。

その家はアイルランド人の建設業者が所有していたもので、彼の死後、残された妻がその家を私に売ってくれた。その家が売りに出されていると教えてくれたのはその妻のご近所さんで、彼らは私のとてもいい友人でもあった。つまり、その家は望みうるかぎり最良の隣人とともに私の前に姿を現したというわけだ。広いが、手入れはされていない庭があった。庭にはガレージがあって、家の横にある通路とつながっていた。それからの一八年間、私は自宅改良の集中的プログラムに私財を費やした。ガレージを地下のバスルーム付きのゲストハウス（みたいなもの）に変え、庭の隅には作業場を作り、屋根裏は寝室に改装した。すべてとまではいかなくとも、ほとんどの作業は自力で行った。地下のバスルームは作った当時はいい考えだと思ったのだけれど、その下に設置した地下水ポンプが故障すると、地下水脈のせいで一フィートの深さまで浸水してしまうことになった。

屋根裏の寝室の改装計画には、屋根を支えるために大きな鉄骨梁を二本入れ、もともとあった補強用の棟木と交換することが含まれていた（必要な鉄骨梁のサイズに関しては構造工学の専門家から非公式な助言をいくつかもらっていた）。息子のウィリアムに手伝ってもらって重い梁を室内に引きずり上げ、カージャッキと端金を使って、屋根裏の両端にあるレンガ造りの切妻のあいだにある所定の位置まで運んでいった。それから、棟木をもともと支えていた斜めの材木を大槌で叩き落とすという、なかなか刺激的な一幕があった。鉄骨の梁を固定すると、屋根全体が数ミリずれる音が聞こえてきた。数年後、隣家で屋根裏が寝室に改装されているのを見たときは（通りに駐車された巨大なクレーンが鉄骨梁を上から屋根に下ろしていた）何だかとてもいい気分になってしまった。事前にたくさんの本を読んで慎重に勉強していたとは言え、自力でこれだけのことをするのはわれながらちょっとおかしくなっていたのではないかと思うし、自分でも少し驚いている。このことも付け足しておいていいと思うのだけれど、屋根裏部屋に憧れる人は多いが、私は煙突と勾配のある屋根はそのままにしておいた。なので、ちゃんとした屋根裏部屋のような雰囲気になっている。近所で見かける屋根裏寝室のほとんどは見栄えのしない、薬箱みたいな形のドーマー形式のものばかりだ。

いつだって私は規則やら規制やらにはどうにも我慢がならないたちで、改装のために計画も、建築規制許可も得ていなかった。本当はそうすべきだったのだが。このことが水門管理人のコテージに惚れ込んだ際に問題を引き起こすことになる。ロンドンの自宅の住宅ローンの毎月の支払金額を引き上げることで、私はようやくコテージ購入の費用を賄うことができた（その数年前に第一抵当権は支払いが完了していた）。ロンドンの家の調査が行われ、屋根裏寝室への改装のために地方議会から発効された「必要な許可がある場合のみ」、その家は抵当として適切だと報告書は判断していた。そしてもちろん、私はその許可を得ていなかった。

まったく気が進まなかったが、私は地域の建築検査官を訪問する約束を取りつけた。革の長靴をはいたファシスト官僚だろうと思っていたのだけれど、彼らはこれ以上ないくらい素敵な人たちだった。とても親切で、建築基準法に準拠する形で屋根裏寝室を変更する方法に関する助言をありがたく頂戴した。唯一の問題は、水門管理人のコテージを販売していた不動産開発業者が急かしはじめていることだったのだ。そういうわけで三週間かけて、壁を取り除き、必要とされている耐火ドアつきの新しい壁を作った。オーク材の階段には手すりを取りつけた。一度滑って、足を骨折したことのある階段だ。そのころはまだ退職していなかったので、主に夜間に作業した。配電インターネット式の火災報知器も家中に設置した。何年もかけてもともとの床板の上にオーク材の床板を敷いていたので、この最後の作業は特に大変だった。煙警報器のために天井の上に新しいケーブルを走らせるというのは、天井にたくさんの穴を開け、それから漆喰を塗り直すということでもあった。けれども三週間、猛烈な勢いで活動した後で、すべての作業は完了した。いまや私は名誉あるロンドンの自宅の「正規改装証明書」保持者であり、そしてまた水門管理人のコテージの所有者でもある。

一七年前、最初の結婚生活が幕を閉じた後で、私はロンドンの新居に引っ越してきた。そしてすぐに、庭の奥の突き当たりに作業場を作ろうと考えた。そこは公園に面していて、ロンドンの家としては例外的に静かな場所だった。張り切り過ぎてスレート屋根を作ってみたのだが、何度も努力しても屋根の雨漏りを止めることはできなかった。屋根を全部作り直すというわけにもいかないので、雨が降ったときには二つのプラスティック製のトレイが水を溜めている。自分の能力不足を思い出させてくれる代物だ。ここにはたくさんの道具を収納してある。サラのテーブルを作りはじめたのもこの場所だ。庭はある程度自然のままでいいと私は思っていて、蜂の巣箱を三つ飼育している。ロンドンの蜂蜜は他とは比べものにならないくらい美味しい。じつにたくさんの庭があり、その庭の中にはじつにさまざまな花があるのだから。田舎では工業型農業、そして化学肥料、殺虫剤、除草剤の使用によって、ミツバチ、およびかつては彼らが繁茂させていた野生の花の数が減少している。

テーブルが完成するまでには何週間もかかった。少しとり憑かれたかのようになって、鏡のような仕上がりとまではいかなくとも、四〇〇グリットまでやすりをかけ、桐油と蜜蠟だけを使って穴を塞いだ。

テーブルの表面を作る上で重要なスキルは、かんなをかけて板の端を平坦にし（私はそれをすべて手作業で行う）、木目を慎重に合わせて接続部を見えなくするということである。背後から明るい光で照らしながら、かんなをかけた板の端と端を重ねて置き、ほんの数ミリメートルの隙間もわかるようにする。これには、よく研がれたかんなが必要だ。よく研がれ、調整された（木工職人はそれを「活きのいい」と呼ぶ）かんなは、まるで歌でも歌うかのような使い心地であり、木に沿って刃を進めるのにほとんど力を必要としない。

かんなを正しく研ぐ方法を学ぶのには長い時間が必要だった。いまではわかりきった、簡単なもののように思えて、なぜ昔は難しいと思っていたのかわからない。最下級の医師が傷口を縫合するといった簡単な手術に苦労しているのを見るのと同じことだ。なぜそうも難しいと思うのか、理解できなくてどうにも我慢ができなくなる。無能な奴なんじゃないかと思いはじめてしまう。けれども、実践的技術を絶えず練習することの大切さは、えてして過小評価されがちなものなのだ。知ることによって学ぶことよりも、やってみることによって学ぶことの方がはるかに多い。それは心理学者が潜在記憶と呼ぶものになる。私たちが新しい技術を学習するとき、脳は懸命に働かなければならない。それは頻繁な反復とエネルギーの消費を必要とする、意識的な方向性を持った過程である。けれどもひとたび学習されると、技術（脳による筋肉の運動と感覚の調整）は無意識的なものに、素早いものに、そして効率的なものになる。技術が実行されても、活性化されるのは脳のごく一部の領域だけだ。ただしそれと同時に、たとえばプロのピアニストの脳はアマチュアのピアニストの脳よりも手の領域が大きいということもわかっている。学習するというのは脳を再構築するということなのだ。少なくともヨーロッパでは外科研修医の労働時間が短いせいで見落とされている、単純な真実だ。

板材は平接ぎという（接着剤を広げるために端どうしをこすり合わせる）やり方で接着され、それから二四時間、端金で固定される。フレームと脚は釘で固定する。オーク材なのでテーブルはとても頑丈で、重さもある。友人と一緒に木材をのこぎりで切ったときには「柾目《まさめ》」[訳注1]になるように、つまり最高のオーク材の家具の特徴である美しい白い斑点を木目が示すように気を配った。サラはその出来栄えにとても満足し、その後、テーブルの上に座って絵を描きながら、カメラに向かって楽しそうに微笑む、一八カ月の孫娘アイリスの写真を送ってくれた。けれども、ちょうど手術と同じように、合併症が生じる場合がある。じつに口惜しいことに、最近になってテーブルの天板の継ぎ目つきの厚板のうち、二つにひびが入ってしまった。木を十分に乾燥させることができていなかったのだ。またしても、我慢が効かなかったというわけである。ただ、「イーク」（ひびを埋めるための細木）を使えば修理は可能だろう。目立たないようにすることはできるが、おそらく表面全体をもういちど研磨しなければならないはずだ。

　ものづくりに対する愛情と執念がどのように生じたのかは、自分でもよくわからない。学校では木工が大嫌いだった。何を作るか自分で選ぶこともできず、学期末になると、ぐらつく小さな本棚、失笑もののエッグ・ラックやブックエンドなど、散々な出来の代物を両親へのプレゼントに持って帰る羽目になる。私はそれが恥ずかしかった。父は絵画や骨董品、書籍の収集家で、実家には立派なものがたくさんあった。だから、自分が学校で作った木工作品がどれほど情けない代物なのか、私にはわかっていたのだ。父は熱心だが下手くそな修理屋でもあって、だいたいの場合は大量の接着剤を乱暴に塗って何かを修理したがった。家族は父の挑戦を意地悪く笑いのねたにしていたけれど、その熱意、そして数々の

訳注1　丸太の中心に向かってのこぎりを挽き、木目を平行にすること。

失敗やときおりある成功には、ある種の気高さがあった。

父は大型DIYショップが誕生する以前からDIYの先駆者だった。父が自分のフォード・ゼファーの錆びついたボディを修理しているのを見たことがある。くぼみにポリフィラ[訳注2]を詰め、その上からキッチン・ホイルを貼り、それからウールワース社製のグロス・ペイントで塗装していた。父が車をガレージから出した途端に、それらはすべて落ちてしまった。

学校以外の場所での私のはじめての木工作品は六歳から八歳まで家族で暮らしていたオランダのシェベニンゲンの海岸で拾った流木を使って作ったものだ。海水で白く漂白された流木を私は船の形に切った。地元の金物店で買った小さな釘で手すりを作った。私が唯一覚えたオランダ語は「クライネ・スパイカラ・アルストブリフト」（小さな釘をください）だ。風呂に入るときに一緒に持っていっては浮かべてみたのだけれど、船はいつも転覆してしまった。

最初の妻と結婚したとき、私たちは家具もお金もほとんど持っていなかった。古い収納ケースをもとに、私はとんかちと釘を使ってコーヒー・テーブルを作った。木で出来たドイツ製の収納ケースで、クルト・シュヴィッタースの「メルツ」[訳注3]を彷彿とさせるような、素敵なスタンプが刻印されていた。長年、両親の家のガレージに置かれていたもので、中にはおじの遺品のうちのいくつかが収められていた。おじは戦時中はドイツ空軍の戦闘機パイロットであり、素晴らしい人だったが、最後はアルコール依存症で亡くなった。

兄がこのコーヒー・テーブルの出来が気に入り、自分にもひとつ作ってくれないかと言ってきたので、「かんなの代金を出してくれるなら」という条件で了承した。そのお金でかんなを買い、木材を平らにするのにそれを使えるようになった。それ以来、私の腕はちっとも進歩していない。作業場にはいま、ありとあらゆる道具が積み上がっている――木工用、金属加工用、石彫用、配管用、建物用。旋盤は三機。電動丸のこぎり。帯のこぎり。面取り盤。その他の工作機械もある。専門家仕様のドイツ製弓のこぎりと非常に高価な日本製のノミも持っているが、これらを適切に研ぐのは恐ろしく難しい。人生の中で残念に思うことのひとつは、買うべき工具がもう尽きてしまったことだ。長年かけて、あまりにもたくさんのものを手に入れてしまった。買うべき新たな道具を探してカタログを眺めること（人類学者である妻ケイトが言うところの「道具ポルノ」）は、失われし若き日々の楽しみのひとつとなってしまった。いまの私にできるのは入手済みの道具を磨いたり研いだりすることだけだが、若さを取り戻して、それに伴う不安や同様に悩まされるなんていうのはごめんだ。後になってから満足できるようなものを作ったことなどほとんどない。目につくのは欠点ばかりだ。けれどもそれはもちろん、将来はもっとよいものが作れるのではないかと思えるということを意味している。

オーク材の棚を作ったことがある。なかなかいい出来だった。角のありつぎ[訳注4]は自分の手で切り目を入れた。職人技の見せどころだ。一方で、最高かつ最難度の（「留め金隠し」という）ありつぎは目で見ることができない。外科手術と同じく、真の職人技は自らを喧伝する必要がないのだ。ある上級医の麻酔科医は「優れた外科医が行うと、手術は簡単に見える」と語っていた。

水門管理人のコテージの側の運河に係留されたボートに住む人々の整然とした簡素な生活や、ウィリ

訳注2　主に壁の穴用の補強材料。
訳注3　ドイツの芸術家クルト・シュヴィッタースによるコラージュを利用した絵画などの作品を「メルツ」と言う。
訳注4　原文では dovetail-joint（鳩のしっぽの形のジョイント）。日本の大工用具では「ありつぎ（蟻継ぎ）」と言って、木材の端に決まった形の切り込みを入れ、つなげ合わせる技法のこと。

アムとのトレッキングの途中で通り過ぎたネパールの農民たちの粗末な家を目にすると、自分の生活の中にある膨大な量のがらくたの山や所有物について考えずにはいられなくなる。大工道具や本、絨毯や写真だけではない。パソコン、カメラ、携帯電話、衣類、CDやHi－Fi機器、その他にもたくさんある。そのほとんどが必要なくなってしまったものばかりだ。

大昔に勤務していた精神科病院にいた統合失調症の人々のことを思い出す。最初に配属されたのはいわゆるリハビリ病棟で、何十年も入院している慢性統合失調症患者に病院の外の地域ケアで生活できるよう練習してもらうための場所だった。患者の中には、ナイフとフォークの使い方を教わらなければならないほど、施設化[訳注5]が進んでしまっている人もいた。私が病棟で最初に目にしたのは、大部屋に四〇人ほど、古ぼけた服を着た男性がいて、完全かつ不気味な静寂の中、何時間も止まることなく、円を描くようにして歩いている様子だった。まるで死者の行進のようだった。聞こえてくるのは足音だけだ。ただし、頭の中に聞こえてくる声と言い争う人がいる場合には、ときおり叫び声が聞こえてくる。彼らの多くは「遅発性ジスキネジア」と呼ばれる奇妙な身動きをしていた。彼らのほぼ全員が投与されていた抗精神病薬の副作用だ。ハロペリドールという（副作用が明らかになるまで高用量治療が流行していた）薬を高用量で投与されていた人たちは、顔や舌を絶えずグロテスクに動かしていた。それから精神科病棟に配属されるまでの数週間、私は少しずつ一人一人を知るようになった。彼らが殺風景な病院の庭から小石や小枝を集めてきては大事に扱い、ポケットにしまっていることにも気がついた。それ以外、彼らは所有物を持っていなかった。心理学者の言うところの「保有効果」だ。私たちは何かを得ることよりも、それを失うことをより気にかける。一度何かを保有すると、私たちはそれを失いたくないと思うようになるのだ。たとえそれと交換で価値のある何かを提供される場合でも同じである。精神を病んだ人々のポケットの中の小石は、自分の所有物だというだけの理由で、病院の庭にある他のどの小石よりも価値のあるものになったのだ。

こういったことを考えていると、自分が自宅で本や写真に囲まれて生きていることを思い出す。めったに見ることはないが、なくなればきっと気がつくのだろう。精神を病んだこのような気の毒な人々はすべてを失っている——家族も、家も、所有物も、いかなる類の社会生活も、そしておそらく自己の感覚そのものも。幸福と所有物は、ビタミンや健康に似ていると思うことが多い。深刻なビタミン不足は私たちを病気にするが、過剰なビタミンが私たちをより健康にすることはない。私たちのほとんどは物を集めずにはいられないが（私も父も間違いなくこれに当てはまる）、より多くの所有物が私たちをより幸せにしてくれるなどということはない。地球を貶めているのは人間の衝動だ。森林が伐採され、埋立地はどんどん広がり、大気中には温室効果ガスが充満している。小説家のイヴァン・クリーマがかつて悲観的に述べたとおり、進歩とはより多くの運動とより多くのごみにすぎない。カトマンズの街並みが頭に浮かんでくる。

父は人生のいくつかの面ではぼんやりとしていて、だらしのない人だったかもしれない。けれども財産に関することとなると、父は驚くほど賢明だった。もっとも、法学の研究者だったので、特に裕福というわけではなかったのだけれど。一九六〇年にオックスフォードからロンドンに引っ越したとき、私

訳注5　原文では institutionalaized. 医療機関、特に精神科病院に長期間入院し、社会生活に必要な能力が失われることを言う。

たち家族は一七一三年代に建てられた、アン女王洋式の大きなテラスハウスに入居した。活気がなく、お洒落でもない、ロンドン南部のクラパム郊外にある建物だ。とても素敵な家だった。完璧にバランスのとれた部屋にはどれもウッドパネルの壁があり、色落ちした控えめな緑色に塗られている。鋳鉄籠の火格子も各部屋にあった（いまではそのひとつひとつが高価になっている）。背の高いシャッター付きのサッシ窓からは、クラパム・コモンの木々を見下ろすことができた。美しいオーク材の階段にはねじれ構造の手すりが付いていた。骨董品の収集が国民的娯楽になり、手が出せないほど高価になる前の話だが、父は骨董品を見る目のある人だったのだ。そういうわけで、六つの寝室と四〇近くもの窓（私はそのすべてを一気に塗装し、いくら小遣いをもらうべきかをめぐって後で父と大喧嘩になった）がある家族の新居は、本や絵、さまざまな美術品で溢れかえっていた。若いころ、私はこれらすべてをとても誇らしく思っていた。父もまた、自宅やたくさんの所蔵品を誇りに思っていて、それらを客に見せることを好んだ。ただし、父は無邪気な、子どもっぽいと言ってもいいようなやり方で、自分の喜びを他者と分かち合おうとしていたのだ。家族は父を「エゴイスト」とは対照的な「ウィゴイスト」[訳注6]だとからかっていた。オックスフォード英語辞典にちゃんと載っている言葉だ。

　私の誇りは借り物だったにもかかわらず、もっと競争心と攻撃性に満ちた代物だった。父が九六歳の天寿を全うしたとき、二人の姉、そして兄と私は山のようにある父の所有物と向き合うことになった。驚いたことに、何千冊もある父の蔵書の中に保管しておく価値のあるものはほとんどないということがわかった。自分が死んだら私の蔵書はどうなるんだろうか。そんなことを考えさせられた。他のものはすべて円満に分けたが、いま振り返ってみると、公平な取り分よりも多く受け取ってしまったのではないかと心配になる。姉と兄は、不和を避けるために弟の要求を黙認してくれたのかもしれない。四〇もの窓と板張りの部屋つきの家は最近改装され、天文学的な金額で売却されたらしい。不動産業者のウェブサイトには内装の様子が掲載されていた。内装はすっかり変わっていた。何もかも、オークの階段までもが白く塗りたくられ、いまでは豪華な五つ星ホテルみたいな姿になってしまっていた。

ネパールで仕事をしているときは、スーツケース一個で生活している。服とノートパソコン以外、身の回りの品は何も持たない。インググランドに置いてきたたくさんの持ち物がなくても大丈夫だということに気づかされた。実際のところ、私はそうしたもののことを自分が取りに戻らなければならない重荷だと思っている。たとえそれらが自分にとって大切なものだとしてもだ。それにネパールの貧困や、急速で無計画な都市化の悲惨な影響を目の当たりにして、私は自分の所有物をいままでとは違ったまなざしで見るようになっていた。手荷物だけで旅をすることの素晴らしさに、もっと若いころに気がついていればよかった。死者を覆う白い布にはポケットなんてついていないのだ。

「最初の患者はミスタ・スニール・シュレトラです。ノルヴィク病院に入院してたんですが、うちに来ました。右利きの男性、六六歳。五日前から意識喪失。検査では……」

ある入院患者について、朝のミーティングでプレゼンテーション担当の勤務医がそう言った。大きな声で私は言う。

「待ってくれ。倒れた後、何があったんだい？　それから、ずっと意識がないということ？　神経学的な徴候はあった？」

訳注6　原文は wegoist.

「人工呼吸器を使用していました」

「瞳孔の状態は？」

「四ミリで反応なし。運動反応もありません」

「脳死だった？」

勤務医は答えることができず、不安そうな表情で私を見ていた。ネパールの法律では脳死は認められていないのだ。

「そのとおりです」と、いつも熱心な医員のビヴェックが勤務医を助けて言った。

「脳死だったとしたら、なぜ最初の病院からここに移されたんだろう？」

「いえ。患者は家から来たんです」

一瞬、固まってしまった。いったいどういう意味なのかわからない。それから信じられないといった気持ちで、こう尋ねた。

「人工呼吸器をつけて、病院から帰宅したってことか？」

「いえ。ご家族が自力で運んで行ったんです」

別の言葉で言うと、家族は肺の中の気管内チューブにつないだ呼吸器バッグを押しつづけて酸素を維持し、脳死した患者を（どうにかして）家に連れて帰ったということだ。

「それからここに連れてきた？」

「そうです」

「わかった。検査画像を見てみよう」

検査画像が目の前の壁に揺れながら、そしてぼんやりと姿を現す。巨大かつ間違いなく致命的な出血が映し出されていた。

「それから何があったの?」

「治療法はないとお伝えして、ご家族が家に連れて行きました。また自力で」

「次の症例を」と私は言った。

集中治療室でもっとも病状の重い患者、つまり死、もしくは脳死が予想される患者が、翌朝には姿を消している場合が多いということに、私は気がついていた。何が起こったのかは聞きたくもなかったが、しばらくしてから、通常は家族が患者を、必要とあらば自力で家に連れて帰り、残酷で人間味のない病院ではなく、家族の家で、愛する人たちに囲まれて、尊厳をもって死ぬことができるようにするのだということを知った。とても人道的な解決だと思った。悲しいけれど、自分の国に帰れば想像さえできないことだ。

10 割られた窓

オックスフォードに戻り、水門管理人のコテージの様子を見に行った。いろいろな感情が入り混じるのを感じつつ、曳舟道を歩いていく。くすんだ灰色の空から雨が降っていた。緑色をした穏やかな運河沿いにひっそりとつながれたナローボートの列の横を通りすぎていく。落ち葉の匂いがしていた。「あんな場所を改修しようとするなんて、どうかしてるんじゃないか？」と複数の友人に言われた。五〇年も放置され、五〇年分のごみが庭に山積みになり、道路に面してもおらず、必要な作業も費用もとんでもない量になる。数キロ分の銅として売れるので、配管は泥棒にすべてはぎとられていた。漆喰は壁から落ち、窓枠はすべて腐っていた。昔懐かしいベークライト製の電気ソケットや照明スイッチはすべて壊れていた。屋根は無事だが、階段と三部屋ある小さな寝室の床板の多くは木虫のせいでぼろぼろになっていた。住んでいた老人が死に、コテージ自体も死んでしまったのだ。いのちがあるのは庭の緑の荒れ地だけで、五〇年の自由を経て雑草が生い茂っていた。

私はロンドンの作業場で何カ月もかけて新しい窓を作っていた。オジー型[訳注1]の凝ったアーチつきのものだ。オジー曲線に合うようにガラス窓をはめるのは難しく、時間がかかった。ネパールに出発する前に、ウクライナ人の同僚と友人の助けを借りて古い窓を外し、新しい窓を慎重に取りつけておいた。ところが私がカトマンズにいるあいだに、窓はすべて乱暴者たちの手で破壊されていた。おそらく私が内側に取り付けた金属製の棒に対する腹いせだったのだろう。泥棒たちはコテージの裏側の窓についた金属製の棒をどうにかこうにかこじ開けて侵入してきたらしい。貴重な電動工具を、賢明にも設置しておいた頑丈な鍵つきの巨大な鋼鉄製の箱の中に入れておいたのはせめてもの救いだった。鉄製の箱二つを狭い曳舟道沿いに台車で運ぶのは容易ではなく、ある地点でそのうちの片方、一〇〇キロ近い重さのあるものを、危うく運河に落とすところだった。

どうやら泥棒たちはその箱のうちの一方を台車に乗せたものの、正面玄関のドアを開けられず、諦めることにしたらしい。私は何時間もかけてドアに頑丈な本締まり錠を取りつけていたのだ。一方で、優れた建築史家である私の姉は、オジー型アーチは水門管理人のコテージにはあまりそぐわないと言っていた。ひょっとしたら、窓を破壊した乱暴者たちは建築遺産に対する姉の辛辣な見解と同じ意見だったのかもしれない。

そこで窓の外の外壁に取り付け可能な金属製シャッターを手配したのだが、そのせいで素敵なアーチ型の窓でコテージを飾りつけるという本来の目的は完全に台無しになってしまった。その後、私がまた留守にしているあいだに、乱暴者たちは屋根の高価な窓（薄板ガラスの三重窓）に目をつけた。連中は屋根に上り、その過程でたくさんの屋根のスレートを壊し、さらに窓のひとつから重たい土地排水管をず

訳注1　S字のような曲線を合わせてつくるデザインのこと。

らしてしまった。私が見るかぎり、これは強盗というよりも、単純に破壊の喜びのためになされたことのようだ――ただ単にガラスが割れる音が面白いというだけの。思春期の脳の前頭葉は完全にはミエリン化されていないのだと考えて（ミエリンとは神経線維の周りの絶縁体のことだ）、私は自分を慰めた。これは若者たちが危険な行動を楽しむ理由の説明となると考えられている。若者の前頭葉（人間の社会的行動と未来のリスクと利益の計算の所在地）はまだ成熟していない。一方で、思春期に上昇するテストステロン値は彼らを（たとえ手作りの窓に対してであっても）攻撃へと駆り立てる。これは戦闘や競争に向けた準備である。進化は仲間を見つけるためにはそういったものが必要だと判断したのだ。

コテージに向かって歩くたびに、この先いったいどんな目にあうんだろうかと、沈んだ気持ちになる。小さなクルミの木を倒されたり、リンゴの木の枝を折られたりしていないだろうか？　金属製のシャッターはこじ開けられていないだろうか？　以前は携帯電話が鳴るたびに患者の誰かが危険な状態になったのではないかと思って、いつも不安になった。それがいまでは、近くの運河のロングボートの住人である仲のいい隣人や警察からの、コテージにまた襲撃があったという連絡ではないかと不安になっている。単なる所有物のことを心配するなんて馬鹿げた話だ。そう自分に言い聞かせる。何と言っても、コテージには建築用工具しかなく、それもすべて鋼鉄製の箱にしまってあるのだから、と。医師としての仕事や、ネパールやスーダンのような貧しい国での仕事から学んだことを思い出しつつ、それでもコテージの改装計画が厄介きわまりないもののように思えてきた。生きる目的という感覚を与えてくれると思っていたのに、絶望感と無力感でいっぱいにされてしまった。

ネパールに出発する前の数週間、私は庭のごみの山の片付けをはじめていた。庭の片隅にレンガの壁があり、運河に面した側にはたくさんの雑草や低木が生い茂っていた。それらを片付けると、赤レンガで作られた、絵画のように美しいアーチ型の馬用の水桶が見つかった。レンガは手作りのものだった――のこぎりの跡が見えるのだ。遠い昔、曳舟を引く馬たちのために作られたものだったのだろう。レンガには馬を繋いでおくための錆びついた鉄のリングがはめ込まれていた。まだ私の敷地の内部である桶の前には立派な石畳の地面があって、長年積もりに積もった泥や雑草を掻き分けていくと、それがゆっくりと姿を現した。作業をしていると、仲のいいボートピープル[訳注2]の一人であるエマが立ち止まって話し相手になってくれた。

「ここには珍しい植物が生えていてね。地元の愛好家がとっても興奮してたわ。何ていう名前なのか、私は知らないけど。フレッドとジョン（他の二人のボートピープル）が何年か前にこの辺りを綺麗にしようとして、その人たちと喧嘩になったことがあったのよ」

「私もその植物を掘り出しちゃったんじゃないかな」と私は答えた。地元の愛好家の集まりと揉めごとになるのは困る。

「たぶんまた生えてくるわよ。深いところに根を張るの」

私たちは老人について話をした。エマが言うには、老人は泥棒に怯えていたそうだ。もっとも、ごみからわかるかぎりで言うと、老人はほとんどものを持たず、缶詰のイワシと安物のラガー、それとタバコといったもので生活していた。コテージに幽霊が出ると、エマに言ってきたこともあるらしい。地元の人たちによると、彼は若いころは「ちょっとしたワル」だったらしいが、私が聞いたのは、酔っ払って自転車でコテージに帰って来てはときどき運河に落ちていたという話だけだった。彼には息子がいて、

訳注2　この場合はボートで脱出した難民ではなく、停泊したボート上で生活する人々のこと。

一時期コテージに一緒に住んでいたこともあったのだが、どうやら疎遠になってしまったらしい。庭のごみの中には、哀れを誘う壊れた子どものおもちゃがいくつかあった。庭のごみの山の中に、抗うつ薬（選択的セロトニン再取り込み阻害薬）の光沢のあるブリスターパックも見つけた。老人はこのコテージで亡くなったのだと、エマは教えてくれた。

「何日か姿が見えなくてね、結局、警察にドアを壊してもらったの。死んじゃってた——肘掛け椅子の上で」

前の住人の五〇年分のごみや廃棄物でいっぱいになった数百個の黒いプラスチック製の建築業者用の袋の巨大な山を、少しずつ積み上げていった。その中には、一メートル近くの厚さで、長いあいだ風雨に曝されてきたせいで木材のような硬さになった、デイリーメールの束も含まれていた。錆びついたバイクの部品。かびだらけの古いカーペット。ビニール袋。ブリキ缶。たくさんの瓶（得体の知れない液体がまだ入っているものもあった）。壊れて役に立たない道具。哀れを誘う子どものおもちゃ——リストは無限に続いていく。どのごみも少しも興味をそそられない。五〇〇〇年後の世界で発掘調査をする考古学者だってきっと退屈で気が滅入るだろうと、作業をしながら思った。掘れば掘るほど、ごみが見つかっていく。

オックスフォード運河のボート居住者のコミュニティに石炭やガスボンベを供給しているのは「ダスティ」という貨物船だった。コテージを手に入れたときに、「ダスティ」のオーナーであるジョックとカティ夫妻からの陽気なメモ書きがレターボックスに投函されているのを見つけた。引っ越しのお祝いとサービス提供の旨が記されてある。これはとてもありがたい話だと後でわかった。農道の横だったら大きな廃材コンテナを置いてもいいと言ってくれる地元の農家の方がいて、二人のおかげで「ダスティ」に二回に分けてごみを積み込み、少し離れたその場所まで運河を上ることができたからだ。重労働だった。それが終わると、私はジョックとカティを連れて近くのパブに昼食を食べに出かけた。バックパッカーとして世界を一周し、大型運送トラックの運転手をしていたこともあるけれど、小さいころから船に乗って暮らしたいと思っていたと、ジョックは話してくれた。カティは小学校の先生で、一年間仕事を休んでいたが、いまは復職したくないらしい。二人は一日中、運河をゆっくりと上り下りしながら、みな知り合いのボート居住者たちに石炭の袋やガスボンベを届けていた。まるで村の生活だ。さらに遠くの運河沿い係留された第二の船の中に住んでいて、最小限の持ち物だけの、ゆっくりとしていて平和な生活にとても満足していると、二人は話してくれた。

何本かの木は切り倒さなければならなかった。主に、庭の一角を占拠していた高さ九メートル以上あるとげつきの木だ。私は木が大好きで、その思いは崇拝に近い。ただ、正直に言うと、木を伐採するのも大好きで、立派なチェインソーを何台も所有している。数年かけて、ついに自分でもチェインを研ぐ技術を身につけた。樹木の外科手術は脳の外科手術とある程度共通点があるように思う――とりわけ、リスクと正確さに関して。幹の両側に正確に二つの切り口を入れないと、木が自分の上に倒れてきたり、周囲の木々のあいだにはさまってその先の作業がとても難しくなったりする。あるいは、チェインソーの刃が完全に木の幹に挟まってしまうこともある。それにチェインソーの扱いには注意が必要だ。私はチェインソーが顔にキックバック[訳注3]した患者と会ったことがある。けれども、切断された木はいい匂いがする。オークの木は特に素晴らしい。チェインソーのガソリンの煙、そして作業場所によっては森の中

訳注3　チェインの回転により、チェインソーが使用者の側に跳ね返る現象のこと。

の静けさや神秘性と、木の匂いが混じり合う。子どものころに最初に読んだ本のうちの一冊は、暗い森を舞台にした悪魔や、血まみれの死と罰といった物語でいっぱいのグリム童話だった。おそらく母がドイツ人だったからなのだろう。木を伐採するのは少し残酷なことでもある——外科手術と一緒だ。生き物を支配することには喜びがある。背の高い木がその死に向かって倒れていくのというのは、とても心を動かされる光景だ。自分で伐採したのならなおさらである。ただし、脳外科手術を刺激的なものにしているのは、はたして患者は無事に目を覚ましてくれるのだろうかという不安だ。一方で、木を伐採するのはもの作りや薪のため、あるいは他の木の成長を助けるためである。そしてもちろん、必ず新しい木を植えなければならない。

二五年前、私は最初の妻の両親が住んでいたデヴォンの農家の周囲に、八ヘクタールの土地の権利を取得した。そのうち三ヘクタールの土地に四千本の木を植えた——在来種のオーク、アッシュ、スコッツパイン、ヤナギ、ヒイラギなどだ。ほんの数年のあいだだったが、デヴォンを訪れた際には進んで木の手入れをした。若いオークの下枝を慎重に剪定して、一〇〇年後には節のない、良質な長い材木を提供できるようにしていったのだ。フクロウの巣箱も作った。その巣箱は私の土地の輪郭を描く木々のうちの一本の、オークの老木の枝に取りつけておいた。巣箱の大きな入口にフクロウが何かを考えているような様子で座っているのを見たことがある。とても幸せな瞬間だった。ところが、残念ながらフクロウは巣箱の中に住み着いてはくれなかった。

自分が死んだら、木の中に埋葬してもらい、やがて自分を構成している分子や元素が葉っぱや木として再配備されればいいのにと思っていた。結婚生活を待ち受けていた困難のことを、当時の私はまったく知らなかった。離婚によって私は土地も木々も失い、それらはすぐに売却された。グーグル・アースを使えば、いまでは育ちすぎてほったらかしになっている森の姿を見ることができる。三分の一は伐採して、残った木々がより強く成長するようにしておくべきだったのだが、その作業がなされることはなかった。

あの場所が本当に懐かしい——野原や森だけでなく、農家の向かいにある古い石造りの納屋のひとつに設置した作業場も。自分で作った作業台の前にある、これまた自分で作った窓からは、デヴォン北部の低い丘陵地をエクスムーアまで見渡すことができた。私の頭上のたる木にツバメが巣を作り、幼鳥が梁から梁へと羽ばたいて飛ぶ練習をしていたのを思い出す。親鳥は開け放しのドアからさっと入ってきて、私を見つけると、最初のうちは目の前で宙返りをして（翼が発した空気の流れを感じることができた）、また飛び出していってしまったが、しばらくすると私の存在に慣れてくれた。夏の終わりには幼鳥たちは農地の外に飛び出し、農家から納屋まで伸びるケーブルの上に集まり、小さな四分音符や二分音符が空の楽譜を作っていた。秋がやって来る前に、彼らはアフリカに向けて出発した。それから二〇年後、農場を見に行こうと思ってその場所に帰ってきて、新しい所有者に私とこの場所との関わりについて説明をした。彼は誇らしげに、自分が行った改良をすべて見せてくれた。きっと行くべきではなかったのだろう。納屋と私の作業場は、山小屋風のおぞましい別荘に改築されていた。ツバメは追い出され、二度と戻ってこなかった。

水門管理人のコテージの庭の大量のごみを片付けてから、リンゴの木を五本、クルミの木を一本植えた。リンゴの木はコックスズ・オレンジ・ピピンやブレナムなどの伝統的な品種で、六〇年前に実家近くの果樹園にあったのと同じ種類のものだ。

一九五三年、私が三歳のときに父が購入するほんの数年前まで、その場所は現役の農園だった。それは石の屋根がついた、エリザベス女王形式の見事な石造りの建物だった。わらぶき屋根の厩舎のある農場、大きなパンタイル屋根の納屋。六〇本ものリンゴやその他の果物の木がある果樹園と庭園。小さな雑木林。私のような子どもにとって、そこは楽園であり、世界のすべてだった。農園はオックスフォード郊外にあり、開けた野原と街が交わる場所だった。いまでは野原の上をバイパスが走っている。隣の農場はガソリンスタンドとホテルに変わってしまった。果樹園の大部分は伐採され、つまらない住宅地になっている。納屋と厩舎は取り壊された。松の木はまだそこにあって、メゾネット式住宅と停められた車のあいだに取り残されている。かつては雑木林の入り口の見張り番だった木だ。私はこの雑木林が怖くて仕方がなかった。よく読んでいた童話に出てくる魔女や悪魔でいっぱいの場所だと思っていたのだ。六〇年前、松の木のそばに立っていたことを思い出す。当時はもっと小さな木だったはずだが、私には巨木に見えた。あまりにも怖くて、その松の木が守っている、深く暗い森には足を踏み入れることができなかった。憧れは勇敢な騎士だったというのに。そこに立っていると、ときおり自分の上にある黒みがかった枝から風の音が聞こえてきた。風の音は深奥な、そして変わることのない神秘にまつわる、そして感じることはできても見ることはできない多くの物事にまつわる感覚で、私を満たしていった。

私たちはたくさんのペットを飼っていた。その中の一匹はブランディという名前の、とても賢いラブラドールだった。ブランディの飼い主は兄だったのだけれど、私は彼にお座りや伏せを躾けたいと考えた。なぜだかわからないが、いまでは芸をするように躾けられた動物を見るのが嫌いになった。けれども、そのときの私は電気ケーブル製の鞭とビスケットを組み合わせた、とても残忍な方法で躾を行ったのだった。ブランディはすぐに芸を覚えた。私はブランディを支配する感覚を楽しんでいたのだが、母がこのかわいそうな生き物と私が一緒にいるのを見て、それは終わりになった。それからの生涯で、ブランディが室内で私と二人きりになることはけっしてなかった。どれほど愛しているか説得しようとしても、二人きりでいると、私に何をされたのかを必ず彼に思い出させることになってしまったのだ。けっして変わることのない深い恥の感覚、それに残酷になることの容易さに関する痛みを伴う理解とで、私の心は覆いつくされた。これは権力が腐敗をもたらすことに関する人生の初期段階での教訓だった。この出来事がなければ、自分はいまよりも思いやりに欠けた外科医になっていたのかもしれない。そう思うことがときどきある。

北部の炭鉱の町で手術室のポーターとして働くようになったときにも、それと少し似た体験をした。そこには、いまから思えば恐ろしいほど無能な、年配の麻酔医がいた。その麻酔医の助手の当番になった最初の日、彼は患者に挿管するのに手こずっている様子だった。患者の顔色は深い青色に変わりはじめていた（チアノーゼと呼ばれるもので、酸素欠乏の結果だ）。「先生が麻酔をかけると患者さんはだいたいこんな風に顔色が青くなるんですか？」と、まったく悪気なく、私は尋ねた。彼が何と答えたかは覚えていないが、この話を聞いて手術室の他のポーターたちは腹を抱えて笑っていた。数週間後、その麻酔医はまた別の患者の挿管に手こずっていた。患者はもがいていた。気の毒なその男性には明らかに麻酔が効いていなかったのだ。麻酔医に患者を押さえつけるよう言われたので、私は夢中になってその患者を押さえつけた。学校ではいつも勇敢な方だった（ただしむしろ恥ずべきエピソードもある。自分の強さと攻撃性に支配されて、学校の友達が泣き出してしまったときのことだ）。その時点で、手術室の看護師長であるシスター・ドネリーが麻酔室に入ってきて、私が患者を拘束しているのを目の当たりにした。「ヘンリー！」。それが彼女が言ったすべてだった。本当にショックを受けている様子だった。忘れることのできない出来事だ。他の医師の患者への接し方を見ると胸が締めつけられるような思いをすることがあるが、それはこの体験があったせいなのかもしれない。

何年も経って精神科病院の看護助手として働いていたときのことだ。各病棟の雰囲気がその病棟担当の上級看護師が示す手本によって大きく左右されるというのは明らかだった。ケアという仕事の本分を、そして現実的かつ日々の義務であるがゆえに、ときにそれがいかに困難なものになりうるかを、彼らのほとんどが理解していた。病院の権限が臨床スタッフから、目標と節税を目指す政治的支配者の要請に応えることが主な職務であり、患者とは一切接点をもつことのない非臨床管理職へと徐々に移されている以上、私たちはケアの質の低下に驚くべきではないのだ。

オックスフォードの家には昔ながらの家と庭、小さな楽園があった。四人兄弟の甘やかされた末っ子である私は、少しばかり荒々しくそこで駆け回っていた。一〇歳でロンドンに引っ越したとき、まるでエデンの園から追い出されたかのような気分がした。

コテージに向かう曳舟道を歩きながら、そもそもなぜコテージを購入したのか、そしてなぜ自分で修繕する必要があると思ったのかについて考えた。人生の大半は過ぎている。必要な肉体労働はますます困難になり、その多くが間違いなく憂鬱になっている。作業は前ではなく、後ろ向きに進んでいるように思えた。乱暴者のせいで被った被害など、話にもならない。新たな電源ソケットを取りつけるために切り込みを入れると、壁土の大きな破片が壁から落ちてきた。一階の部屋の木ずりと漆喰で出来た天井は、貼りつけられていたポリスチレンのタイルを剥がそうとしたときに、ほこりの煙を立てながら崩れ落ちてきた。自分で作った新しい窓はすべて割られ、すべてはめ直さなければならなかった。屋根の窓のうちのひとつもだ。その上、もしも作業が完了したら、そのとき私はどうするのだろう？　自分がやっているのは、年をとってもこんな作業ができるということの証明だけではなく、将来を払いのけようとする試みでもある。そう結論せずにはいられなかった。いま苦しんでおけば、将来の苦しみから何とかして逃れられるという、魔法みたいなものだ。まるで問題となっている作業が苦行の一形態であるかのように、ヒマラヤのカイラッシュ山の周りで四つん這いになるチベット人のような多くの宗教に見られる苦行の世俗版であるかのように感じられた。けれども、自分がしていることのすべてが家を改修するためだというのが恥ずかしくなってきた。世界中にこれほど多くの問題や苦しみがあるというのに、少々馬鹿馬鹿しい振る舞いのように思えたのだ。ひょっとしたら、私は注目されるのが好きなマゾヒストだというだけの話なのかもしれない。いつだって、私はどうしようもない目立ちたがり屋だった。

そんな憂鬱な考えを抱えつつコテージに到着したのだが、以前に訪れたときとまったく同じく、それを見た途端に何の疑問もなくなった。自然のままの庭に古いレンガ造りの馬小屋がある。前には静かな運河、後ろには湖があって、片側は背の高い柳の木が並んでいる。暗い水の上に真っ白な二羽の白鳥がいる。その向こうには冬が来ると茶色く色褪せる葦がある。線路もだ。子どものころにその線路を蒸気機関車が轟音を立てて通りすぎて行くのを見たことがある。中に入ると（割れた窓はもうすべて板張りになってるので暗闇の中）、開いたドアからの光が当たって、床中に散らばった割れたガラスが輝いていた。入ったときに足元で床がきしんだ。けれども、もうそんなことに悩まされたりはしない。

この素敵で質素な建物を修復しよう。老人の死と彼が残したすべての悲しいごみを祓おう。六本のリンゴの木と一本のクルミの木はすくすくと育っていくだろう。木には鳥の巣箱を、それにデヴォンの森の端に生えていたオークの木に取りつけたようなフクロウの巣箱を置こう。

そしていつか他の誰かが楽しむことができるように、コテージを後に残そう。

コテージの壁の高い位置に動体検知投光器とCCTVカメラを設置することにした——泥棒や乱暴者に対するやむを得ない譲歩だ。これには梯子を登って、屋根の軒下の高いところで行う作業が含まれていた。梯子から転落して首が折れたり、頭に重傷を負ったりした高齢者に、仕事の場面で数えきれないほど会ったことがある。数メートルの落下が命取りになる場合もある。それに頭部の損傷と認知症の発症には明確な関連性があるのだ。そこで私は、登山者が岩壁にハーケンを打ち込むのと同じように、コテージの壁に一連のリングボルトを打ち込み、それに梯子を結びつけ、安全停止ハーネスを装着し、カラビナで梯子と自分をしっかりと結びつけた。そうしてから、照明や粗末なCCTVカメラを固定し、頑丈なドリルを握りしめて、コテージの壁にケーブル用の穴を開けていったのだった。

この作業をしているときに訪れて来た人がいて、私は梯子を降りた。私と同年代の男性で、ゴールデンレトリバーを連れて歩いていた。私たちが話しているあいだ、レトリバーは嬉しそうに自然のままの庭を探検していた。

彼は言った。

「六〇年前、子どものころに、ここに住んでいたんだ。一九五〇年代で、運河で働いていたデニスと代わるまでね。兄と私は両親と一緒にここに住んでいた。両親の人生で、それが一番幸せな時期だったんだ」

私たちは同い年で、二キロも離れていないそれぞれの家で同時期に生活していたことがわかった。彼は古い白黒写真を見せてくれた。コテージは整然としていて、手入れも行き届いた様子だ。前庭には大きなプラムの木の花が咲いている。庭にはたくさんの野菜がきちんと並んで育っていた。庭の門の前に、エプロン姿の母親が立っている。

「両親の遺灰をあそこに撒いたんだ」。コテージから小さな橋を渡ったところにある、草の生えた運河の土手を指差しながら、彼はそう言った。

「よくここに来て、両親と話をしているんだ。今日は孫息子が大学で学位を取ったと話した。きっと誇らしい気持ちになってくれただろうね」

私はコテージの中へと彼を案内した。無言の驚きの中、彼はコテージの中を見つめていた。たくさんの思い出がよみがえってきたにちがいない。

そして、かつてコンロがあった場所を指差しながら彼は言った。

「親父はよく台所の隅のあの辺りに座っていたんだ。鉛で出来た小さな球を持っていてね。玄関からねずみが入ってくると、親父がその球を投げつけるんだよ。一回でも命中させたことがあるのかはわからないけどね」

11 記憶

九六歳で亡くなったとき、父は深刻な認知症の状態だった。抜け殻になってしまっても、父の穏やかで楽天的なよき性格は相変わらずだった。兄が自宅で父の世話をしてもらうために手配した住み込みの介護者によれば、父は「お世話がしやすい人」だったらしい。認知症が進行し、記憶がなくなっていくと、私たちの多くはどんどん混乱していって、恐怖を感じるように、攻撃的に、そして疑心暗鬼になっていく。老人看護の助手として短期間働いていたときに、私はこうした状況を目の当たりにしていた。ただし、それは精神科病院への長期入院という悲惨で絶望的な環境の中でのことだった。他の場所だったら、気の毒な老人たちが抱える問題は何倍もましなものだっただろう。

父は変わり者で有名だった。第二次大戦後、父はオックスフォード大学で教員をしていた。父が引退してから何年も経って、私が学部生としてオックスフォード大学に通っていたころ、ポーターの男性が父の変わり者ぶりを示すたくさんの面白い話を聞かせてくれたものだ。父がかつての教え子の一人と再会したときに「じつは先生の個別指導がいつも怖かったんですよ」と言われたこともあった。温厚な父はとても驚いていた。ただしそれも、父が個別指導のときにめったにマッチを持ってこなかったということを、そのかつての教え子がつづけて話すまでのことだった。父は電気ヒーターのスイッチを入れ、それを押しつけて（バーがとても熱くなる旧式モデルの）ガスヒーターに点火していたのだ。個人指導は恐ろしい爆発音と共にはじまったというわけだ。かつて農家だった建物の中の私の寝室にも、それと同じような電気ヒーターがあった。セントラル・ヒーティングはなかった。冬の朝はよく寝室の窓に霜華ができていた。私はベッドから体を出し、なるべく毛布にくるまったままで、自転車で通学するために身を起こすまで、ヒーターの前で服を暖めていた。

母がおやすみのキスをして部屋の電気を消した後、私は毛布の下に懐中電灯を入れて、夜遅くまで本を読んでいた。七歳のとき、学校の友だちがアーサー王とその騎士についての本を借してくれた。私はこれらの物語に心を奪われて、マロリーの『アーサー王の死』[訳注1]を含め、騎士と騎士道に関する本は手に入るものであれば何だって読んだ。ランスロットとガラハドはどうしようもない「いい子ちゃん」だと思ったが、ボルズ卿には大いに憧れた。タフで忠誠心があり、信頼できる男だ。ボルズ卿には女性や宗教のことなんて考える暇もなかっただろう。私が所有していたマロリーの本の版には、ウィリアム・ラッセル・フリント卿（女性の性愛的な絵画で有名だった一九世紀後半の人気芸術家）によるカラー・イラストがたくさん載っていた。マロリーの本に彼が寄せた挿絵には英雄的な騎士や、流れるような長いローブを身にまとった長い髪の美しい乙女たちが描かれていて、私はすっかり魅了されてしまった。この夜の

訳注1　一五世紀のウェールズ人騎士トマス・マロリーの作で、その死後に出版されたアーサー王伝説の長編作品。アーサー王文学の代表的な作品だが、尋常ではない長さでも有名。

読書はおそらく私の重度の近視の一因となり、何年もしてから網膜剝離をもたらすことになった。

毎週日曜の教会学校への出席は退屈そのもので、子ども向けの聖書の物語の冊子の挿絵は『アーサー王の死』の絵に比べると、まったく魅力のないものだった。両親はどちらも真面目な（ただし厳格さは欠いた）クリスチャンだった。ティーンエイジャーのころ、私はウェストミンスター・スクール[訳注2]で、週六日あるウェストミンスター修道院での朝の礼拝を含め、伝統的なイギリス中流階級のキリスト教教育を受けていた。礼拝の最後になると、オルガン奏者がヴィドールの交響曲第五番の最終楽章（私が我慢可能な唯一のフランスのオルガン音楽作品だ）を演奏してくれた。ゴシック様式の大きな屋根の下、大理石の彫像やモニュメントの周りで音楽が大きく鳴り響くあいだ、私は誰もいなくなった建物の中に残っていた。そうしてからようやく、最初の授業に遅刻してしまうという不安に負けて、誰もいない回廊を通り、すり減った墓石の上を走って、学校に戻るのだった。音楽が背中の方に遠ざかっていく。

入学一年目は辛かった。生まれてはじめて寄宿生になったのだ。私にとってよいことだと両親は思ったのだろうし、それは当時の中流階級の少年の教育の伝統的な一部そのものだった。自分の部屋がある生活が恋しかった。それに、うぶでとりすました性格をしていたので、他の男子たちが延々とセックスについて話しているのにショックを受けてしまった。その件に関して一度、寮長のところに苦情を言いに行ったこともある――恥ずかしい思い出だ。一年後、私はようやく両親に自分がどれほど辛い思いをしているかを話すことにした。自宅から通学することができるとわかったときの、圧倒的なまでの安心の感覚をよく覚えている。

最終学年の金曜日の午後は寺院文書保管室で、ウェストミンスター検視官裁判所から提出された一九世紀の検視報告書の整理をしていた。士官候補生団はすでに廃止されていた。それまでの学生たちは金曜日の午後、ボーア戦争の時代のものだという三〇三口径のリー・エンフィールドを二二口径に改造した大昔のライフルを手に、軍服に身を包んで校庭を行進していた。士官候補生団に代わるさまざまな選択肢が私たちに提示され、私は文書保管室を選んだ。その部屋は寺院の南翼廊の一画、側廊の上にあり、寺院自体を直接見下ろすことができた。私は一八六〇年代のウェストミンスター裁判所の大量にある検視報告書の整理を任せられていた。ぼろぼろになった緑色の紐で綴じられた報告書は、オーク材で作られた中世の巨大な半円形の上祭服用の棚に保管されていた。経年劣化で、棚は黒ずんでいる。棚の上に古い剣を見つけた。ヘンリー五世の剣だと教わったが、実際にその通りだった。シェークスピア作品からぴったりくる台詞を借りてきて、その剣を頭上で振り回すのが楽しかった。文書保管室の室長は背が低く、まるまるとした鳥のような男で、明るい黄色の靴下を履き、歩くというより転がるような感じだった。彼は非常に長い（たぶんビール中心の）昼休憩をとっていたので、私はかなりの部分、自分の好きにすることができた。検視報告書はとても面白かった。完璧な装飾体で記されたディッケン朝ロンドンでの死の物語だ。文書保管室から寺院のトリフォリウムや屋根に通じる、螺旋状の石階段を見つけたときには、それ以上に興奮した。そういうわけで、私はロンドン中心部の素晴らしい景色を眺めながら、寺院にあるすべての空き部屋や屋根を探検して、金曜日の午後の大半を過ごしたのだった。

記憶にあるかぎり、私は神を信じたことはない。一瞬たりともだ。ある日、寺院の朝の祈りの時間に、学校の経理部長（退役した空軍准将だった）が祈りを捧げているのを見たことを覚えている。金色に塗ら

訳注2　エリザベス一世によって創設された、イギリス屈指の名門校。ウェストミンスター寺院（Abbey）の隣にあって、関わりが深い。

れた聖歌隊席の反対側の席で、彼は私と逆の方向を向いて跪いていた。その顔には、恐ろしいほどの苦痛と懇願の表情が浮かんでいた。その後まもなく、彼は学校から姿を消した。後に聞いたところによると、癌で亡くなったらしい。

父の認知症はおそらく避けることもできたはずのものだった。七〇代で二度、頭部に大けがをしていたのだ。友人の屋根裏部屋のたる木のあいだから落ちて、下の部屋の大理石の暖炉の上に落ちて、意識を失ったときに一度。そしてロンドンにある一八世紀に建てられた巨大な家でガスメーターを見ようとして、梯子から落ちたときにもう一度。父は以前にも屋根裏のたる木のあいだに足をすべらせたことがあった。一九五〇年代に私たちが住んでいたオックスフォードの古い家で、オペア用のベッドの上の天井から、漆喰のシャワーを降らせながら父の足が姿を現した。オペア[訳注3]の女性を仰天させることになってしまったが、幸いなことに、父の体の残りの部分は無事だった。二度の頭部の怪我の際、父はそれなりに回復したように見えた。けれどもおそらく、その怪我は老年期に入ってからの父のゆっくりとした病状の悪化の一因となったのだろう。

私はいい息子ではなかった。母の死後、すぐ近くに住んでいたにもかかわらず、私は晩年の父にほとんど会いに行かなかった。父の物忘れのひどさに我慢がならず、それに父がかつてのような人間ではなくなってしまったという事実が悲しかったのだ。兄や姉は私よりも頻繁に父に会いに行っていた。両親が私に何かを期待することはほとんどなかった。どんなものであれ、私の成功は喜んでくれていたし、どんな形で私の助けになれるかといつも気にかけてくれていた。けれども、二人が私に見返りを求めたり、不満を言ったりすることは、まったくと言っていいくらいなかった。私には両親に対する甘えがあった。けれども、人生を通じて私の強さであり、弱さでもあった自尊心の、主たる源泉は間違いなく両親の愛だった。

父は優れた弁護士だった。もっとも、彼の経歴をカテゴリーに分類するのは容易ではない。一四年間、教員として働いた後でオックスフォード大学を離れ、さまざまな国際的法律組織を運営し、最終的には最初の法務委員の一人として、政府のためにイギリスの法律の改正と近代化に取り組んだ。若いころ、私は法律にも父の仕事にもまったく興味がなかった――恐ろしく退屈なもののように思えたのだ。医師としてのキャリアが幕を閉じる最後の数年間、主に海外での仕事に従事し、あまりにも多くの汚職や権力の乱用を目の当たりにしてから、自由な社会にとって法の支配（父の仕事と世界観の中心にある原理だ）が根本的重要性を持つものだということを、私はようやく理解した。たとえば、民主的な選挙は独立した司法制度を欠けばほとんど意味をなさない。ロンドン・タイムズ紙に掲載された父の追悼記事は一面全体を覆いつくしていた。私はと言うと、その父の子であるという誇りと罪悪感に覆いつくされていた。父のキャリアに比べれば、医師としての自分のキャリアなど、たいした代物ではないように思える。

父の仕事の生真面目な性質（そしてその非常に道徳的で、ほとんど禁欲的でさえあった世界観）は、父が自分のことを真面目な人物だとは少しも思っていないことと、まったく矛盾していた。家族は父に従ってはいた。ただ、私たち家族は権威というよりも、面白可笑しい人物として父と接していたような気がするし、そう思うと心配になる。そんな風にひどく敬意を欠いたやり方で接することに対して、父が少しだけ癇癪を起こしたのは、ほんの数回の珍しい機会だけだった。父は自分の損になるような話や、自ら

訳注3　住み込みで家事や育児を手伝い、その報酬で生活する留学の形式のこと。

の（完全に無自覚なものとは言えない）変わり者ぶりに関する話をすることを好んだ。自伝を書いているとよく話していたが、その自伝が最初の一ページから先へ進むことはなかった。その最初の一ページには一九一七年、四歳だった父がバースのヴィクトリア・パークで大砲の拉縄を引いたことが記されている。第一次世界大戦の資金調達のために私の祖父母が戦争国債を購入したことへの報償だったそうだ。父が持つたくさんの記憶と物語をテープレコーダーに録音してみようかと、私はよく話していた。父はじつに珍しく、そして興味深い人生を送り、また素晴らしい語り手でもあったのだ。なのに、私はそれをしなかった。深く後悔している。父の過去、そしてサマセットやドーセットの田舎の家族の起源について父が聞いたたくさんの話は、彼の脳が衰えるにつれて色あせていき、いまとなっては永遠に失われてしまった。私が知っているのはほんの一部の断片だけだ。

戦時中、父は軍の諜報部に所属し、捕虜になったドイツ高官の尋問を担当していた。ドイツ語を話すことができたからだ。父が好んだ手法は尋問をオックスフォード大学における個人指導と同じように扱い、捕虜に民主主義と法の支配についての小論文を書くよう促すというものだったらしい。「筋金入りのナチス連中には通じなかったけど、他が相手だったらうまく行くこともあったよ」と父は言っていた。Uボートの船長の一人が反ナチスであることに気づいた父は、その捕虜にイギリス陸軍のオーバーコートを着せて収容所からこっそり連れ出し、ロンドン一周の観光旅行に連れて行った。警察に呼び止められたら何と言い訳すればいいだろうかと、少し心配ではあったらしい。「紛争」[訳注4]がはじまったころ、イギリス軍が北アイルランドでIRAの容疑者にフードを覆せた（事実上、拷問した）という話が浮上すると、父は激怒していた。多くの経験豊富な尋問者と同様に、父は思いやりと説得の方が尋問よりもはるかに効果があるという意見の持ち主だった。囚人の尋問の際に父が特に興味を持ったのは、ドイツ人の士気だった。父は報告書を書き、ドイツの都市への絨毯爆撃は、ドイツ人の士気を挫くことなく、むしろ強化してしまっていると主張した。「爆撃屋ハリス」[訳注5]（RAF爆撃機軍団司令官）がその報告書を読んで立腹し、父を軍法会議にかけようとしたらしい。幸いにもそうはならなかったのだが、歴史はもちろん、父の正しさを完全に証明している。

多少の誇張はあったのだと思うが、父はよくバースにある彼の生家には三冊しか本がなかったと言っていた。祖父は宝石商を営み、祖母も子どもを産むまでは服飾業を営んでいた。祖母は農家の娘で（八人きょうだいのうちの一人）、毎日一三キロもの距離を徒歩で通って仕立屋として働き、ついには自分の店を持った。とてもおしゃれな店だったと、父は断言してみせた。

父は祖父とは険悪な関係だった。一度は殴り合い寸前になったこともあったらしい。

「悪いことだと思った?」

その話をしてくれたときに、私は父にそう尋ねてみた。父は冷静に答えた。

「いや。正しいのは自分だって、わかっていたからね」

父の確信は傲慢ではなく、たいていは正しい、首尾一貫した頑固なモラル観に基づくものだった。そしてそれは反抗的で自己中心的なティーンエイジャーであったかつての私にとって、非常に苛立たしいものだった。祖父は私の誕生直後に亡くなったので、私は知らない。自分の息子が家中を何千冊もの本

訳注4　原文では the Trouble. この場合、北アイルランドの領有権をめぐる紛争を指す。

訳注5　アーサー・トラヴァース・ハリス（一八九二—一九八四）。パレスチナの反乱放棄や第二次大戦の対ドイツ戦線で民間人に多数の犠牲を出す爆撃攻撃を強行に主導した。爆撃屋ハリス（Bomber Harris）、あるいは屠殺屋ハリス（Butcher Harris）の異名をとる。

でいっぱいにし、ドイツから亡命してきた女性を妻にし、そして左派リベラルの知識人になったというのは、祖父には理解不可能なことだったようだ。

オックスフォード大学で法学を専攻する前は、父はバース近郊の小さな公立学校で教育を受けていた。医師や福音派の宣教師を輩出することに特化した学校だったらしい。ずっと後になってからもまだその場所の悪夢を見たのだそうだ。「『トム・ブラウンの学校生活』なんて、私が我慢しなきゃいけなかったことに比べれば、何てことないさ」と父は言っていた。そういうわけで、父はその場所を嫌ってはいたが、学校の士官候補生団の上級曹長となり、さらにラグビーではファースト・フィフティーン入りし、ファースト・エイトに並んだのだった。[訳注6] 自分がこのようになることができたのは、導き手となってくれた一人の歴史の先生のおかげだと父は語っていた。成功や慣習的な権威に対する父の態度は、その生涯を通じてきわめてあいまいだった。父が真剣に悩んでいるのを見た（私が父を大いに悩ませたさまざまな機会は除くとして）数少ない機会のひとつは、父の導き手になってくれたその教師が、母校の募金キャンペーンへの協力を求める手紙を送ってきたときのことだった。父はとても寛大な男で、数多くの慈善活動に関わっていたが、たいへんな苦痛を伴う内省の末に、かつての恩師であり、導き手であった人に対して、募金はできかねる旨の手紙を書いたのだった。

父はオックスフォード国際連盟協会[訳注7]の秘書をしていた。理想主義的かつ失敗する定めにあった組織だ。そして一九三六年、ドイツ語を学びにドイツに行き、そのときに母と知り合った。父はハレの町に滞在していて、その下宿先に書店の店員見習いだった母も住んでいたのだ。母は強固な反ナチスの政治的意見の持ち主だったため、大学に行くことができなかった。文献学が好きだった母は、それにもっとも近い職業として、書店の販売員を選んだ。ドイツで起きていることへの深い悲しみを母が打ち明けることができた、最初の人物が父だった。母の政治的意見はやがてゲシュタポに目をつけられることになる。母と反ナチスの意見を交換してるのを聞かれてしまった書店の同僚が裁判にかけられ、投獄されることになったのだ。母の方は釈放された。母を尋問した二人のゲシュタポの男のうち一人が言うには「馬鹿なお嬢さん」だという理由で。ところが、同僚の裁判の証人として反対尋問を受けることになると、ゲシュタポは母に告げた。母はそれに耐えられないと思った。簡単に言うとそうしたいきさつで父は母と結婚し、彼女をイングランドに連れて帰った。第二次大戦がはじまる数週間前のことだ。

母の姉はヒトラーとナチスの熱狂的支持者であり、兄はドイツ空軍に入隊した。もっとも、政治的信念からではなく、飛行機で空を飛ぶのが好きという理由だったらしい。ヒトラーの政権が悪だとどうやって母が知ったのか、私にはわからない。母が亡くなってから、当時のドイツについての本を（恥ずかしながらドイツ語は読めないので翻訳書で）読み、母の亡命がいかに驚くべきものであったか、そのときにようやく理解できた。権威が最重視され、また戦争の瀬戸際にあったドイツを去るという母の決断を、反逆罪と見なす人は多かったはずだ。いまから見れば、明確で容易な決断のようにも思えてしまうが、母といま、この件について話すことができないのが残念でならない。

六〇年後、私は両親にどうやって結婚を決意したかについて尋ねてみた。自分の最初の結婚が破綻していたので、ときおり不幸話をしに通っていたのだ。こんなことで両親に負担をかけるべきではなかったのだろうが、結婚生活の難しさについて、ほぼ対等な大人どうしとして、両親と話し合うというのは

訳注6　ラグビーの試合開始時に出場する一五人の選手の中の、八人のフォワードのうちの一人だったという意味。
訳注7　国際連盟の発足を受けて一九一八年にイギリスで組織された平和団体、そのオックスフォード大学内の支部のこと。

不思議な経験だった。母と結婚するという決断が父にとって難しいものだったことはわかったが、父はその理由をはっきりとは言わなかった。父はイングランドで他の誰かと結婚する目前だったんじゃないかと母は言ったが、父はそうだとは言わなかった。ひどい絶望状態の中、ロンドンで若き弁護士として働いていたある日、トッテナム・コート・ロードを歩いていると、カウンセリング・サービスの宣伝看板のある出入口を見かけたらしい。たぶんキリスト教伝道の類の何かだったのだろう。ただし、それが何であれ、父は建物の中に入り、そこで大いに助けとなってくれた人と出会ったのだそうだ。

ネパールではまだ結婚は周囲に用意されるものである。ネパール人の友人は、そうした結婚がたいていはうまくいっていると教えてくれた。とてもうまくいった私の両親の結婚も、ある意味では用意されたものだったのではないかと思えることがある。法の支配、モラル、そして自由民主主義に基づいて用意されたものだ、と。一九六〇年代以降、両親はアムネスティ・インターナショナルの設立に密接に関わった。母は何十カ国もの政治犯の登録簿を黙々と、そして素晴らしく効率的なやり方で処理していった。当初は、この組織を思いついた弁護士ピーター・ベネンソンの部屋に事務所があった。私もときどきそこにやって来ては、仕事の手伝いをした——主に封筒をのりづけしたり、スタンプを押したりといった作業だ。手紙は世界中の独裁者に送る手紙のためのものだった、と言いたいところではあるが、主に革命集団と同じように牢獄で組織された、小さなボランティア・グループに向けたニューズレターだった。特定の囚人を受け入れ、その囚人を投獄した独裁政権への抗議の手紙を書いていたグループだ。

私は一九五〇年に生まれたが、母はそのころには不可思議な障害を抱えた状態で、多くの関節に耐え難いほど痛む痣ができてしまっていた。数多くの専門家の診察を受けたものの、診断を思いつく人は皆無だった。アレルギーではないかと言う医者がいたので、両親は家族のペットを処分した。助けになりそうな唯一の治療はヒ素だった（そのせいで、何年もしてから母はボーエン病という珍しい皮膚癌を患ってしまった）。

最終的には絶望の中、両親は（おそらく私がまだ生まれて数カ月のころに）精神科医の所見を求め、母はオックスフォードのパーク病院で六週間、精神分析治療のため入院した。そこで母はドイツからの亡命者仲間からケアを受けることになった。一九三六年、母が一九歳のときに転移性腸がんで突然亡くなった祖父によく似た人だったらしい。同じ亡命者として、その人は母の深い喪失の感覚のことも理解してくれたにちがいない——家族を、過去を、そして自らのアイデンティティの多くを母は失ったのだ。母方の祖母は戦時中に乳癌で亡くなり、伯母はイギリス軍のイエナ空襲で亡くなった。伯母は熱狂的なナチス党員だったので、母がイングランドに旅立ったときには、二人はひどい言葉をかけ合って別れることになった。けれども、伯母は亡くなる前には考えが変わっていたのだと、戦後に母は聞いたらしい。直接聞くことはなかったが、おそらく母もまた、ドイツから逃げ、同僚のために法廷に立たなかったことで、自分の信念を裏切ってしまったと感じていたのだろう。

治療はうまくいき、スティグマのような痣は消えた。それが精神分析のおかげなのか、それとも父が自分で言うように、母の病気が原因でより思いやりのある夫になったからなのか、あるいは単純に助けもほとんどないところで四人の子どもを育てることや、仕事に没頭する夫から離れて病院で休むことができたからなのか、知る術《すべ》はない。両親に一度、彼らの悩みの種になることもあった私の性格は、部分的には有名な児童心理学者ボウルビイの「母性的かかわりの剝奪」によって説明可能だと（冗談で）言われたことがある。そうなのかもしれないし、そうではないのかもしれない。けれども自分自身が老年に達してはじめて、私は自分の存在が完全に両親が創造したものであり、私の中にある善なるものは何であれ、両親からやって来たのだということを理解するようになった。

それから三〇年後。私はもう医学生になっていた。母の紫斑の腫れ、あるいは母自身の言葉で言うと「こぶ」が再び姿を現し、両親は深く動揺した。「きみにはきっとストレスがかかっていて、何かについて不安になっているんだ」。ひどい痛みに苦しみながらベッドに横たわる母に、父がほとんど絶望した様子でそう言ったのを覚えている。けれどもこのときは、ある専門医がダプソン（通常はハンセン病に使われる薬）を処方してくれた。すると、痣はすぐに消えたのだった。根本的な診断名が何だったのか、私にはいまだにわからない。もしも単なる化学物質であるダプソンが一九五〇年に使用可能だったら、おそらく私はいまの自分のような人物ではなかっただろう。マナスルの山麓にある、人里離れたネパールの谷間で、ヒマラヤ山脈からトリシュリ川、そしてガンジス川と合流してインド洋へと、大きな音を立てながらたくさんの急流を超えて流れていく氷河のブディガンダキ川の音を聞きながら、両親について文章を書くことなど、なかったかもしれない。

父は途方もない楽観主義者だった。記憶力が衰えてもなお、物事はうまくいくものだという望みを口にしていた。認知症が深刻化する前、まだクラパム・コモンを見下ろす一八世紀の豪邸に住んでいたころ、私が家族の名前が書かれた真鍮のプレートを彫り、それを玄関ベルの脇にとりつけたことがある。当時は賃貸に出していた地下のアパートのベルと区別するためだ。私の彫刻作品はまったくもってひどい出来で、文字は左から右に進むにつれて小さくなってしまった。「まるで私の能力みたいじゃないか」。私がプレートを所定の場所に取り付け、それを一緒に眺めていたときに、父は寂しそうにそう言った。「でも、きっと自分の身に何が起こっているのかに関して、そのころはまだ一定の洞察力があったのだ。と何とかなると思うよ」

ネパールへの二度目の旅では、デヴが辺鄙な地域で企画したヘルスキャンプに同行した。割石で舗装された道はゴルカで終わり、そこからは三時間かけて、山々を越えてアルガットにある小さな町まで三六キロの道のりを、土のでこぼこ道を走っていた。ただし、でこぼこ道とは言っても、それは大型トラックやバスが黄土色の粉塵を撒き散らしながら這うように進んでいくのを妨げるほどのものではなかった。場所によっては、車同士がすれちがうのがやっとというところもあり、さらに眼下の谷への急斜面まで数センチというところも多かった。天気さえよければ、谷の上にヒマラヤ大峰の中でもっとも美しい山のひとつであり、世界で八番目に高い山でもあるマナスル山を眺めることができたはずだ。けれども、その日は靄が濃くて何も見えなかった。

ヘルスキャンプは新設されたばかりのプライマリ・ケア病院で開催されたのだが、この病院は開院予定日の数日前に起こった地震でひどい被害を受けていた。デヴが視察に赴き、ひどい状態ではあっても、建物のほとんどは使用可能だということが判明するまで、病院は放置されていた。先遣隊は私たちの一日前に到着していた。私たちが到着したときには（壁に大きな亀裂が入っていたり、ひとつの棟が部分的に倒壊したりしてはいたものの）、建物は清潔かつ整頓された状態で驚かされた。三〇人以上の医師、看護師、技術師で構成された神経病院のチームは、二部屋の手術室、薬局、五部屋の外来診療室を運営するのに十分な設備と、X線検査、超音波検査、検査設備を持参してきた。感動的な組織の仕事だ。ただし、彼らには以前にも、地震の後は特に、別の場所で同様のキャンプを開催していて、その経験から大いに学んでいたのだ。

翌朝、病院の外に患者が長蛇の列を作っていた。数百人はいて、主に女性、みな真っ赤な服を着ていた。治療はすべて無料だ。気温はすでに三二度を超えていたので、どれも色とりどりの傘の下にみな避難していった。患者は病院の門で武装した警官に阻まれる。それから一人ずつ入ることを許されて、入り口で受付を済ませ、適切な診療科（整形外科、形成外科、婦人科など）に案内される。三日間で千五百人の診察と、比較的軽微なものではあっても、たくさんの手術が行われた。一部には全身麻酔下で行われた手術もあった。困難な症例の場合は遠方にある大病院に行くことを勧めた。患者は遠くから、そして広い範囲からやって来ていた。ヘルスキャンプの宣伝は何日も前から行われていたのだ。

「チベットとの国境から来ている患者さんもいるんです」と教えてもらった。

「どのくらい遠いんですか？」

「徒歩で四日か五日。道がないんです。私たちが同じことをしようとすれば、一〇日はかかるでしょうね」

病態の重い患者は担架で運ばれてきた。老人の中にはおんぶで連れてこられた人もいた。まるで王族の訪問のような扱いを受け、長々とした開会式と閉会式では地元の人たちからブーゲンビリアの花輪とシルクのスカーフや、「愛の証」という題の入った額入りの賞状まで贈られたにもかかわらず、私は何の役にも立たなかった。総合外科、総合内科の診療を行っていたのは、はるか昔のことだ。鼠径ヘルニアや水瘤、その他の病変を楽しそうに手術していくデヴの姿を見ながら、自分がそのやり方をすっかり忘れてしまったことに気がついて、がっかりしてしまった。一年かけて、総合外科医として何十件もの症例を担当したはずなのに。三五年前、総合外科における一年の経験は、神経外科の研修医になる前に合格する必要のあったＦＲＣＳ[訳注8]の最終試験の受験要件の一部だったのだ。ヘルスキャンプの外来診療所の椅子に座っていると、下級医の方が私よりもはるかに多くのことを知っていることに気づかされた。

デヴが診療をしている。その隣に、私のために椅子があてがわれた。患者の津波が押し寄せてくる。精巧な金の装飾品を鼻につけた直腸脱の女性。鼠径ヘルニアの年老いた男性。痔の老婦人。静脈瘤の患者はたくさんいた。四〇年近く前に総合外科での一年が終わって、神経外科に専念できるようになったとき、それが嬉しかった理由を思い出させてくれるような症例ばかりだ。けれども、そこでの症例は現代医学が延命のためだけのものではないことも思い出させてくれた。慢性的だが致命的なものではない疾患の治療法を発見することで、おそらく同じくらい多くの善を現代医学は達成してきたのだ。もしそうでなかったならば、私たちはそうした疾患に悩まされる羽目に陥っていただろう。そして、ネパールのような貧しい国に生きる人々はいまもそうした疾患に苦しんでいるのである。

総合外科の義務の一年間、金曜日の午後に行っていた直腸外来のことを思い出した。私にとっても患者にとっても、それは楽しい経験ではなかった。患者も私も、私が彼らを「銀色のロケットに乗せる」ことを知っていた――S状結腸鏡検査という医療的措置のことで、直腸内部の検査のために照明つきの長いステンレス製のチューブを使用するものだ。とは言え、手術室に入れるのは十分に嬉しいことだった。

片側の眼球突出を患った若い女性がいる。右目が外側に突き出しているのだ。検査のためにカトマン

訳注8　Fellow of the Royal College of Surgeons（王立外科医師会会員）の頭文字。イギリスで上級医として働くために必要な医師資格。

ズに送ることになるだろう。心因性非てんかん発作の少女がいる。母親が心配して大慌てで連れてきたのだ。医者の目の前で発作を起こすとすれば（そこで実際に生じたことなのだが）、必ずとまでは言えないが、たいていの場合、問題はてんかんではなく、心理的なものだということを意味する。デヴは抗うつ薬のアミトリプチリンを処方した。このような辺鄙な地域ではフォローアップなど考えられない。患者がどうなるか、知る術《すべ》はないのだ。患者のほとんどは読み書きができない。その多くがそれまで服用していたたくさんの薬でいっぱいになったビニール袋を見せてくる。

もちろん会話はすべてネパール語だ。外の何百もの声と天井の扇風機の音が子守歌になって、私は半分眠りかけている。外の気温は三五度を超えているはずだ。行列の先頭の患者が金属製の門の向こうに押し返されている。勃発した喧嘩を止めるために、あるいは急患が病院に搬送されるのを許可するために、警備員がときどき人ごみの中に突っ込んでいく。ただし、建物の中はすべてがとても整然としている。

手足に巨大ないぼのようなものを生やした男性がいる。次に会ったのは、五歳の少年と一〇歳の少女のきょうだいだ。二人とも二歳のときに失明したらしい。二人は部屋に案内され、私の仲間たちが彼らの医療記録を構成する、しみつきで、ページの隅が折れた紙の束をめくっていく。そのあいだ、二人は何も見えない状態で席についていた。私たちにできたのは、できることが何もないことの確認だけだった。ネパールに盲学校はあるのかと尋ねてみると「あるにはあるんですが、人里離れた山村からやって来たこの子たちが通えるとは思えません」と言われた。

地震の救援物資の残りもののＵＮＨＣＲの真っ青な防水シートの日陰に座って、灼熱の屋根の上で昼食をとりつつ、私は婦人科医と話をしていた。

「これまでに何回PV（膣内検査）をとりましたか？」

「五〇〇回以上ですね」

「女性たちに解剖学の知識は？」

「ほとんどの人が何も知りません。何かを説明しようとしても時間の無駄なんです。理解できる人も多少はいますけどね。でもたいていの場合、私が言うのは「この薬を飲んでください」と「あなたの病名はこれです」だけ」

彼女はこうも付け加えた。

「部屋の外の行列に並んでいる女性たちが中に入ろうとして、喧嘩をはじめてしまって……」

弱っていて座ることも立つこともできない人のために一部屋が用意されていて、そこに重度のケトアシドーシス状態[訳注9]の糖尿病を患った若い女性がいた。患者はぼんやりとした瞳と深い諦めの表情で担架の上に横たわり、ときおり咳をしたり、プラスチック製のボウルに嘔吐したりしてる。勤務医が点滴に失敗してしまった。私も失敗して、自分の役立たずぶりを再確認する。麻酔医の一人が成功した。点滴静脈注射をして、他の患者からインスリンをもらってきた。

「容体は？」と私は尋ねる。

「よくはありませんね。僻地の貧しい農家の人で、インスリンを買う余裕なんてなくて。ここではまだ、糖尿病は多くの人にとって致命的な病気なんです。彼女の夫には、最寄りの大病院に連れて行くように伝えました。そこが力になってくれるかもしれません」

訳注9　糖尿病の症状のひとつで、ケトン体が血液中に急に増えることで血液が酸性になること。

病院の中の破損した箇所に空き部屋を見つけた。地震の影響で壁に大きな亀裂が入っている。たくさんある窓からは背の高いマンゴーの木が見える。そこからは見えないマナスル山の氷河から流れてくる、川幅の広いブディガンダキ川の音が部屋中に溢れている。しばらくのあいだ、私はそこに静かに座って何か書こうとしてみたが、茶目っ気のあるネパール人の少年二人が私を見つけ、何をしているのかと肩越しに覗き込んできた。一人にしてもらえそうになかったので、私は外来診療所に戻り、患者が次々に行き来するのを眺めていた。

三日後に、ヘルスキャンプは幕を閉じた。夕方になるころには、入り口の外は患者が数人待っているだけになっていた。外の白いプラスチック製の椅子に座り、霞んだ青い丘を眺める。まだまだ暑い。風も強くて、巨大なマンゴーの木が揺れている。賑やかな結婚パーティーの集団が近くの道路を通り過ぎていく。彼らの周りを埃が舞っている。女性たちはみな華麗な衣装を身にまとい、行列の先頭には二人の男性が長くて曲がった角笛を吹いている。花嫁は駕籠に乗せられ、ベールをかぶり、赤と光輝く金色の衣装を身にまとっている。花婿はその後ろを歩いている。その顔は濃い化粧を施され、装飾の施された精巧な作りの上着を着ている。病院の中庭で遊んでいた三人の少女が私のところにやって来た。お互いに意味はわからない言葉を交わすと、少女たちは楽しそうに笑って、しばらくのあいだ私の周りで踊ってくれたが、また走り去っていった。彼女たちの言葉がわかったら、話をすることができたのに。英語以外の言語を話すことのできないというのは、私の最大の後悔だ。そういうわけで、私はいま一人で座って、風に煽られて乾いた地面から渦を巻く辻風の様子を眺めている。少しずつ、辺りが暗くなっていく。

12 ウクライナ

いつものようにイーゴルが空港で私のことを待っている。頭に隙間のない毛糸の帽子をかぶり、出口の外の人ごみの中で、私を見つけようと上下に揺れている。特徴的な厳しい表情は、私を見ると短いあいだ微笑みに変わる。ただし、ここ数年でその微笑みはますます短くなってきた。出会ったころに印象的だったイーゴルの真剣な熱意は、いまでは厳然たるものに、かつてとはまるで違うものに変化してしまったようだ。

私はぎこちなく彼のキスを受け入れた。どちらが私のスーツケース（中古の手術器具でいっぱいになっていることが多い）を運ぶか言い争ってから、イーゴルのバンに乗り込む。私たちは街中の病院に向かった。イーゴルは途切れ途切れのブロークン・イングリッシュでいつまでも話しつづけている。西部の町リヴィヴでウクライナの詩人マリヤナ・サフカが話すウクライナ語を聞いたとき、ウクライナ語がとても美しいものになりうるのだということを私はようやく理解した。イーゴルの耳障りの悪い、演説口調の言葉とは大違いだ。

「金融危機は恐ろしい。みんなお金の問題を抱えています。みんな不幸になっています。金融危機の前だったら、私たち医者はたぶん月に二〇〇〇ドルは稼いでいた。いまはたったの四〇〇ドル。五〇〇ドルかもしれない」[訳注1]。こんな具合の独演会が病院に到着するまで続く。狭くて窮屈な診察室の外の廊下に私の診察を待つ患者の長い列ができていることを、私は知っている。ほとんど全員が大きくてひどい脳腫瘍を患っている。残りは神経外科的な問題だが、絶望的なものも多い。

「聴神経腫瘍の患者が二人です」

郊外にある醜い高層アパートの区画を通りすぎつつ、イーゴルが言う。冬の霧の中の建物の姿はどこかよそよそしく、歓迎されているようには思えない。地面にはうっすらと雪が積もっている。はじめてのことではないが、ウクライナがいかに悲惨な状況になりうるか、そしてウクライナの住民が生き延びるためにどれほどタフでなければならないかを考えた。

「ヘンリー、面白い症例がたくさんありますよ」とイーゴルは嬉しそうに言った。

「きみにとっては面白いんだろうさ」と私は不機嫌そうに答えた。

「退職して、やる気をなくしちゃったんですか？」とイーゴルは不満そうな口調で答える。

「たぶん年をとっただけだよ」

「そんなことないですよ」と大声で言ってから、イーゴルはお得意の話題に戻り、ウクライナの銀行が去年二〇行も破綻したという話を続けた。

ソビエト時代に建設されたたくさんの巨大な橋のひとつを通って、ドニエプル川を渡る。ところどころだが、川が凍っている。氷棚の上に何十人もの人がいて、石油で黒く淀んだ川のすぐ近くで、氷に穴を開けて釣りをしているのが下に見えた。

「毎日、溺れる人がいます。今年は二〇人。ひどい話です。馬鹿げた話です」とイーゴルが言う。

ドニエプル川のほとりからキエフの中心部へと続く急勾配の石畳の通りを車で上って、インスティテュートスカヤ通りに出る。数カ月前に「マイダン」[訳注2]のデモで、抗議活動をしていた何十人もの人々がスナイパーに撃ち殺された場所だ。イーゴルが私立診療のスペースを間借りしているSBU病院はリプスカ通りの角を曲がったところにある。かつてKGBと呼ばれていたSBUは国家の重要機関であり、当然のことながらキエフの中心部に病院を所有していた。マイダンのあいだ、私は何度かキエフを訪問した。時間の許すかぎり何千人ものデモ隊に混ざって、自分がその小さな一部であることを誇りに思った。

はじめてウクライナを訪れたのは一九九二年、ソビエト連邦が崩壊した直後のことだった。まったくの偶然だったが、訪問した病院のひとつでイーゴルと出会ったのだ。私たちは友人になり、それ以来、私はイーゴルの手術を手伝うために毎年数日間ウクライナへの旅をしてきた。当時、ウクライナの医療は西側諸国に比べ数十年は遅れていた。私はイーゴルのためにたくさんの中古の器具や顕微鏡を見つけ、自分が知っていることはすべて教えた。最初はすべて脊椎手術に関するものだった。イーゴルはたちまち、おそらくウクライナでもっとも熟練の脊椎外科医となった。その名声が広まるにつれ、脳に問題を抱えた患者がますますイーゴルの外来診療を訪れるようになった。脳外科手術の発展を助けてほしいと、

訳注1　原文ではイーゴルの「ブローククン・イングリッシュ」を再現するために、初歩的な文法（動詞の活用形など）がでたらめになっている。

訳注2　ウクライナ語で「広場」の意味。ここでは二〇一四年にキエフの独立広場を中心とした抗議運動のこと。

イーゴルはひっきりなしにせがんできた。イーゴルはロンドンで私が大きくて難しい聴神経腫瘍の手術をするのを見学したことがあるのだが、そのような腫瘍はウクライナでは適切な治療ができないと言うのだ。ウクライナでは診断が遅れるため、たいていの場合、こうした腫瘍は非常に大きく、それに応じて手術も困難かつ危険なものとなる。聴神経腫瘍とは頭蓋骨の中の聴覚神経から成長する腫瘍で、脳を圧迫するほど大きくなり、患者をゆっくりと死に至らしめる可能性がある。一九九二年の初訪問の際には病院の同僚二人が一緒だった。一人は麻酔医で、もう一人は病理学者だ。私たちはソビエト連邦全体の脳外科手術の二つの主要拠点のうちのひとつ、有名な国立神経外科病院を訪問し、そこで講義を行った。病理学が専門の同僚は病理学部門を案内された後で戻ってきて、少し震えた様子で、聴神経腫瘍の手術後に死亡した患者の脳でいっぱいになったバケツをいくつも見せられる羽目になったと教えてくれた。

二〇〇四年、ケイトと私の結婚式に出席するためにイーゴルと彼の妻のイェレナがロンドンにやって来た。そのときにイーゴルが口にしたのは、聴神経腫瘍の外科手術を発展させなければならないということだけだった。「もう限界」と、ついにケイトがイーゴルに告げた。「イーゴル、悪いんだけど、「聴神経」という言葉はしばらく使用禁止。他のことを話さないと。毎日の、毎回の食事を「聴神経腫瘍の手術の仕方を教えてください」ってあなたがヘンリーにお願いするために使うわけにはいかないの」。このたった一度きりだったが、イーゴルは数日のあいだ、言われたとおりにした。私だって、イーゴルの神経外科手術への強い熱意と、それに対する完全な没頭ぶりにはうんざりすることがあった。最終的に、私は彼を手助けすることに同意した。ただし、懸念がなかったわけではない。脳腫瘍の患者の治療には、単なる手術以上のものが含まれるからだ。

マイダン以前の数年間、イングランドに帰国すると、私はみなに「ウクライナは本当に重要な国だよ」と熱心に話をしていた。たいていは困惑した表情を向けられた。

「ロシアの一部だったよね？」

それから私はちょっとした講義を行う。ウクライナがどのような形で重大な歴史的分岐点のひとつであったかについて。そこでのヨーロッパとアジアとの出会いについて。そこでの民主主義と専制主義との出会いについて。

私が思うに、イングランドの同僚や友人の大半はウクライナに対する私のちょっとしたこだわりを変わった趣味ぐらいに思っていたはずだ。けれどもマイダンがはじまり、ヨーロッパ中がデモ隊とベルクト機動隊との戦闘の映像を目の当たりにしたわけだから、自分にも多少の先見の明があったと言っていいのではないかと思っている。棒や盾、カタパルト、それに燃やされた車のタイヤが独立広場を炎と黒煙で包むその姿は、中世の戦闘場面のようだった。

一緒に仕事をしてきたこの二四年間、イーゴルはたくさんの問題を抱えていた。イーゴルはある種の医療改革者、反体制派となり、私から学んだことをウクライナの脳神経外科の改善のために利用した。ウクライナの医療システムは政治システムと同じくらい権威主義的だった。イーゴルはたくさんの敵を作り、たくさんの困難を抱えた。けれども、イーゴルの患者たちはよく回復し、最終的には彼の外来診療は立派な地位を築いた。ベテランの医師たちや行政官たちによる数々の妨害の試みは失敗に終わった。イーゴルが成し遂げたのは英雄的なことだ。長年にわたるイーゴルとの仕事は、マイダンの抗議と同じく、腐敗した独裁政治との闘争の一部なのだと、私は感じていた。

病院入口の小さなロビーに回転式の入場口がある。人々が履いているブーツについてきた雪が解けて、タイル張りの床が濡れている。患者とその家族は自由に出入りできるが、私は外国人医師なので、SBUからすれば疑いの対象になる。到着時には、入場口横のガラス窓の向こうにいる無愛想な若い兵士にパスポートを見せなければならない。

「先生がテロリストだったりして」

回転式入場口が解除されるとイーゴルが言う。押して通ると、権威主義的ながちゃんという音が鳴る。

「SBUの兵士です。病院は彼らをコントロールできない」とイーゴルは付け加えた。

「退屈な仕事だろうね」

「いやいや。前線に行かずに済んで喜んでいるんですよ」

ひとたび中に入ると、投獄された気分になる。ウクライナ語もロシア語もわからないことで投獄され、入り口にいる兵士に脅迫されるのだ、と。おそらく、まったく不必要のない心配なのだろう。以前、病院の入り口で映画製作者を待つ約束をしていたことがある。彼女がやって来るまで、外の舗道にまで兵士一人の同行が必要だった。やがて彼女がやって来て、その兵士が私に伝えはじめたことを翻訳してくれた。「逮捕するぞ」とか、そんなような脅しなのかと思ったのだけれど、どうやらウクライナ人の患者を助けたことへの長い感謝のスピーチだったらしい。

長年続いた自分の研修時代のことを振り返ると、多少の恥の感覚が伴う。自分より経験の浅い外科医が難しく、危険な手術をするのを手伝うというのは苦痛そのものだ。私が一緒に仕事をした上級外科医の中には、とてもではないがその手術を行うことができず、続きを私にやらせるという人物までいた。外科医教育における、いわゆる「見て覚え、やって覚える」手法というやつで、かつてのイングランドにおける外科研修の悪習のひとつだ。自分が研修医だったころに犯したいくつかの間違いのことを振り返るとぞっとする。上級外科医になってから私が指導する研修医が犯したいくつかの間違い（その責任は私にある）のことを思い出すと、さらにぞっとする。ただ、いまならわかる。手術のあいだ私を受け入れるにあたって、大いなる忍耐と思いやり（そして勇気）を示してくれた人も、そうした研修医の中にいたのだ。彼らにとってそれがどれほど難しいことだったのか。自分がどれだけ傲慢だったか。自分のしていることにどれだけ没頭していたか。私は一瞬たりとも考えたことがなかった。いまならわかる。イーゴルと私は何も変わらないのだ。簡単に一〇時間や一二時間にまで及ぶことのある長時間の外来診療が私にとってどれほど困難なものかも、彼が重大な脳腫瘍の症例の手術をしているときに私が経験する苦痛のことも、イーゴルが理解しているとはとても思えない。やらせればやらせるほど、彼の勉強にはなる。けれどもその分だけ、患者へのリスクは大きくなり、私は不安になる。そのまま続けさせて大丈夫そうなら、手術室の隣にある回復室に引きこもり、窓際のトロリーの上でダンボール箱を枕にして、体を伸ばす。退屈と緊張を同時に感じつつ、一定間隔で手術室に入って、イーゴルの様子を、そして交代すべきかどうかを確認した。

「手を洗浄しておいた方がいいかい？」と私は尋ねる。

「いやいや、まだ大丈夫です」というのがいつもの返事だが、ときにはイーゴルが助けを求めてきたり、交代するよう私が言ったりすることもある。

マイダンの数年前の冬の訪問の際、そこで横になっているときに窓から見えた景色はとても美しかった。灰色の空から雪片が流れ落ち、病院の中庭にある松や白樺の背の高い木々が雪の重みで枝を曲げていた。中庭そのものは汚れのない純白で、小道に多少の足跡があるだけだった。私たちはある若い女性のとても難しい腫瘍の手術を行っていた。イーゴルも私も、私が手伝わなければならなくなると考えたが、結局はイーゴルがほとんどすべて自分で行い、彼女は完全な状態で目を覚ました。

窓際で雪が降るのを見ながら、長い時間を過ごした。イーゴルに教えるために自分が費やしてきた長い年月の中で、これが最高の瞬間だと思った。ところが、二年後に定期訪問した際のある日、その女性が手術の数カ月後に脳内の術後感染症で亡くなっていたことを偶然知ってしまった。イーゴルがそのことについて何も言ってこなかったことに対して、そして外科手術の後で病状が悪化したのに私の助言を求めてこなかったことに対して、私は激怒した。「二度とウクライナには戻ってこない」と言う寸前だった。けれども結局、私は考え直すことにした。後で聞いた話では、もしその患者の話をしてしまっていたら、またウクライナに来ることを拒否されると思い込んでいたらしい。もちろん、それは真実とは真逆のことであり、イーゴルが私のことをほとんど理解していなかったことの証である。チェルノブイリの大惨事をソ連政府が認めるまでにかかった長い時間のことを、私は思い出した。

自分がどれだけ怒っているか、私はイーゴルに伝えた。イーゴルがしぶしぶ謝罪するのには長い時間がかかった。けれども、謝罪の言葉はイーゴルを窒息寸前に追い込んでいるように思えた。謝罪を口にすることは、イーゴルにとって本当に難しいことだったのだ。つづけて私は、自分自身が術後感染症によって同じような間違いを犯して、患者に破滅的な結果をもたらし、そして助けを求めることを怠った経緯について、イーゴルに話して聞かせた。私はいまでもその若いウクライナ人女性の写真を持っている。狭い外来診療室の中で最初に会ったときに撮影した写真だ。彼女は懇願するような目で私を見つめている。彼女の死を聞いたとき、私の中で何かが死んでしまった。しかしそれでもなお、私はウクライナを訪れたいと思った。ウクライナはもう私の人生の重要な一部になってしまっていたのだ。それから数年経って、自らの願望によって自分がどれだけ目を塞いでいたかをようやく理解した。あのとき、イーゴルのもとを離れるべきじゃなかったと、痛烈に後悔した。脳腫瘍の手術を手伝うことに、同意なんてするべきではなかったのだ。

13 申し訳ありませんでした

日曜日、いつものように出勤していた。この数週間は自分の仕事をめぐってかなり落ち込んでいた。暗闇の中、トティング・ハイ・ストリートを自転車で進みながら、そろそろもっと前向きに考えた方がいいんじゃないかと、ふと思った。悲嘆に暮れさせることになってしまった患者もいたが、ほとんどの人はそうじゃなかったはずだ。失敗にしがみつくのではなく、成功を思い出した方がいい。そんな風に自分に言い聞かせてみる。ストレスや不安があるとアルツハイマー病になりやすいという記事や、ポジティヴ・シンキングは免疫系にいいという記事を読んだばかりだったのだ。そういうわけで、私は日曜日の晩、じつに前向きな心構えで病院に足を踏み入れたのだった。

四人の患者が私のことを待っていた。全員が脳腫瘍だ。最初の三人とかなり長く話し込んでしまって、四人目の患者にたどり着いたときには日が暮れていた。最後の患者は私より数歳年下のアジア人女性で、糖尿病を患っていた。二週間前に家族が彼女を連れてきていた。彼女の英語は十分ではなく、家族の話によると、この二年間でどんどん奇妙な行動が増えてきたらしい。患者はうとうとしはじめている。本人から病歴について話を聞くことはあまりできず、代わりに家族と彼女の問題とその治療について話し合った。検査の結果、脳の前部に小さな良性の髄膜腫があって、それが脳の中で大量の反応性の腫脹をもたらしているということがわかった。この腫れ（医学的に言うと浮腫）が症状の原因だ。手術でほぼ確実に治るだろう。患者は脳の浮腫がはじまる前の、そして人格が変わってしまう前の彼女に戻るはずだ。腫瘍の脳外科手術では脳の腫脹が大きな問題となる場合があり、腫脹を抑えるために手術前にステロイドを投与するのが標準的な治療法である。この女性のような重症例の場合、私は手術の一週間前からステロイド療法を開始している。私はある総合診療医にそれを依頼し、ステロイドは糖尿病を悪化させるから気をつけるようにとも伝えておいた。

夜一〇時に部屋を訪れると、患者は眠っていた。少し申し訳ない気がしたものの、私は彼女のことをそっと揺さぶった。彼女はすぐに目を覚まし、混乱した様子で私の方を見た。

「医師のマーシュです。問題はありませんか？」

「とても眠いんです」。彼女はそう言って、私から遠ざかるように寝返りをうった。

「大丈夫ですか？」と、もう一度尋ねる。

「大丈夫」と言って、彼女は再び眠ってしまった。私は横に立っている当直の医員の方を向き、肩をすくめてこう言った。

「二週間前の診察のときには、脳の腫脹でかなりまいっていたんだ。もう夜も遅いし、一人にしてあげた方がいいんじゃないかな。事情なら、ご家族がよくわかっているし」

不安は伝染する。医者が不安な患者を嫌うのは、不安な患者は医者を不安にするからだ。ただし、自信もまた伝染する。病院の外を歩きながら、最初の三人の患者が自分に対するとても大きな信頼を示してくれて、私は励まされる思いがしていた。そのことが最後の患者の眠気のことを忘れさせてしまったのだ。船の船長になったような気分だった。すべてが順調であり、きちんと片付いていて、デッキは明日の行動、つまり明日の一連の手術に向けて掃除済みだ。こんな幸せな航海のメタファーと戯れながら、私は帰宅した。

翌日はいいスタートを切った。よく眠れて、いつもの月曜の朝に比べればやる気に満ち、不安も少なかった。朝のミーティングも順調に進んでいく。いくつかの興味深い症例についての議論があり、私は患者をだしに冗談を言って、下級医たちから笑いをとった。その日の手術が順調にはじまり、最初の三件の腫瘍手術はすべて完璧に進んでいった。

手術室に入ると医員が四人目の患者を手術台に乗せたところだった。中に入ると、非難と申し訳なさをどうにかして同時に浮かばせたような表情で、麻酔医が私の方を見た。患者が眠ると行われる決まりになっている、血液ガス分析の結果を印刷したものを手にして、彼女が言う。

「血糖値が40だって、ご存じ？」

「なんだって」

「カリウムは7。pHは7・2。間違いなくひどい脱水状態でもある。糖尿病で、手の施しようがない」

「ステロイドのせいだ。いや、でも、昨晩やって来たときの血糖値は？」

「夜勤スタッフがチェックしなかったみたい。三日前の入院前の診察では血糖値は少し高いくらいだった」

「でも、どっちにしたって昨日のうちにチェックしておくべきだったんだ。糖尿病だって、わかっていたはずじゃないか」

「そう。そうするべきだった。今朝、彼女に会ったときには、少し動きがゆっくりしているように見えた気がするけど、腫瘍のせいだって思ってた。いまならわかる。糖尿病性昏睡になりかけていたんだわ……」

「昨晩、私も同じ間違いをやらかした」と、私は情けない気持ちで言った。

「でも、こんなことが起こるなんて、まったくもってはじめてだよ。手術は中止しなくちゃいけないんじゃないだろうか？」

「残念だけれど、そうね」

「なんてこった……」

「集中治療室に連れて行って、糖尿病を何とかしないと。たぶん数日はかかる。水分補給が必要ね。いま、手術を続けるのは危険すぎる」

「全身麻酔のあいだにひどい髪型にしてしまったよ。腫瘍を摘出してさえいないのに」

彼女の頭部を手術台のピンから外し、彼女の前頭部の髪を数インチ剃った医員に対して、その腕前は誉めつつ、私はそう言った。手術台の反対側から麻酔医が言う。

「医療で物事が上手くいかなくなるときの典型ね。たくさんの小さな出来事が一度に起こって……もしも彼女がもっと英語が上手だったら、それにもしも腫瘍のせいですでに多少の混乱状態じゃなかったら、きっとみんな、何かおかしいって気づいていた。もしそうだったら、入院時にグルコースのチェックをし忘れたのなんて、大した問題にはならなかったはず……それに入院数日前の事前診察じゃなくて、昔みたいに入院したときに受付をして、血液検査をしておけば……」

「管理部の連中が効率的なやり方だとか言って、入院前の事前診察を導入したんだ」と私が言うと、彼女がこう答えた。

「でも、本当の理由はベッドの不足と増えつづける仕事量だった。手術前、患者が入院するのがどんどん夜遅くになってしまっていたし、ちゃんとしたやり方で受付する時間もなかった」

「何かしなきゃいけないことがあるんじゃないか？」

「SUIよりAIRね」

「何だって？」

「『重大な予想外の事故』（Serious Untoward Incident）じゃなくて『好ましくない事故の報告』（Adverse Incident Report）の方」

「何が違うのさ？」

「『好ましくない事故の報告』の方は匿名のままどこかで処理されるの」

「でも、どこに送ればいいの？」

「どこかの本部ね」

「でも、ただ病棟看護師のところに行って話をするっていうんじゃ駄目なのかい？　管理部の連中に彼女たちを締め上げてほしいわけじゃないだろう」

「そうね。それでもいいんじゃない？　でもこれはHONK昏睡の可能性がある。彼女、死んでしまうかも」

「いったい何だい、そのHONKっていうやつは？」

「高浸透圧性非ケト性糖尿病性昏睡（Hyperosmolar non-ketotic diabetic coma）」

「ああ」としか返せなかった。自分の医療が時代遅れになっていることが身に染みてわかる。

そこで私は看護師を探しに行った。病棟のシスター看護師は非常に動揺していた。看護師の中でももっとも良心的で、いつも不安そうな表情を浮かべている人なのだ。

「夜勤のスタッフと話をしておきます」。そう言う彼女の顔はひどく悲しげだった。泣き出してしまうのではないかと心配になる。

「血糖値の検査をしておくべきでした」

私は陽気に言った。

「どうか落ち着いて。こういうこともあるんだよ。それに、患者さんは実際には何の被害も受けていないんだから。夜勤のスタッフに話しておいてくれればそれでいい。間違いは起こる。私たちは人間だからね。私だって、間違った側の脳の手術をはじめてしまったことが……ええと、大事なのは同じミスを繰り返さないっていうことだよ」

何年も前、チェックリストが導入される前の話だ。腕の神経の引っかかりの治療のために、ある男性の首の手術を行った。手術は正中切開で行われる。脊髄の片側を解剖して、引っかかっている神経を取り出す。数時間して手術室の廊下を歩いていると、何かが気になってきた。逆側の手術をしてしまったことに突然気づき、心臓が飛び出しそうになった。間違いを隠すのはじつに簡単だ。正中切開だったし、術後検査ではどこを手術したのかはっきりとはわからない。手術で痛みが緩和するとはかぎらないし、数週間後に理由を言うことなく、また手術をしなければならないと伝えることも可能だった。これと似たような状況で患者に嘘をついたことのある外科医の話ならたくさん聞いたことがあった。けれども、私はその男性に会いに病棟に行った。かつての勤務先の病院での出来事だ。男性は数少ない個室のうちの一部屋で、病院の庭園を見渡せる窓のある部屋にいた。春だったので、何年か前に私が植えたたくさんの水仙が見える。水仙を植えたのは、情熱的な、ただし一方的な浮気の最中のことだった。その浮気はあっというまに終わりを迎えたものの、三年後に迎える私の結婚生活の終わりのはじまりとなった。

私は男性のベッドの横の椅子に座った。

「申し訳ないのですが、悪いお知らせがあるんです」

男性は訝し気に私の方を見た。

「何のことですか、マーシュ先生?」

「本当に申し訳ありません。逆側の手術をしてしまいました」

男性はしばらく黙って私の方を見て、それからこう言った。

「よくわかりました。私は食器棚つきのキッチンを売ってるんですけどね、いちど、前後を逆にして取りつけちゃったことがあるんですよ。やってしまいがちなことなんですがね。できるだけ早く、正しい側の手術をすると約束してくれれば、それでいいです」

下級医たちに言っていることだが、馬鹿げた間違いをするときには、慎重に患者を選ばなければならない。

手術室に戻って患者の親族の電話番号を調べ、その日の出来事を報告するために電話をかけた。最初の三人の患者の状態はみな良好だった。下垂体腫瘍の老人の視力はすでに回復していた。単音しかしゃべれなくなっていた整備士の男性には覚醒下開頭手術を行い、いまでは患者は単音以上のことがしゃべれるようになっていた。手術完了だ。頭蓋骨の底部に腫瘍があった若い女性は首がこわばって痛みもあるが、それ以外は驚くほど良好だった。最後の患者は集中治療室の中で人工呼吸器で糖尿病性昏睡の治療を受けていた。

それから私は帰宅した。おそらく多少は混沌とした一日ではあったが、深刻な害を受けた患者はいない。神経外科のポジティヴな側面を見ようという決意は破棄するべきではないと、そのころはまだ思っていた。

一一時前、電話が鳴ったとき、私はちょうど寝ようとしていたところだった。二階で歯を磨いていて、携帯電話は台所のテーブルで充電したままだったので、裸のまま慌てて、悪態をつきながら階段を下りた。神経外科医にとって、手術をした当日の晩にかかってくる電話は嬉しいものではない。たいていの場合、何か深刻な問題が起きたことを意味しているからだ。電話は私がたどり着く前に止まってしまった。それから固定電話の方が鳴りはじめたが、携帯電話がまた、今度は留守電のメッセージとともに鳴り出した。そのため、固定電話に出ながら、私はさらに悪態をついた。

「髄膜腫で両方の瞳孔が散大。検査では重度の腫脹のようです」と、当直の医員であるヴラドが言うのが聞こえてきた。少しのあいだ、驚きのあまり返事もできなかった。

「でも、私は手術さえしていないんだぞ。他の患者さんに問題が起こったのかと思ってた」

「たぶん、糖尿病か、もしくは水分補給のせいで脳腫脹がひどくなったんだと思います。どうしたらいいですか?」

「わからないよ」と私は答えた。私はすっ裸のまま台所の椅子に座っていた。何も答えが見つからない。

「いまは生化学検査の結果は問題ありません。麻酔医が治療してくれたので」とヴラドがつけ加える。

しばらくしてから私は言った。

「きっとそうだろうね。でも、どうしたらいいか、本当にわからないんだ……もし手術をすれば、腫脹に空間を与えるために減圧開頭手術をすれば、彼女は死なずに済むかもしれない。けど、ひどい障害が残ることになる。もしも手術しなければ彼女は回復して、後日手術ができるかもしれない。どうしたらいいか、わからないよ」

私は「わからない」を繰り返した。私が台所の壁を虚ろな目で眺めているあいだ、ヴラドは何も言わなかった。

「特殊な状況が重なっているんだ。どっちにしたって五分五分だ」と私は言った。

ハンマーを手にする人にはすべてのものが釘のように見えるだろうと思った。私は言葉を続けた。

「私たちは外科医だ。何事に対しても外科的な解決を考えがちになる。だからと言って、手術することが正しいとはかぎらない」

ヴラドはまたもや無言のまま、決断を待っていた。しばらくのあいだ、私は黙って椅子に座り、どうすべきか無意識が教えてくれることを願った。問題が通常とはまったくことなるものなので、理性と科学には答えを期待できなかったのだ。ただし、決断は急ぐ必要があった。ヴラドはとても経験豊富で、もうすぐ指導医になる見込みだった。手術は十分、彼の能力の範囲内だ。自分は寝てもいいと思った。

「彼女を手術室に運んでくれ。頭蓋骨の前部を外して、腫瘍を摘出するんだ。脳の腫脹がひどければ骨を取り出す」

「了解です」

決断が下されたことや、手術ができるという見通しに満足した様子で、ヴラドが言った。

私はそのまま台所の椅子に座って、台所の壁を見つめていた。病院に行くべき大きな必要性はない。けれども、自分がベッドで横になっているあいだに手術が行われるのだと思うと、とても眠れそうにないことがわかった。なので、すぐに着替え、暗くて人気のない道に車を少し走らせ、病院に戻った。階段を駆け上がって三階の手術室に向かうも、患者はまだ来ていない。私は集中治療室に向かった。患者は意識不明のままベッドの上で人工呼吸器をつけて横たわり、医師や看護師に囲まれていた。怒り狂いながら私は言った。

「ポーターを待ってる暇なんてあるのか！　私が手術室まで連れて行くぞ」

そこからいつもどおりの大騒ぎになった。患者につながれている機械類（シリンジ・ポンプ、モニター、カテーテル、静脈注射器と動脈ライン、人工呼吸器など）がポータブル機器に接続されていないか、もしくは接続し直す途中だったからだ。そうして私たちは出発した。医師や看護師が腰を曲げた姿勢でベッドを引いたり、器具を押したり運んだりする無様な行列が手術室までの長い廊下に出来上がった。

手術室に入るやいなや、私は数分でその気の毒な女性の開頭を行った。手袋をした指を彼女の脳に当てる。

「脳がすごくたるんでいる」と私は呟いた。

「たぶん人工呼吸と投与された薬のせいですね」とヴラドが言い、血管で覆われた黄色と薄茶色の塊、つまり脳が麻酔器の心臓モニターが発する音と同期して緩やかに膨張し、収縮する様子を指差した。

「見てください、脳の拍動がありますよ。よくなりそうですね」

私は言った。

「そう言われてるけどね。私の経験上、あまり当てにはできないな。瞳孔が散大したとき、ひどい梗塞に見舞われ、脳の大部分が壊死してしまったかもしれない。いま腫脹が見られないのはそのせいかも。明日までにはまた腫脹がはじまって、最終的には壊死してしまうのかもしれない」。それから一縷の望みにかける思いで「でも、乗り切る可能性もある……」とつけ加えた。解剖器具と吸引器を手に取る。すべての問題の原因となっていた腫瘍を摘出するのに、ほんの数分しかかからなかった。呆れるほど簡単だった。

手術はあっという間に終わった。こうした緊急手術の最後に、決定的に重要な瞬間がある。不安を抱きながら意識のない患者のまぶたを開き、瞳孔が再び光に反応して収縮するようになっているかを確認するのだ。瞳孔が収縮すれば、患者は生存するはずだ。

「左目の瞳孔は反応していると思う」と患者の左目の真っ黒な瞳孔を覗き込みながら、麻酔医が嬉しそうにいった。頭皮を縫った後に患者の頭に巻いた頭部包帯で、右目は隠れている。

私も見る。慌てて病院にやって来て老眼鏡を持ってくるのを忘れてしまったので、女性の顔に自分の顔が触れそうになるくらい近くで見た。そして、こう答えた。

「私にはそうは思えないな。希望的観測だよ」

簡単な手術記録を書き、患者が手術室から出たらご家族に電話をするようにとヴラドに頼んで、車で家に帰った。

何度も目を覚ましてしまって、よく眠れなかった。まるで恋人に捨てられた人のように、きっとすべてうまくいく、夜が明ければ患者が回復の兆しを見せているとヴラドが電話で言ってくると、一縷の望みに賭けた。けれども、電話は鳴らないままだった。翌朝、出勤して、集中治療室まで上がる。集中治療室の指導医が患者のベッドの横に立っていた。

「よくなっていない」と彼は言い、それから患者の複雑な代謝問題をどのように管理しているかに関する専門的な説明をはじめた。私はいつもこの人のことを、ちょっと血も涙もない技術屋のように思っていた。

「昨晩はぜんぜん眠れなかったよ」と、突然、彼が言う。

「きみのせいじゃない」

「わかっているよ。でも、とにかくひどい気分なんだ」

患者の家族が集中治療室の外で待っていた。話をするために、そして最悪の事態に備えてもらうために、私たちは彼らのもとへ向かった。まだ希望はあると、私は伝えた。生き残るかもしれないが、死ぬ可能性もある、と。

「手術前にひどい脳卒中を起こしていたかもしれません。そうお伝えするのは時期尚早なのですが」と私は言った。つづけて、もしひどい脳卒中を患っていたとしても、翌日の検査までは明確にはわからないことを説明した。そのためその日のうちに検査をするとも。

その日の夕方、職場に向かった。X線検査室で、コンピューター画面に映る女性の脳検査画像を見る。まだら模様で暗い。ひどい損傷の明らかな証拠だ。明らかに糖尿病性昏睡状態の治療の最中に脳がひどく腫脹し、深刻な脳卒中を患ってしまったのだ。手術は手遅れだった。私は集中治療室に向かった。家族全員が面接室に集まり、私のことを待っていた。もう望みがないことを伝えたとき、彼らの目は私に釘付けになっていた。入院時に血糖値をチェックしていなかったことが原因で、彼女の死を避けることができなかったと、私は彼らに伝えた。調査を行い、追って報告すると、約束した。

そう言いながら、私は天に向かって叫びたくなった。入院時に血糖値をチェックしなかったのは私のせいじゃない。下級医がだれもがチェックしなかったのも私のせいじゃない。麻酔科医がそれに気づいていなかったのも私のせいじゃない。大急ぎで患者を連れてきて、そのせいできちんとした査定が行われなかったのも、私のせいではなかった。病院を運営する経営の連中のことを考えた。そして、私と同じくらい責任を負うべき立場にあり、おそらくみな政府目標やらカントリー・ハウス・スタイルのホテルでの休暇やらの夢でも見ながら自宅で今晩もぐっすり眠る、そして患者やその親族と話をする必要などめったにない、管理部の連中の政治的支配者のことを考えた。病院運営にほとんど口を出してこなかった私が、なぜ病院全体の責任を負わなければならないんだ？　なぜ私が謝らなければならないんだ？　船が沈没したのは私のせいなのか？　けれども、私はそうした考えは自分の中に留め、彼女が亡くなること、そして彼女を救えなかったことが、本当に無念だとご家族に伝えた。彼らは涙をこらえながら、何も言わずに話を聞いてくれた。

「先生、ありがとうございました」。ご家族の一人がついにそう言ってくれた。けれどもそのことで、狭い待合室を出るとき、私の胸はよりいっそう痛むことになった。

翌日、人工呼吸器のスイッチを切るよう、私は集中治療室のスタッフに言い残した。病院を訴えてもいいと、弁護不可能な出来事だと、私はご家族に伝えていたが、彼らはそうしなかった。私が謝罪したからなのかもしれない。

謝罪をするということが医師にとってどれほど難しいものなのか、イギリスの医師規制の責任者である当局に理解してほしい。彼らにはその兆しさえほとんど見えないのだ。つい最近、一般医療評議会が「誠実の義務」に関する文書を作成した。これは現在では法的義務となっている。間違いがあった場合には、必ず直接、および書面で患者に伝えることを命じるものだ。文書によると、間違いを犯したのが誰であるかにかかわらず、患者に伝え、謝罪するのは、通常、担当の上級臨床医の義務とされている。そしてご親切にも、次のようにつけ加えられているのだ。「意味のあるものであるためには、謝罪は本物でなければならない」と。謝罪が強制的なものでありながら、それと同時に本物でなければならないという矛盾にはお気づきでないらしい。この矛盾をどうやって解決するかに関する議論はなかった。私と同じ立場の上級医が信頼され尊敬されていると感じているならば、権限を有しているならば、あるいは自分の振る舞いに関するアンケートへの記入を患者にお願いするなどといった無意味なことを強制されていないならば、もちろんこの矛盾は解決する。効果的に仕事をするための資源が提供されているならば、も付け足しておこう。

正直さと謝罪の重要さに関しては、私はこの文書のすべてに同意する。けれども私は、イングランドの医師たちがますますのけ者にされ、士気が低下していく様を、悲しみと怒りを感じつつ、目の当たりにしているのだ。いつものことながら最新のタブロイド紙の見出しに煽られて、政府は医療専門職とその専門組織への不信感を基盤に、複雑さをどんどん増していく官僚的規制システムを構築した。もちろん医師には規制が必要だが、信頼もまた必要なのだ。微妙なバランスの問題ではあるものの、私から見れば、イングランドで政府がそれに大いに失敗しているのは明らかなのである。

14　キタリス

イーゴルの狭くて窮屈なオフィスで、聴神経腫瘍の患者二人が私たちのことを待っていた。一人は五〇代の女性で、もう一人は三〇代の女性。どちらの腫瘍も非常に大きく、どちらの女性も腫瘍が脳幹を圧迫した結果として、体のバランスがとれなくなりはじめていた。このサイズの腫瘍を持つ患者は徐々に悪化し、ますます身体が不自由になっていく。最終的には死に至るが、それには何年もかかる場合もある。適切に行われていれば、手術で患者が死亡するリスクは低い。ただし、非常に大きな腫瘍の場合、顔の半分に麻痺が残るリスクが高い。容姿をひどく損なうもので、ほとんどの患者にとって人生を変えるくらいの経験となる。

その時点で、私はイーゴルと一緒に数例の聴神経腫瘍の手術を経験していて、大きな失敗もなかったので、あまり悩むことなく手術に同意した。年配の方の女性は手術してもらえるのはありがたいという考えですぐに気持ちが固まったが、若い方の女性はとても怯えていて、なかなか決断できなかった。私たちは彼女と二時間近くにわたって話をした――もちろんすべて、私にはほとんど話せないウクライナ語でだ。手術が必要だというのは明白だったが、彼女にはイーゴルと私が行う手術を受けるか、それとも国立病院に行くかという選択肢があった。私は私たちの結果と彼らの結果を比較できる立場にはなかった。

「ドイツで手術したら、いくらかかるんでしょうか?」と彼女は聞いてきた。裕福なウクライナ人にとって、ドイツは治療を受けるための人気の場所なのだ。

「最低でも三万ドル、たぶんもっとかかるでしょう」

そこまではっきりとは言わなかったが、海外で治療を受けるためのお金が彼女に工面できないのは明らかだった。ただ、もしドイツで治療を受ければより安全だというのは否定しがたい。二時間ほど話し合って、手術に同意が得られた。月曜日に年配の方の患者、火曜日に若い方の患者を手術することになった。他にも患者はいたものの、日曜日ということもあって、外来診療はいつもより早く終わった。そのうちの一人は西部の村から来た若い女性で、巨大な鞍上髄膜腫が視神経を圧迫していた。長い髪の女性で、顔色はとても悪かった。視力を失いつつあるとのことだったが、詳細な点はややあいまいだった。

脳検査画像を見ながら、私はイーゴルに言った。

「手術をしなければ失明することになるだろう。でも、手術が彼女を失明させるリスクも非常に高い」

「何例か鞍上髄膜腫の治療をしたことがあります。うまく行きました。先生がやり方を教えてくれたんです」と、自信満々の様子でイーゴルが言う。

「イーゴル、この腫瘍はとてつもない大きさなんだ。私が見てきた中で、一番のでかさだよ。通常の、もっと小さい腫瘍の場合とは、ぜんぜん話が違うんだ」

イーゴルは何も答えなかったが、納得のいかない様子で、明らかに手術をしたがっていた。

翌日の最初の聴神経腫瘍の手術はうまくいった。詳しいことまでは思い出せない——後に起こったことと記憶が重なってしまっているのだ。でも、手術に何時間もかかったことは覚えている。帰宅したのはようやく夜の九時を過ぎてからのことだった。イーゴルと一緒に仕事をするといつもそうなる。

「先生に来てもらえて本当に嬉しい」。帰宅途中の車の中でイーゴルが私に言う。ドニエプル川へと続いていく石畳の道を、車体をがたがた揺らしながらバンが走っていく。「私にとっては休日みたいなものです。脳の掃除。充電ですよ」。私の充電だって空っぽだし、脳の掃除用のブラシはぼろぼろで曲がっていると言ってやりたくなる。でも、黙っておいた。

私はイーゴルとイェレナのアパートの居間にあるソファベッドで寝ている。快適そのものとは言えないが、いつもよく眠れる。アパートは典型的なソ連の団地の一七階にある。いちど夜中にソファベッドの蓋が開いて、床に落とされたことがあった。窓からの眺めは不気味なまでに印象的だ。そっくり同じの姿をした、たくさんのみすぼらしい高層ビルの巨大な輪があって、その中心には老朽化した学校と保健所がある——ソビエト版ストーンヘンジといったところだ。部屋には大きな薄型テレビがある。壁にはイコンが数点。ガラス戸の本棚には主に医学書が収蔵されている。アパートの残りの部分も同じだが、とても質素かつ整然としていて、ほとんどピューリタン的でさえある。イェレナも医者で、キエフの救急病院で循環器科医として働いている。私が一九九二年にイーゴルにはじめて出会った場所だ。一家の生活は仕事に捧げられている。

たいていの場合、早く起きてしまう。人々が早朝出勤する際におんぼろのエレベーターが上下する騒音のせいだ。六時には起床し、四五分後には車で出勤する。すでに交通量は多いが、モスコフスキー吊り橋という高い橋を越えてドニエプル川を渡り、かなりのスピードで車は進んでいく。西にはラヴラ修道院の教会の黄金のドームが輝いている。東には二〇〇七年の大暴落以前の不動産ブームのあいだに建設された、けばけばしいアパートの窓に朝日が反射している。

前日に聴神経腫瘍の手術をした女性に会いに行く。驚くほど元気で、顔も麻痺していない。ウクライナ人のタフさにはいつも驚かされる。ふらふらしながらではあっても、すでにベッドから立ち上がっているのだ。誰もが、嬉しそうに笑う。その隣のベッドには、髪の長い若い女性がいる。

「鞍上髄膜腫で、明日手術です」とイーゴルが告げた。「二人目の聴神経腫瘍の患者には喉の痛みがあります。この国には法律があるんです。喉の痛みがある場合は、手術はできない」

そのため、その一日は外来診療に費やした。午後遅くに、イーゴルが彼が住むアパート区画の郊外にある、トロチェスチナの町はずれの空き地に連れて行ってくれた。イーゴルは数年前、自分の病院を建てようとしてこの土地を購入したのだが、その後の二〇〇七年の金融危機のせいで、敷地は未開発のままになっていた。代わりにイーゴルは街の西側にあるアパート区画を病院に変えようとしていたが、その一方でまだ完成していない大きな自宅も購入していた。イーゴルの表情がどんどん険しくなってきたのは、彼自身が背伸びをするようになったからなのだろうかと考えた。草木はまだ冬の茶色のままで、ところどころ黒く焦げている箇所があったが、緑の新芽も多少は見えた。いたるところにごみが散乱している。遠くにはトロイエシナの見栄えのしない建物、それに発電所の高い煙突が見えた。ビニール袋やブリキの缶で部分的に塞がれた汚い小川や、くたびれた様子の葉のない柳の木があった。イーゴルが上着のポケットからパン切りナイフを取り出し、柳の枝を切り落としはじめた。それから彼はその枝を地面に刺していった。

「それ、本当に育つのかい？」と、私は疑いながら尋ねた。

「はい、一〇〇パーセント大丈夫」とイーゴルは答え、ごみだらけの川岸沿いにある、一〇年以上かけて成長した一〇本ばかりの柳の木に向かって手を振った。

私たちの反対側、汚れ切った小川の対岸には、コンクリートの廃墟とレストランがある。ごみは山積みになっている。犬もいたけれど、私を見ると怒り狂って吠えてきた。

「地元の人たちにやり方を教わったんです。木を切った人たちに」。たくさんの切り株や焦げた樹幹を指差しながら、イーゴルが言う。「一本の木を育てようと思うなら、五本は植えないといけないんです」

柳の枝をさらに植えつつ、イーゴルは腐敗した官僚機構とのあいだで繰り広げられた終わることのない問題について話してくれた。

「ここは可能性の失われた国なんです。第一の問題はロシア、第二の問題は腐敗したウクライナの官僚。みんないなくなってしまいます」。つまりは野心や活力を持った若者が外国に移住してしまったということだ。「私はこの国を愛しているし、憎んでいる。だから木を植えるんです」

翌日は視力を失いつつある女性の手術を行った。イーゴルと一緒に仕事をする上でもっとも難しい側面のひとつが、とっくに昼を過ぎてからでないと大手術を開始できないように思えることだ。夕方、疲れを感じはじめるころに、手術の中のもっとも難しく、危険な部分を行うことになるのだから、これは深刻な問題だ。私は何度もイーゴルに苦言を呈してきた。危険かつ繊細な脳の手術は非常に熾烈なものに、消耗の激しいものになる可能性がある。にもかかわらず、それよりも早い時間に手術室を始動するのは不可能だとイーゴルは言う。

「私が全部やらなくちゃいけないんです。機器をチェックするんです。看護師や部下の医師たちに準備させたら、あの連中は間違ってしまうんです」

もっと人に任せるべきだと、そして自分のチームを信頼しないことで実際に問題を生じさせていると示唆すると、イーゴルは猛烈な勢いで反論してきた。

「ここはウクライナなんです。愚かな人々で、愚かな国なんです」。独特の演説調、そして断言口調でイーゴルは言った。何年も前から気づいていたことだが、イーゴルの診療科で長きにわたって勤務する医師や看護師はほとんどいない。イーゴルが正しく、私が間違っていたのかは、いまだにわからない。けれども、困難で危険な手術の開始がこんな風に遅くなるのは困るのだ。

一時前、イーゴルはようやく若い女性の開頭をはじめていた。手術は夕方遅くまで続くことになりそうだ。私は愕然としながらそう見通しを立てた。病院の入口の警備員をものともせずに（マイデン以来、あえてそうするようになった）、私は近くにある小さな公園の周りで散歩をするために抜け出した。天気が急に穏やかになってきて、灰色の曇り空の下、私は溶けた氷の上を滑りそうになりながら歩いた。高く尖った耳のあるキタリスが私の周りをぐるりと走り回っている。ときおり近づきすぎると、リスは怯えて、木の上に飛び上がってしまった。「こういう大手術に関してイーゴルを手伝うことがどんどん難しくなっているんだ」。リスにそう伝えた。それから病院に戻り、警備員にパスポートを見せ、それから手術室に戻った。

患者の頭部はほとんど開いた状態で、手を洗浄し終わったイーゴルは手術台のところにいた。私は麻酔室の片隅の硬いトロリーの上の、いつもの場所に陣取った。手術室のドアは開いていて、イーゴルがスタッフに向かって怒鳴りちらす声がときどき聞こえてくる。イーゴルはエアードリル用のガレージコンプレッサーを使用していた。九年前に私があげた、開頭のための頭蓋骨の切断用のエアードリルだ。コンプレッサーは私が横になっているトロリーの真横にあった。数分ごとに圧縮された空気がより必要になると、コンプレッサーが耳をつんざくような爆発音を鳴らす。一定間隔でコンプレッサーに叩き起こされて、私は寝たり覚めたりを繰り返していた。二時半にもなるというのに、彼らはちょうど頭蓋骨の作業をはじめたところだ。そう思ったのははじめてではないが、これで最後の訪問にしようと改めて自分に言い聞かせる。これまでも何度も同じことを自分に言い聞かせてきた。けれども、そんなことを考えるのはいい手術のやり方ではないこともわかっていた。本当に必要な手術だったのだろうか？　こんなに難しい手術をときおりイーゴルが行う必要性が本当にあったのだろうか？　四六時中怒りながら、こんなことを続けるわけにはいかないと、自分に言い聞かせる。ロンドンに戻って勤め先の病院で働いているのと変わらないじゃないか。

結局、イーゴルは交代してほしいと言ってきた。ゆっくりと慎重に進めていたものの、イーゴルは左目の視神経を見つけることができず、私の助けが必要になったのだ。椅子に腰掛けると、怒りはすぐに静まり、手術はむしろうまく行きそうな気がしてきた。強烈な不安と興奮、そして手術ができるという強い喜びで胸がいっぱいになって、私は満足と集中を感じていた。幅わずか一センチの空間で作業し、左目の視神経を見つけるのに数時間かかった。そしてそれを見つけると、時間の無駄だったことがわかった。腫瘍のせいであまりにも薄くなっていて、女性の左目はおそらくほとんど視力を失っていたのだ。

「左目は見えていなかったんじゃないか？」と、イーゴルと彼のスタッフに尋ねた。私が事前に聞いていたのは、彼女の視力は二〇パーセントしかないということだけだったのだ。けれども、その答えを知る者はいなかった。自分が重大な間違いを犯していたことに、すぐに気がついた。手術前に、視力低下の質について聞いておくべきだったのだ。すでに左目を失明していると知っていたなら、左の視神経を見つけ、それを保護しようと、何時間もかけて疲弊する羽目にはならずにすんだはずだ。

集中力を要する手術を三時間も続けて、残るはかなり簡単な類の腫瘍だけとなった。ところが、私は疲れ果てていた。もう遅い時間になっていたし、残りの部分を摘出するのはイーゴルにも簡単だと思った。それまでのところ、イーゴルはかなりうまくやっていた。もっとも、後で本人から話を聞いて、視神経の解剖に関する私の説明が十分に明確なものではなかったということに気づかされる羽目になったのだが。私はサンドイッチを食べに出かけた。戻ってきたとき、イーゴルが腫瘍は摘出したものの、二つの視神経が出会い、交差する重要な領域である、視交叉を傷つけてしまったことに気がついた。完全に私の間違いだ。イーゴルが腫瘍の最後の部分を摘出する際、私は留まるべきだった。もしくは自分で摘出するべきだったのだ。

私は暗澹たる気持ちで顕微鏡を覗き込んだ。

「彼女は失明するだろう」

「でも、右の視神経は大丈夫ですよ」と、驚いた様子でイーゴルが言う。

「でも、視交叉を傷つけてしまったんだ」と答えてから、「最後の箇所を私がやっていても、十分起こる可能性のあったことだがね」と言い添えた。

嘘ではない。けれども、もしも自分でやっていれば、少なくとも最善は尽くしたと感じていたはずだ。イーゴルは何も言わなかった。私の言葉が信じられなかったのだと思う。

九時前に手術は終了し、患者の頭部は再びつなぎ直された。私たちが去ったときにはまだ麻酔が効いた状態だったが、患者の両目の瞳孔は大きく、黒く、そして光に反応しなかった。失明の明確な兆候だが、イーゴルには受け入れがたいようだった。

「たぶん明日になればよくなりますよ」

「そうは思えないね」と私は答えた。

手術の後で誰かを失明させてしまうというのは特に辛い経験だ。私には二度、そうした経験がある。患者が死んでしまうときよりも、さらに辛い気持ちになる。自分がしでかしたことから逃れられないのだ。そうした症例の場合は必ず、手術をしなければ患者がやがて失明することになるか、もしくはすでに視力の大半を失っている。それでも、ベッドの傍らで患者の隣に立ち、何も見えなくなってしまった虚ろな目が無駄に動き回るのを見るというのは、とても胸の痛む体験なのだ。最初は幻覚状態に陥って、まだ見えると思う患者もいる。何とかして見えているとこちらを説得しようとしかねない。見えていないことを示して幻覚から解き放つのはためらわれる。もっとも簡単なテストは目の前に拳を突然持ち上げるというものだ。視力を失った患者はまばたきをしない。

翌朝、長年そうしてきたとおりに、私たちは一緒に朝食をとった。

「よく眠れましたか?」とイーゴルが聞いてくる。

「いや」

「どうしてです?」

「気が気じゃなかったからさ」

イーゴルは何も言わなかった。

いつものように仕事に向かった。イーゴルと一緒に、あの若い女性に会いに二階まで上がる。彼女が失明してしまったことに、疑いの余地はなかった。イーゴルが身を乗り出し、明るいデスクランプを懐中電灯代わりにして、瞳孔がまだ光に少し反応していると自分に言い聞かせようとしている。そのあいだ、とてもではないが彼女のことを見ていられなかったので、私は部屋を後にした。

私たちは一階にあるイーゴルのオフィスに戻り、すでに廊下で行列を作っている外来患者の診察を行った。

「私たちが断った聴神経腫瘍の女性は……」。そう言って、イーゴルが空中で手を振る。「ひどいやり方で断ってしまった。先生に手術を手伝ってもらいたがっています。でも、先生はもういなくなってしまうんでしょう」

長い話し合いと交渉の末、患者の（誇張されたものだったかもしれないが）希望を打ち砕き、要するに手術には関与しないというのは、ひどく残酷なことのように思えてきた。さらに言うと、悲惨な結果に終わった前日の手術を経て、私はイーゴルには監督が必要だとよりいっそう感じていた。

私はスマートフォンの予定表を見て、必然の運命を受け入れることにした。

「二〇日後には手術のために飛行機で戻ってこれる。でもその一日だけだ。その後は、もう戻ってこない」

イーゴルはただうなずくだけだった。自分がいて当然のように思われていると感じずにはいられなかった。その日の夕方、仕事から帰る道中で、失明してしまった女性に対する罪悪感と絶望感に、ついに私は圧倒されてしまった。私は怒りを込めて、イーゴルに怒鳴り散らした。手術のやり方を責めたのではない。イーゴルを手伝うことの難しさを彼が少しも理解していないように思えることについて、それに他者の気持ちを彼が考えているようにはまったく思えないことについて責め立てたのだ。私は大声で怒鳴りつづけた。暗闇の中でモスコフスキー橋を渡ると、もう凍ってはいないドニエプル川の黒い水が眼下に見えた。

「もう黙るべきだな」。私の怒りの爆発にイーゴルがうろたえているのではないかと心配になって、ようやく私はそう言った。私がこんな風に振る舞うのを、イーゴルは目にしたことがなかったはずだ。それに私はほとんど泣きそうになっていた。

「私が黙らないと、きみは事故を起こしてしまう」

「いえ、運転に集中していますので」。彼にできる最良の、そしてソビエト式の流儀で、イーゴルはそう言った。

その瞬間、眼下にある黒い川と同じくらい広い溝が、私たちのあいだに広がっていくのを感じた。けれども、イーゴルのうわべ上の冷静さと感情的な距離のとり方には、感心せずにはいられなかった。

その週の後半、私はウクライナ西部の町、リヴィフに向かった。医学部で講義をすることになっていたのだ。正直であることが医師にとってどれだけ難しいかについて、私は話をした。資格を取得し、白衣を着るようになると、私たちはすぐにこのことに気がつかされる。たとえ医療の階級の最下層にいたとしても、ひとたび患者に責任を負う立場になると、私たちは必ず自分を偽るようになる。自信のない医師、特に自信のない若い医師ほど、患者にとって怖いものはない。さらに言うと、患者が求めているのは治療だけでなく、希望でもあるのだ。

だからこそ、私たちはすぐに欺くようになる。実際に知ってるものよりも、はるかに高い水準の能力や知識を装う。そして患者が往々にして直面する恐ろしい現実から、少しでも彼らを守ろうとする。そしてもちろん、他者を欺くための最良の方法とは自分自身を欺くことだ。そうすれば、他の誰かが嘘をついているときには簡単に気づくことのできる、ありとあらゆる微妙な兆候さえ漏らさずに済むだろう。だから、自己欺瞞とは私たちみながキャリアのごく初期に身につけなければならない、重要かつ必須の臨床スキルなのだ。ウクライナの人々に、私はそう伝えた。けれども年を取って、実際に経験や能力を有するようになるにつれて、自己欺瞞は捨てなければならないものになる。ベテランの政治家と同じく、ベテランの医師は自らが有する権力によって、それに権力に対して真実を述べてくれる人が周囲にいなくなることによって、簡単に堕落してしまう。にもかかわらず、私たちはキャリアを通じて間違いを犯す。そして私たちが学ぶところが多いのは、成功よりも失敗の方である。成功は何も教えてくれない。そして簡単に自己満足に陥らせるものでもある。けれども、失敗から学ぶことができるのは失敗を認めたときだけだ。同僚や患者に認めなくとも、少なくとも自分自身に対しては、失敗を認めることが必要である。そして、自分の間違いを認めるためには、キャリア初期は必須かつ重要なものだった自己欺瞞と戦わなければならないのだ。

手術をした方がいいと外科医が患者に伝えるとき、その医師は手術のリスクよりも手術を受けないリスクの方が大きいと、暗に言っていることになる。けれども、医療の世界に確実なものなど存在しない。ある確率と別の確率とを比べなければならないのだ。そして一方が他方に比べて確実などということはめったにない。知識と同じくらい、決断力が必要となる。患者に外科手術のリスクについて話し合うときに本当に伝えるべきなのは、教科書に書かれていることだけではなく、自分の手の内にある、つまり同様の症例を経験してきた中での手術のリスクなのだ。けれども、ほとんどの外科医は自分がもたらした悪い結果を覚えておくのが特に苦手である。経験不足を認めるのを嫌がり、患者と話す際に手術のリスクを過小評価してしまうのが通常だ。そしてたとえ患者が「よく」なり、手術後の合併症がなかったとしても、手術が間違いだという可能性は残る。その患者にはそもそも手術の必要性がなかったのかもしれないし、手術が大好きな外科医が手術をしないことのリスクを過大評価していたのかもしれない。過剰治療（不必要な検査と手術）は現代医療においてますます問題になってきている。たとえ患者に明確な害がもたらされなかったとしても、過剰治療は間違いだ。

そのために重要なことがある。自分の間違いを見抜く力に関して優れているのは、自分自身よりも他者の方だと理解するということである。心理学者のダニエル・カーネマンとエイモス・トヴェルスキーがかつて明らかにしたとおり、私たちの脳のハードウェアは確率を首尾一貫して判断できないように設計されている。心理学者が言うところのたくさんの「認知バイアス」に私たちは支配されていて、それが私たちの判断を歪めてしまうのだ。自分の都合にかなうようバイアスがかかっていて、往々にして医師が経験するような大きなプレッシャーのもとでは、私たちは早すぎる判断を下してしまう。自分の間違いをどれだけ認めようと努力してみても、私たちはそれに失敗することが多い。安全な医療というものは、自分を批判し、質問できると感じているよき同僚たちに、その大部分がかかっているのだ。私は聴衆にそう伝えた。そう言いながら、イーゴルやデヴのように、程度の差こそあれ自分一人で仕事をしている外科医にとって、それがどれだけ難しいことだろうかとも思った。

後になってから、講義を聞いてくれたウクライナ人の中に、私の話を人生の転機に近い体験として受け止めてくれた人がいると教えてもらった。ベテランの医師が自分が間違える可能性を認め、チームワークや批判に耳を傾けること、よき同僚であることの重要性を強調するだなんて、と。この反応はイーゴルと私のあいだでますます大きくなっていく問題に対する、皮肉な対比だった。

寒い朝だった。九日後にウィンブルドン駅まで自転車で行く道中、家の外の道路に停まっている車が霜に覆われ、月明りのもとで輝いていた。私は冬にウクライナに旅するときに着る厚手のオーバーコートに身を包んで電車に乗り、線路沿いのサウスロンドンのスレート屋根越しに日の出を眺めていた。何度この旅をしたか、数えきれなくなったのはもう何年も前のことだ。以前は戻るのが楽しみだったのに、いま感じるのは情事の終わりに味わうような、強烈な悲しみと後悔だけだった。聴神経腫瘍を患った二人目の女性の手術をする約束は守らなければならないと感じていたものの、このような大手術でこれ以上イーゴルを手助けすることはできないという気持ちは固まっていた。キエフでこのような困難な手術を行っているのはイーゴルだけではない。それに国立病院（イーゴルの小規模かつ私立の診療所に比べて非常に大きな病院）はそうした手術をもっとたくさんやっているはずだし、私が最初に訪問した二四年前から進歩していないはずがない。私はそう確信していた。少なくとも私にとって、複雑な脳外科手術とはチームワークの問題である。信頼する、そして手術後のケアという重大な責任を分かち合うことのできる、同僚や助手と一緒になって、その日の朝に「手術台の上」[訳注1]に患者を上げるのだ。

未来の患者のために、一部の患者をリスクに曝さなければならないというのは、医療における痛ましい真実だ。経験のある外科医として、私は目の前の患者だけでなく、次世代の外科医が受け持つ未来の患者に対しても、倫理的な義務を負っている。そしてそうした次世代の外科医に訓練を施すことも私の義務なのだ。患者をある程度のリスクに曝すことなく、自分よりも経験の浅い外科医を訓練することはできない。もしも私がすべての手術を自分自身で行うならば、そしてもしも私が研修医に手とり足とり指示を出すならば、彼らは何も学ぶことがないだろう。彼らの未来の患者たちがそれによって被害を受けることになる。イーゴルが自分の診療所のために持続も実行も可能な未来を作り、それがウクライナの患者やイーゴルのもとで研修を受ける医師たちにとって利益になると信じて、私は喜んでイーゴルが

訳注1　原文では'on the table'.「審議の対象にする」という熟語表現だが、ここでは手術台の table とかけてある。

危険な手術を行うのを手伝い、その手術を監督するという苦行を自分自身に課してきた。ウクライナの他の外科医にはこういった手術はできないとイーゴルが言ってきたときも、私は彼を信じることにした。二〇年前は本当にそうだったのだろう。ただし、いまでもそうなのかということに関しては、私は疑いを抱くようになっていた。私はナイーヴだった。いや、おそらくそれ以上にたちが悪かった。自分の虚栄心、つまりウクライナで仕事をすることで英雄的な行動をしていると思われたいという私の願望が、判断を歪めてしまっていたのだ。

キエフに戻ると、イーゴルが聴神経腫瘍を患った若い女性の手術の二度目のキャンセルを決定していたことを知った。なぜそうしたのか、イーゴルははっきりとは説明してくれなかった。そこで私からお願いして、イーゴルの部下の医師たちと、不幸な結果に終わることになるミーティングを行った。一緒に話をすることで、イーゴルの診療科における仕事上の人間関係を改善できるかもしれないと思ったのだ。ところが、私は間違っていた。イーゴルが腹を立ててしまったのだ。部下の医師たちには自分を批判する権利も、不満を言う権利もないと、はっきりとイーゴルは考えていた。そしてミーティングのことを自分に対する陰謀だと見なした。ただし、私ではなく、彼の仲間たちの陰謀だ、と。私は善意の、ただし愚かな部外者だった。外国の内的事情に干渉し、それらを理解することに完全に失敗してしまったのだ。

翌朝、私はロンドンに戻った。それから、イーゴルに手紙を書いた。なぜイーゴルの診療科の運営方法が変わらないかぎり、彼と一緒に仕事を続けることができないと思うのか、その理由を説明しようとしたのだ。つまり、未来があると思っていたのだが、返事はなかった。聴神経腫瘍を患った若い女性がその後どうなったのか、私にはわからない。イーゴルとは二四年間にわたって仕事を共にしてきた。最初の結婚生活とほとんど同じ長さだ。どちらの場合も、私はあまりにも長いあいだ、その残骸にしがみついていた。目を開けて、結婚生活が終わりを迎えたことを、あるいはイーゴルとの仕事には未来がないことを、認めたくなかったのだ。どちらの場合も、悪夢から目が覚めたときのようだった。ただし、その悪夢は私自身が作り出したものだ。私は恥ずかしかった。

半年後、私はリヴィフに戻ってきた。医学生にまた講義をするよう、招待されていたからだ。正直であることとよき同僚であることの重要性について、私はもういちど話をした。ただし今回は、患者の話を聞くことがいかに重要であるかについて、そして患者との話し方を学ぶことがいかに難しいかについても話をした。私たちの話し方がよいものであったか、患者が教えてくれることはめったにない。私たちの気分を害してしまうのではないかと心配になるからだ。物事をよりよく行う方法を学ぶことのとても重要な部分である、否定的なフィードバックや批判を聞く機会が私たちにはないのである。

私は患者に真実を伝えることの重要性についても話した。私たち医師の大半にとって、とても難しいことだ。往々にして、それは不確実性を認めるということを意味するのだから。私がリヴィフに来ると聞いて、私たちが失明させてしまった鞍上髄膜腫の女性が会いたいと言ってきたことについても話をした。私はむしろ怖かった。けれども、夫に手を引かれて部屋の中に入ってきた彼女は特に怒っているようでも悲しそうでもなかった。手術の後でたくさんの医師の診察を受けたと、彼女は教えてくれた。どうやらその医師たちは視力が回復するまでもっと待つようにと言ったようで、彼女はどれくらいかかるかを私から聞きたい様子だった。

「彼女にどう伝えるべきでしょうか?」と、私はあえて学生たちに聞いてみた。

「彼女の視力がけっして回復しないことを、私は知っています。では、彼女はそのことを最初から聞かされるべきだったのでしょうか?」
私が語ったのは次のようなことだ。手術直後にすべての希望を奪うのは残酷なことのように思えた。ただし、患者とその夫に回復のチャンスはかなり低いだろうと伝えてもいた(イーゴルはその部分を通訳しないことにしていたかもしれないが)。ただ、それから半年が過ぎたいま、彼女に嘘をつきつづけるのは間違いだと思えた。それまでの会話の最中、彼女はさまざまな点について勇敢な表情を示し、自分の目が見えないことについての冗談さえ言ってみせた。けれども、それから私はゆっくりと、手術が失敗に終わってしまって自分がどれほど悲しかったか、わかってほしいと、彼女に伝えた。すると、彼女は泣きはじめた。夫も泣きはじめた。私も泣くのをこらえるのが大変だった。それから、もう二度と視力は回復しないことを、そして白杖の使い方や点字の読み方を覚えなければならないということを、私は彼女に伝えた。神経科学に関するちょっとした講義も行った。彼女の脳の中の視覚領域がすぐに視覚情報ではなく聴覚情報の分析に転換することについて。全盲の人々がほぼ普通の生活を送ることができることについて。ただし、それがとても難しいものでもあることについても。私たちは話をつづけた。彼女は最後に、私が次にリヴィフに戻ってくるのはいつかと尋ねてきた。また会って話がしたい、と。

三カ月ものあいだ完全にほったらかしにした結果、コテージの庭の雑草は驚異的な大きさにまで成長していた。立派なアザミが若木のような高さにまで成長し、紫色の花は私の頭よりも高いところに咲いていた。シャクは三メートルもの高さだ。名もない草木が無数に生い茂っていて、中には傘と同じくらい大きな葉を持つものもあった。それらの名前を知らないことが、少し恥ずかしくなった。湖の近くにあった二軒の錆びたトタン屋根の小屋は、押し寄せてきた野生の緑の潮の下に消えかかっていた。放置された庭は、侵入不可能なジャングルと化していた。その場所には輝かしい緑の自由があって、それらを力づくで服従させるのが心底嫌になってしまった。ただ、冬に植えたリンゴの木やクルミの木はどうなったのかは気になった。姿が見えなかったのだ。

ガソリン式の生垣用バリカンを使って、クルミの若木を植えた場所に向かう道を掃除した。悲しいことに、最初のうちに目に入ってきたのは威圧的で巨大な雑草に囲まれた枯れた茎だけだった。雑草が生えないように、木の周りに黒いビニールシートをかぶせておいたのに。ところが、周囲の雑草を取り除いてみると、嬉しいことに小さなクルミの木は生きていて、元気だった。幹の下の方には大きくて柔らかい緑の葉がついている。つづけて、庭の反対側にある五本のリンゴの木への道を切り開いてみると、こちらも元気に育っていた。枝には小さなリンゴの実さえなっていた。

コテージの前の雑草と伸びすぎた生垣を刈り込むのに五時間かかった。これは何カ月も前からやってきた肉体労働の一番はじめに行った、きつい作業だ。この作業は疲れるが、素晴らしい万能薬だと、改めて思った。不安や心配事はきれいに忘れてしまった。自分の将来について考えるのも、EU脱退を決めたイギリスの国民投票をめぐる恥ずかしさ、怒り、絶望について考えるのもやめた。刈り取られた草の緑の香り、巨大なシャクと砕かれた葉っぱの刺激的な匂いで空気は満ちていた。頭の中にあるのは、次に待っている生垣用バリカンの面倒な掃除のことだけだった。私は首に巻いたつり包帯でバリカンのバランスをとっていた。作業をしていると、首から軋んだ音がして、右肩には針で刺されつづけているような感覚があった。頸椎の第三椎と第四椎のあいだの引っかかった神経からだろうと当たりをつけた。数カ月にわたって悩みの種となっていた問題だ。首が凝って、夜に星を見上げようとすると、後ろに倒れてしまいそうになる。

年齢を重ねるごとに、新たな症状がいろいろと出てくる。走ると左の股関節が少し痛む。飛行機で窮屈な座り方をすると右膝が痛む。前立腺症で夜中に目が覚める。私は医者だ。なので、こういった症状が意味するものも、それらが年を重ねるごとに悪化していくことも、よく知っている。また、遅かれ早かれ重篤な病の最初の兆候が現れ、それが最後の病になるかもしれないことも知っている。きっと最初のうちはそういった症状を無視して、やがてなくなることを願うのだろう。けれども心の奥では、怖くて仕方がないはずだ。最近、高級ホテルに泊まる機会があった。大理石で覆われた贅沢なバスルームにあった複数の鏡が示したのは、年をとってたるんだお尻（自分の年をもっとも不快なやり方で思い出させてくれるものだ）だけでなく、それまで気がつかなかった右耳の前のほくろでもあった。正面の一枚鏡では見ることのできないものだ。ベッドに横になり、メラノーマを発症したと確信した。もっとも致命的な皮膚癌だ。やがて起き上がってノートパソコン上の写真を探し回り、そのほくろが何年も前からあったことを示す横顔の写真を見つけた。それからようやく、眠り直すことができた。

コテージの庭から帰ると、首は凝っているし疲れ果てているしで、その夜は九時間も眠ってしまった。朝、ベッドに横になっていても、首と腰が痛む。コテージを修復するのに必要なすべての作業をこなす力が自分にはまだあるのか、怪しいものだ。

その日のうちにコテージに戻って、乱暴者たちが割ってしまった窓ガラスを切り取る作業を開始した。一年前に（ガラス枝という名前の）小さな釘とパテとマスチックを使ってオジー型の窓ガラスをはめ込んだときには何時間もかかった。

激しい雨が降り出した。いつもは静かな運河の緑の水は、雨に揺られて、まるで沸騰しているかのようだ。その光景に気をとられ、手を滑らせてしまった。窓枠のガラスの破片に当たって、左手の人差し指の第二中手骨の関節の上のところひどく切ってしまったのだ。伸筋腱の上に皮弁がせり上がっている。ひどい出血で、窓枠に鮮やかな赤い色の痕跡を残した。手術室で血の光景に慣れてしまっていて、私は血の色のまるでおとぎ話のような美しさのことを忘れていた。雨がそれを洗い流しはじめるまで、驚嘆しつつ私はそれを眺めていた。病院に行って指を縫ってもらうべきだったのかもしれない。でも、何時間も待つのも嫌だったので、血のついたハンカチを巻いて家に帰った。何枚もの絆創膏を細長く切ったものと、友人からもらった装飾用のマッチ箱から取り出した巨大なマッチ棒で作った添え木で、即興の手当てをしておいた。

15 太陽も、死も

三五年前に私が神経外科医としての研修を開始したときには、まだ「総合診療FRCS」というものを受験しなければならなかった。神経外科には専門的な試験はなく、その代わりに主に腹部外科の「一般的」な手術を中心とした試験を受けて、ロイヤル・カレッジのフェローになるという仕組みだった。受験資格を得るためには、総合診療外科の下級医員として一年を過ごす必要があった。ロンドン郊外にある地域病院で、私はその実習を経験した。

「七日のうち三回」の忙しい仕事だった。これは通常の平日勤務に加えて、週に三回、さらに三週ごとの土日にも、夜の当直をこなしていたという意味だ。四〇時間を超えた分の仕事に対しては「ｕｍｔｉ」で給料が支払われる。「ｕｍｔｉ」とは「医療時間単位」(unit of medical time) の略語で、四時間の残業に対して一時間分の基本給に少し上乗せした程度の金額が支払われることの婉曲表現だ。私はそのほとんどの夜に手術をしていた。虫垂炎や膿瘍の排出などといった、かなり簡単な手術だ。ただ、たいていの場合は何とか生きていけるくらいの睡眠時間は十分にとることができた。指導医は二人いて、どちらも親切で支えになってくれる、いい先生だった。けれども、おそらく当時の下級医の大半がそうだったと思うが、絶対に必要な場合をのぞき、指導医に助けを求めないようにするということに、私は相当なプライドを感じていた。その結果として、どういうときには本当に助けを求めるべきなのかを、私はすぐに学ぶ羽目になった。自分が犯した間違いのうちのいくつかを、私はいまでも深く恥じている。聞いているかぎり、少なくとも私の間違いはいずれも致命的なものではなかったのだけれど。

その一年間で担当した患者のことはほとんど忘れてしまった。ネパールのヘルスキャンプで、その当時は自分も行っていたはずの手術のやり方を忘れてしまっていることに気づいたのと同じことだ。けれども、一人の患者のことはじつにはっきりと、その名前さえ覚えている。患者は五〇代の男性で、ある晩、妻と一緒に救急治療室（当時は「事故救急部門」と呼ばれていた）に姿を現した。黒のベルベットの襟がついた淡黄褐色のオーバーコートを素敵に着こなす男性だった。二人はともに完璧なまでに礼儀正しい人たちだったが、私はすぐに彼が以前、私の指導医の一人の個人診療の患者だったことに気がついた。保険の範囲を超えてしまい、NHSに戻ってきたのだ。二人はとても緊張している様子だったし、いま振り返ってみると、どのような未来が待ち受けているのかに関して、おそらく悪い予感がしていたのだと思う。男性は二日前から腹痛がひどくなっていた。私は痛みに関するいつもどおりの質問をしていった。「痛みに波がありますか?」（医学用語で言う「疝痛」）「おならはまだ出ていますか?」「腸は「開いて」いますか?」（いまだに医師たちが使っている不細工で不条理な言い方だ）「吐きましたか?」

「はい、今日から。ひどい匂いがするんですよ」。男性は顔を歪めながらそう言った。まず間違いなく糞便嘔吐であり、腸閉塞の確実な兆候だと、私は何も言わずにメモした。服を脱ぐようにお願いして、カーテンつきの小部屋の中のトロリーに横になってもらった。

男性の腹部には薄くなった十字の手術痕があった。腹部そのものは膨張していた。「三年前に結腸癌の手術を受けたんです。その後、いくつか問題があったので、何週間も入院して、さらにいくつかの手術が必要でした」と彼が言う。

「でも、二日前まで元気だったんですよ」と、何とかして希望の根拠を見つけようとして、男性の妻がつけ加えた。腹部を触診（触って検査することを医師はそう言う）すると、まるでドラム缶のように張っていた。打診する（左手の中指を胃の上に押し当て、右手の中指でとんとんと叩く）と、深い空洞の音がする。聴診器で腹部の音を聞くと、腸閉塞に特徴的な「電話のような、ティンパニーのような」腸の音が聞こえてくる。問題がなくなることを願いながら、長いあいだ家で待っていたにちがいない。

何かが男性の腸を塞いでいた。その結果は下水道が詰まったときの結果と何も変わらない。ひどい痛みが伴う。筋肉の発達した腸が詰まりを打ち破ろうとして頑張っているのだから。

「私たちとしては、入院の必要があると思います」と私は言った。医師としての個人的な責任の重さや非難の対象になりうることを少しでも減らすべく「私たち」という安心の複数形を使った。「私たちとしては、腹部のX線写真を何枚か撮って、経鼻胃チューブも通して、あとは点滴もすることになると思います」

「深刻なものですか？」と男性の妻が尋ねる。

「ええと、うまくいけば手術跡が残るだけで、それも自然によくなるでしょう」と私は答えた。

こうして男性は外科病棟に入院した。X線検査は閉じ込められたガスでいっぱいになった腸の輪を示している。腸閉塞が確認された。「点滴と吸引」の方策がとられることになった。男性は何も口にできず、点滴静脈注射を投与され、胃の中の水分はすべて経鼻胃チューブで吸い出された。これは腸を「休ませる」ためのもので、ときには手術をせずともこうした腸閉塞の発病が治癒する場合もある。ところが、今回はそう上手くは行かず、男性の状態は悪化していった。入院から二日後、指導医が彼を手術室に連れて行った。私は助手を務めた。

手術跡のある、膨張した皮膚と筋肉を切って開腹すると、腸が瘢痕組織と絡み合っているのがわかった。腸の一部が黒く変色している。絞扼で壊死しかかっているということだ。治療しなければ、数日以内に死に至る。

「なんてこった。まずいな」と、上司がため息をつきながら言う。彼はハサミを使ってゆっくりと傷ついた腸を解き、腹腔内に手を入れて、肝臓や腎臓の周り、それに骨盤の下の感触からその中身を調べていった。

「感触を確かめてみるんだ、ヘンリー。ここだ、肝臓のそば」

私は手袋をした左手を（私は患者の左側、上司は右側に立っていた）大きくて温かい穴の中に入れ、肝臓を探した。通常は滑らかで硬い肝臓の表面にごつごつした大きな塊があった。

「大きなメットですね」。メットとは転移（metastasis）の略語で、もともとの腫瘍から外れて広がった二次的な癌のことである。通常、メットの存在は終わりのはじまりを意味する。

「まさに。腸間膜にもメットがある。できることは多くはないが、壊死した部分は切除してあげた方がいいだろう。あと数カ月は生きられるかもしれないんだから」

そこで私たちは二時間かけて、黒ずんだ三本の腸を短く切り取り、健康な切り口と縫合して、もう一度つなぎあわせた（「吻合《ふんごう》」した）。

脳外科手術の場合、手術がうまくいかなければ、通常は手術後にすぐにわかる。障害を抱えた状態で患者が目を覚ましたり、あるいはまったく目を覚まさなかったりするからだ。一般的な手術では、通常、合併症は数日後に発生する。感染症が発生したり、縫合線がほどけてばらばらになったりするのだ。この気の毒な男性には、特に不快な合併症が発生してしまった。腸の吻合に失敗し、腹壁に複数の糞瘻を発症してしまったのだ。別の言葉で言おう。手術で切開した箇所（昔の傷も含む）に複数の穴が開き、そこから糞便がにじみ出てきたということだ。凄まじいまでの悪臭だった。看護師が清潔にしておくことが不可能なくらい、たくさんの糞瘻があった。男性は小部屋に入れられていたのだが、入室前に深呼吸が必要なくらいだった。

私は毎朝の病棟回診でその患者に会った。助けになれることは何もなかった。ただ、彼が死ぬのを待つだけの問題だった。もちろん、患者はしっかりと目を覚ましていて、何が起きているのかを十分に理解している。自分の糞便のひどい臭いに囲まれながら、時間をかけて死んでいったのだ。部屋に入ったときの、恐ろしい悪臭に耐えようと身構える私たちの無意識の表情を、彼は目にしていたにちがいない。「快適さを保つため」にモルヒネの点滴注射をはじめたが、男性は何日もかけて、ゆっくりと死んでいった。

私はそのころ四年目の医師だったが、死について話し合うなんて自分に耐えられるはずがないと思っていた。男性の腹部をきれいにしておくという絶望的な作業を看護師がしているあいだ、目線の上の方にいる私のことを彼が悲しげな目で見つけていたことを思い出す。多少の言葉は交わしたはずだ。たぶん「痛みは強いですか?」とか、そういったありきたりな質問だっただろう。けれども、私たちが近づきつつある死について話をしなかったことだけは間違いない。

もしも隣に座って、きちんと話をする時間をとっていたら、患者は何と言っただろうか？　私がそれを知ることは永遠にない。私が恐れていたのは、医療訴訟上の言葉で言うところの「死の幇助」を頼まれることだったのだろうか？　人生を終わりにするために、モルヒネを増やしてほしい、あるいはひょっとしたら他の薬を渡してほしい、と。彼のような死に方をする不幸に見舞われたら、私だったらきっとそう願うだろう。それとも、彼は否認の状態[訳注1]にあって、何とかしてまだ生きていたいと思っていたのだろうか？　ひょっとしたら、昔の話や思い出、あるいはただ単に天気の話をするというような、気の慰めが欲しかったのだろうか？　話をしているうちに、自分の目線が患者から窓の方へと逸れていってしまったことを思い出す。窓からは病院の駐車場の端に生えた秋の木々の姿が見えた。目を彼の方に戻すためには、意識的な決断が必要だった。

死にゆく患者と死について語るのは難しい。それには時間がかかる。そして糞尿の臭いがする部屋の中でその話をするのも難しい。私にわかるのは、あの男性を失望させたということ、そして自分が臆病者だったということだ。

医師資格を取得してから数カ月後、私はサウス・ロンドンの病院で研修医として働いていた。一九世紀まで救貧院だったその病院は以前の面影を完全になくしてはいなかった。当時のイングランドの病院の多くがそうだったように、長くて暗い廊下があり、廊下の大半は老朽化していた。

訳注1　エリザベス・キュブラー・ロスの「死の受容段階」モデルにおける最初の段階。死が身近に迫っていて、それを避けることができないという事実を受け入れないということ。

一番下級の医師である私の仕事は、救急治療部門に入って患者の受付をし、入院させることだった。患者を救急治療室の真上にある集中治療室に入院させる必要がある場合は病院の大廊下を四百メートル先にある唯一のエレベーターまで、ベッドに横たわる患者を押して運び、上の階に着いたら今度は同じ距離を集中治療室まで、またもや押して運ばなければならない。患者が重症の場合は、ポーターや看護師と一緒になってベッドを押しながらできるだけ速く走らなければならなかったが、それでもかなりの時間がかかった。

ある日の晩、私は出血性食道静脈瘤を患った五〇代の男性を入院させた。食道（口と胃を接続する管）を走る静脈が肝硬変の結果として肥大化したときの状態だ。思い出せる範囲で言うと、患者の肝硬変はそのもっとも一般的な原因であるアルコール依存症ではなく、以前に患った感染性肝炎の結果としてもたらされたものだったような気がする。肥大した静脈はもろく、出血する場合がある。激しい出血となることも多い。患者は大量の血を吐きながら病院にやって来る。私が診察した際には、患者はすでに失血が原因で「ショック状態」だった。「ショック状態」とは血圧が下がっていて、このまま出血が続き、輸血が行われなければ患者が死ぬという意味の医学用語だ。患者の脈拍は「細くて途切れそうな」状態で、顔は青ざめ、末梢（手足のこと）は冷たくなっていく。患者は不安で引きつった表情になり、呼吸は浅く、速くなる。

私はすぐに「大量の点滴」を行った。片方の腕の静脈に太い穴の開いた留置針を入れたということだ。それから多少興奮しながら当直の医員に電話をして「急患です」と伝えた。私たちは遥か彼方の集中治療室まで患者を運び、輸血を開始した。ところが、輸血をするのと同じくらいのスピードで患者は血をすべて吐き出してしまう。いまから四〇年近く前のことで、当時可能だった輸血以外の治療法はセングスターケン・チューブという器具だけだった。これは非常に大きな赤いゴム製のチューブに風船がついたものだ。それを患者の喉に押し込んでから膨らませ、出血している静脈を閉じようとするのである。ゴムを硬くするために、私たちはそのチューブを集中治療室の冷蔵庫に保管していた。チューブを患者の喉から食道に押し込むのはとても難しかった。とても大きなものだったし、患者は咳き込んだり、喉を詰まらせたり、それと同時に血を吐いたりするからだ。私たちはエプロンと長靴を身にまとっていた。ところが、私たちの賢明な努力にもかかわらず、患者は自分のいのちを吐き出しつづけていた。何とかして生きてもらおうと、医員や集中治療室の看護師たちと一緒になって一晩を明かしたときに、患者が静かに私の目を見ていたことを思い出す。患者は数分おきに弱々しく片側に寝返りをうって、横にある灰色の厚紙製の嘔吐容器に新鮮な血を吐き出していた。

新鮮な凍結血漿と凝固因子を投与したにもかかわらず、私たちは戦いに敗れつつあった。患者が吐き出す血の線は目に見えて薄くなり、もう嘔吐容器に血の塊はなくなっていた。患者が死ぬのは明らかだった。医員が「死の幇助」のためのモルヒネで満たされた注射器を用意した。それを注射したのが誰だったかは覚えていない。そのころには夜が明けて、集中治療室の夜間蛍光灯のきつい光が日中の穏やかな光と交替しつつあった。患者の死を確認したすぐ後で、疲れ果てた私はみすぼらしい宿直室へと戻ってきた。いつも階下にある台所から茹でたキャベツの匂いがする部屋だ。夏の日の、とても美しい太陽の光に照らされた朝だった。そのことはとても鮮明に覚えている。

指導医になってまだ一年のころのことだ。私は悪性の二次性脳腫瘍の男性の治療を担当していた。最初は固形の腫瘤として発症した珍しい腫瘍だったが、それは摘出することができた。ところが腫瘍は悪性で、数カ月後に再発してしまった。今度は固形の腫瘤ではなく、まるで腫瘍が髄液の中に溶けているかのようにして、個々の腫瘍細胞が髄液の中で成長してしまっている。それによって髄液が粘り気を帯び、水頭症とひどい頭痛を引き起こしていた。そこで私はもう一度手術をして、頭の中の圧力の増大を和らげるために「シャント」という名前の排液用チューブを挿入した。後から振り返ってみれば、それは間違いだった。それから何年も経て、私は癌性髄膜炎と呼ばれる状態の患者に対してはほとんど手術を行わなくなった。死なせてあげた方が、患者に対する思いやりになる。

手術は大成功というわけにはいかなかった。頭痛はよくなったかもしれないが、患者は深く混乱し、また動揺していた。彼がやがて亡くなるということについては、すでにご家族に伝えてあった。それ以上の治療の余地はなかったのだ。死は避けられないと私はご家族に伝え、彼らはそれを受け入れてくれた。けれども、患者本人は頑なに死を拒んだ。手術によって寿命は延びたが、それは無意味なことだった。引き延ばされた死の苦痛によって、患者の家族はますます辛い思いをすることになった。死の苦痛は患者以上に、その家族のものとなったのだ。ある朝、病棟のシスター看護師が秘書のゲイルに電話をかけてきて、私に病棟に来るようにと伝えてきた。ウィンブルドンのかつての病院でのことで、私のオフィスは地下にあった。

「患者の家族が大騒ぎしているんです。先生に会わせろと言っています」

不安で少し気が滅入りながら、そしてシャント手術を行ったことを深く後悔しながら、私は速足で階段を上った。

そこはナイチンゲール式の旧型病棟のひとつだった。大きくて長い部屋で、背の高い窓があり、両側に三〇台のベッドが長い列をなしている。男性は左側の一番手前のベッドにいた。カーテンが引かれている。私は慎重にカーテンのあいだに顔を入れた。ベッドの横には患者の妻が座っていて、声を出さずにすすり泣いている。中年になった患者の息子が彼女の横に立っている。怒りのあまり、顔が紅潮していた。私が口を挟む間もなく、彼はまくしたてた。

「自分の飼い犬だったら、こんな目には合わせないんでしょう！　犬なら楽に死なせてやる。そうでしょう？」

一瞬、言葉が出てこなかった。

「お父さんはひどく苦しんでおられるわけではないと思います」と言うのが精いっぱいだった。患者を見ると、彼は無言のまま、目が覚めた状態で、ただし周囲で何が起こっているのかまったくわかっていない様子で、静かに天井を眺めていた。ヘロイン（ジアモルフィンというのが薬理学的な名前だ）をポンプで投与していると、ベッドヘッドの点滴台につながれたシリンジポンプを指差しながら、私は説明した。

「いつまでこんなことが続くんですか？」と患者の妻が尋ねる。

「本当にわからないんです。数日以上ということはないと思いますが……」

「それ、何日か前にもおっしゃってましたよね？」と患者の息子が言う。

「私たちにできるのは待つことだけです」と私は答えた。

「安楽死」という言葉は、医師が意図的に患者の死をもたらす、さまざまな方法を表すものとして用いられている。この言葉が意味するものは、ナチス・ドイツの精神科病院で行われていた犯罪的な大量殺人から、最期の苦痛に直面している人々への鎮痛剤モルヒネの投与や「医師による自殺幇助」に至るまで、じつに多岐にわたる。いくつかの国では末期癌や運動ニューロン病などの病気で確実に死に直面している人々のために、あるいはベルギーのようなより少数の国では、麻痺や不治のうつ病のような難病に直面している人々のために、「医師による自殺幇助」の選択が可能になっている。イギリスや他のほとんどの国では「医師による自殺幇助」は違法だが、イギリスの世論調査では何度も、法律の変更を支持する人が多数を占めてきた。医師や議員といった人たちは、どうやら一般の人々よりも安楽死に問題を感じているらしい。患者の死を助けたことがあると認める医師はめったにいない。たとえ医師どうしの会話の中であってもそうだ。けれども、過去に実際にそういったことがあったということに疑いの余地はない。そして私の中のある部分は、いまもそうであってほしいと思っている。とは言え、誰にもわからないことだ。自分を牢屋送りにしたい医師などいないのだから。

延命することだけではなく、苦痛を和らげることも医師の義務だ。にもかかわらず、この真実が忘れ去られていることが、現代医学ではあまりにも多いのではないだろうか？　医師は神を演じているとよく非難される。けれども私の経験では、その逆の場合の方が多いのだ。苦痛を軽減する可能性はあっても、患者の死を早めることになる決断であれば、それを避けるという医師が多いのである。

死を目前にして、きわめて理性的に、自分の人生にはもう生きる価値がないと判断する人もいるというのは明らかだ。たとえば、ラグビーの試合中に首を痛めて四肢麻痺になってしまった若いイングランド人男性がいた。男性はスイスに行ってディグニタス・クリニック[訳注2]で死去した。精神科の患者の世話に人生を費やしてきた高齢の女性が、自身も老年期を迎えたときに、認知症のリスクを冒すよりも、先ほどの男性と同じような形で人生を終えようと決意したこともあった。私はこのような人たちを英雄的だと思う。いつか自分も同じような問題に直面したときには、彼らを見習うことができればと思う。こうした形で安楽死の利用が可能だということで、それを認可している社会の道徳的基盤が損なわれているという証拠も、年老いた親たちが欲深い子どもたちによって自殺に追い込まれているという証拠も存在しない。しかし、たとえそういったことがときに起こったとしても、より多くの人々が自分の死に方を選択できるようになるためには、支払う価値のある代償なのではないだろうか？

安楽死は「ターゲット」につながるものなので反対だと、あるベテランの政治家は言っていた。おそらく彼が心配しているのは、たくさんの年配の人々が医師や看護師によって自殺を促されるということなのだろう。これは不必要な不安である。安楽死が認可されている国には、こうしたことが起こらないようにするためのセーフガードがたくさん存在している。さらに言うと、これは人々が精神的な能力を有するならば自由に選択できる問題であって、そうした能力を欠いた患者を殺すことを医師に許可するという問題ではない。安楽死は現代社会で増え続ける認知症を患った人たちの問題の解決にはならない。認知症を患った人々はもはや精神的な能力を有していないからだ。さらに言うと、患者を殺したい医師などいない。実際のところ、ほとんどの医師は往々にしてそこから後ずさり、それとは反対の極端なところへと行き着いてしまう。尊厳を保ったまま死ぬことを患者に許さなくなるのだ。

自殺を考える（その寸前まで行ったかつての私のような）若者には助けが必要なのは明らかだ。人生のすべては彼らの前方にあるのだから。それに自殺は衝動的なものである場合が多い。けれども、年を取れば楽しみな未来など、そう多くはない。ゆっくりとした、そして惨めな老衰というリスクを冒すよりも、

訳注2　スイスにある安楽死の権利を擁護する団体が主宰する施設。不治の病の患者の安楽死を幇助する。裁判所の許可を含め、安楽死の過程に厳密な意思確認を設けている一方で、その営利性や遺体の処理をめぐって批判もたえない。

早く、そして苦しむことなく人生を終えることを決めるというのは完全に理性的な、そしてある弁護士の言葉を借りて言うと、確率どうしのバランスの問題だ。けれども、私たちは太陽も死も直視することができない。すでに人に頼りがちになりはじめてはいるが、いざ老境に入ったときに自分がどう思うのか、私にもわからない。視力を失ったら、あるいは手を使えなくなったら、私は何を決断するだろうか？

科学的医療は素晴らしいことを成し遂げてきた。ただし、それは同時に私たちの祖先がけっして直面する必要のなかったジレンマも提示している。現代を生きる私たちの多くが老境を迎え、癌や認知症はますますありふれたものになった。こういった病は私たちがまだ比較的健康でしっかりした精神を持っているときに診断されるのが通常だ。自分に何が起こるか、その正確なタイミングまではわからなくとも、予測することは可能である。問題は進化の歴史によって私たちは死を恐れるよう運命づけられているということだ。遠い過去の私たちの祖先は（おそらく脳の何らかの形式を有したもっとも単純な生命体であっても）か弱い老人としての年月を生きることができなかった。それに人類が生き残るためには、健康でいられる追加の年月というものが重要だった。

いのちはその本質からして、終焉を忌避する。まるで自分には未来があるといつでも感じるための希望が私たちのハードウェアに組み込まれているかのようだ。進化における脳の増大を説明するもっとも有力な説は、脳は移動を可能にするというものである。移動するためには、自分の先にあるものを予測しなければならない。私たちの脳は未来を予想する装置（他にもっといい表現があればいいのだけれど）なのだ。脳は世界と体に関するモデルを作り、それによって私たちは外の世界を進むことができる。知覚とは予想だ。私たちが何かを見たり、感じたり、味わったり、聞いたりするとき、私たちの脳は目、口、皮膚、耳から入ってくる情報だけを用いて、若いころに外の世界から作っておいたモデルと比較を行うと考えられている。階段を下りているときに、もしも予想よりも一段でも多いか、もしくは一段でも少ないと、私たちは一瞬バランスを崩してしまう。人気の神経科学の講演会ではおなじみの生き物である有名なホヤは、幼体の段階では運動性があり、原始的な神経系（ノトコードと呼ばれる）を持っているので、海の中を進むことができる——少なくともその非常に小さな一画であれば。成体の段階になると、ホヤはカサガイのように岩にしがみつき、管を通じた海水の流入に単純に依存した受動的な栄養補給を行う。その後、ホヤは自らの神経系を再吸収する。移動する必要がないので、この生き物にはもう神経系も必要なくなったのだ。妻のケイトがこれを詩にしてくれた。

ホヤになりたい
いのちが重荷になったら
一番近くにある岩の上でのんびりして
脳を再吸収してしまいたい

認知症の結果として生じる、植物状態での生存へと向かう、ゆっくりとした、そして容赦のない衰えは、遅らせることができる場合はあっても、止めることはできない。老年期の癌は治癒する場合もあるし、そのほとんどが治療は可能である。ただし、長期的な意味で生き残るのは私たちの中のごく少数であり、その人たちも生きつづけはするものの、やがて別の何かが原因で死ぬ。そしてもしもすでに年を取っているならば、その「長期的」は短い。

私たちは確実性ではなく、確率と確率のあいだで選択をしていかなければならない。けれども、それは難しいことなのだ。治療の苦痛や不快さに身を委ねるとしたら、人生の追加の年月が手に入る確率は、い、い、い、い、ど、れ、く、ら、い、あるだろうか？ そしてその年月はどのような性質のものになりうるだろうか？ その治療が考えられるすべての利益を上回るほどの重篤な副作用を引き起こす確率はどれくらいあるだろうか？ 若いうちであれば、それを判断するのは簡単なのが普通だ。ところが年を取り、人生の寿命と思しきものに近づきつつあるときにはどうだろうか？ 少なくとも理論的には選択は可能である。ただし、生まれつき備わった楽観主義や人生への愛、死への恐怖、そして死をしっかりと見つめることの難しさから、その選択は実際にはとても難しいものとなる。私たちは自分が統計学者たちが言う正規分布の悪い方ではなく、よい方の端にいる、幸運な人々の一員に、長期間生き残る人々の一員になりたいと願わずにはいられない。けれども、先進国では生涯医療費の七五パーセントが人生の最後の六カ月間に発生するという推定がある。これはそうした希望の代償であり、そして希望とは各種の確率の法則によって、非現実的なものであることが多い。それによって、私たちは往々にして自分自身に大いなる苦しみをもたらし、社会に持続不可能な出費を強いることになる。

どこの国でも、医療費は制御不能なまでに急上昇している。こうした物事に対する選択の余地のなかった私たちの祖先とは異なり、私たちは（少なくとも原理的には）自分の人生をいつ終えるべきなのか、決めることができる。老後に致命的な病気を先延ばしにするための治療を受ける必要はない。ところが、もしも私たちが自然の摂理に身を委ねると決めて、癌のような致命的な病気の治療を拒否しても、私たちの大半は悲惨な死の見通しに直面することになる。安楽死（よき死）が認可されている国はごくわずかだからだ。したがって、安楽死が認可されていない場合に私たちが迫られる選択は、すぐに悲惨な死を迎えるか、数カ月以上先延ばしにして、後日悲惨な死を迎えるかのどちらかということになる。驚くには値しないが、私たちのほとんどは後者を選択し、どれほど不快なものであっても治療を受ける。

死への恐怖は私たちの中に深く根づいている。自分が死すべき存在だと知っているということが私たちと他の動物との違いであり、ほとんどすべての人間の行動や成果の動機づけだという説もある。象が死者を弔い、お互いを慰め合うことができるというのは確かだが、それが自分自身がやがて死ぬと何らかの形で知っているということを意味しているのかはわからない。

私たちの祖先は死を恐れた。それは現代医学がなかった昔は死があまりにも恐ろしいものだったからだけではなく、死後に起こるものへの恐怖からでもあった。

ただし、私は死後の世界を信じない。私は神経外科医なのだ。私のすべて、意識的にであれ無意識的にであれ、私が考え、感じているすべてが、無限に近い数のシナプス（年を取るにつれてどれだけ残っているのかわからないが）とつながった何十億もの脳細胞の電気化学的な活動だということを、私は知っている。私の脳が死ねば、「私」も死ぬ。「私」とは無数の情報の断片からなるつかの間の電気化学的なダンスであり、物理学者が言うように、情報とは物理的なものである。ばらばらになった無数の情報の断片が私の死後に再結合して何を形成するのかはわからない。以前は樫の葉や森であればいいのにと思っていた。もしも私の子どもたちが遺灰をコテージの庭に撒くことにしたら、クルミやリンゴになるのかもしれない。だから、死を恐れる理性的な理由はない。存在しないものをどうやって恐れればいいのだろうか？　けれども、当然ながら、私はいまも死の予感に怯えている。家族や友人、そして人類に何が、、、、、、、、、、、、起こったのか、けっして知ることがないという事実に憤りも感じている。けれども、死に対する私の本能的な恐怖は、いまでは死ぬことへの恐怖、つまり工場みたいな病院でシフト制で勤務する、私のことをほとんど知らない、事務的な医師や看護師の言いなりになる無力な患者として人間の尊厳を失うことへの恐怖として姿を現している。あるいはそれよりもさらに悪い、老人ホームで認知症を患い、失禁しながら死ぬことへの恐怖という姿に。

母はかなり潔癖症気味の人だった。その生涯の最後の数日間、クラパムの家の中の、木目の壁と、クラパム・コモンの森が見えるシャッターつきの高い窓のある自室のベッドに横たわって死を迎えつつあるとき、母は二度、失禁してしまった。「最後の屈辱ね」。姉と私が掃除をしていると、多少の怒りを込めて、母はそう言った。「もう本当にお別れのときなんだわ」

もし選択肢が与えられていたとしても、母が適切なピルを使って自らのいのちを早く終わらせようとしたとは思えない。母は自殺に強く反対していたのだから。けれども私自身としては、人生の最後の数日、もしくは数週間に往々にして伴う肉体的屈辱には利点も美徳もほとんど見いだせない。私たちの中のごく少数が享受できるホスピス・ケアがどれほど素晴らしいものであったとしてもだ。将来、イングランドの法律が変わることを期待している私は非現実的なロマンチストなのかもしれない。母と同じように自分のベッドの上で、傍らの家族と共に、ただし、早く穏やかに、そして墓石の文面にあるように本当に眠るようにして、死ぬことができればと思う。失禁し、死の喘ぎ声をあげながら死ぬなんていうのはごめんだ。最初は口を開けても舌が見えないという、医師が言うところの「Oサイン」が確認され、次に苔が生えて乾燥した舌が外に垂れかかるという、正式な死の証明である「Qサイン」が確認されて死ぬだなんて。

死後の世界を信じる人にとっては、天国に居場所を得るため、死にかけているときに苦しむということが必要なのだろうか？　魂が肉体の死を生き延びて天国に昇るためには、苦痛を伴う誕生を経る必要があるのだろうか？　いま苦しんでおければ、将来苦しむことにはならないというような、魔法や取引みたいなものなのだろうか？　地獄行きになったり、不幸な亡霊として長居することにはならないのだろうか？　早く、簡単に死ぬというのは不正行為なのだろうか？　けれども、私は死後のいのちなどというものは信じていない。私が気にかけているのは、よき死を手に入れるということだけだ。然るべきときが来たら、終わりにしたい。私の苦しみから自分のための意味と目的の感覚を引き出す終末期医療の専門家に主導されて死を長引かせ、不快な経験にするような真似はしたくはないのだ。死の唯一の意味とは、いま私がどう生きているか、そして死にゆく中で何を振り返るべきかということだ。安楽死を望む者は、どうすれば無意味な苦しみを避けた、よき死を迎えることができるだろうか？　安楽死が合法化されれば、私たちはこの問いを堂々と議論することができるようになる。そして決断は押しつけられるものではなく、私たちが自ら下すことのできるものになる。けれども、外科医としてのキャリアの最初のころ、あの気の毒な男性に対して私がそうであったように、私たちは概してこうした問いを避けたがる。まるで避けることのできない死を認め、正面から向き合うよりも、惨めに死んでいく方がよいことだとでも言うかのように。

　またもや動脈瘤だ。不安は感じるものの、失敗するかもしれないし、責任を問われるかもしれない、そして役に立てるかもしれない、そんな難しい仕事がまだできることを誇りにも思う。手を洗浄するたびに、私は怖くなる。いつだって神経外科手術をやめることができるとわかっているのに、なぜ自分にそれを課しつづけているのだろうか？　私の中のある部分は逃げ出したがっている。それでも私は手を洗浄し、手術着と手袋を身にまとって、手術台へと向かう。医員が開頭を行っているが、まだ私の出番ではないので、私は椅子に座り、後頭部を壁にもたれかける。祈りを捧げるかのようにして、私は胸の前で手袋をした両手を合わせる――手術を待つ外科医の姿勢だ。隣で手術用顕微鏡も私と同じように出番を待っている。その長い首を折り曲げて、私を手助けする準備をしている。自分はここで役に立つ存在だといつまで感じることができるだろうか？　また戻って来るのだろうか？　私にはわからない。けれども、いまはまだ必要とされているように思う。

街の外は暑く、埃だらけだ。雨季が遅れていて、埃と汚染で空気が黄色く染まっている。靄もひどくて、近くの丘陵地まで隠れてしまっている。状況は年々ひどくなっている。雪に覆われた天空のヒマラヤはそもそも存在さえしていなかったかのようだ。氷河は最悪の予想を上回る早さで後退しているらしい。川が涸れるのも、それほど先の話ではないだろう。

手術室の壁にもたれかかって居眠りをしていると、家に帰りたくなってくる。コテージのことを思う。想像の中で、私は自然のままの緑の庭を歩き回る。数ミリの大きさの若いリンゴの木のつぼみが開きはじめている。ピンクと白の層できつく巻き上がった小さな花びらが、外の世界に出ようという熱意でいっぱいになりながら、姿を現そうとしている。雨が降っている。空気は湿っていて、春の匂いがする。雨は湖の上でたくさんの小さな円を作る。二羽の白鳥がいつものように少しすました顔をして、葦が群生した場所を堂々と泳いでいく。ひょっとしたら今年は葦のあいだに巣を作るのかもしれない。フクロウの巣箱を作って、湖畔にある背の高い柳の木に置いておこう。夜になれば、そこに巣をつくってみないかとフクロウを説得するために、買ったばかりのフクロウ笛の練習をしよう。またもや雑草が庭を占領しはじめているけれど、野生の花についての本を使ってじっくりと研究すれば、名前をすべて覚えることだってできるはずだ。何日もかけて片付けた古い豚小屋の床の赤レンガの隙間にも草が姿を見せはじめ、水飲み場の前の石畳の隙間にも雑草が生えてきている。ひょっとしたら愛好家たちのお目当ての珍しい蔓もそこに生えてくるかもしれない。ロンドンの庭にある蜂の巣箱も育てることにしよう。冬が終わったいま、巣箱から出てきた蜂たちが新居を探したり、足に鮮やかな黄色の花粉をつけて戻ったりする様子が目に浮かんでくる。小さなボートを買ってもいいだろう。孫娘のアイリスがもう少し大きくなったら、湖にボート漕ぎに連れて行ってあげよう。うまく行ってそのときまでに自分用の作業場を作ることができていたら、ボートを自作してみてもいいかもしれない。手入れの行き届いた道具はみなきちんと吊るして保管してあるし、その場所はオークや杉の香りがするはずだ。作業場の窓からは湖が見渡せるだろう。夏になると、窓のすぐ向こうの湖畔には黄色い旗や百合の花が咲いているのが見える。そして廃墟と化したぼろぼろのコテージに、新たないのちを与えるのだ。ひょっとしたら、乱暴者たちはついにその場所をそっとしておいてくれるかもしれない。

戻ってきたら、やらなければならないことがたくさんあるはずだ。作らなくちゃいけないもの、修理しなくちゃいけないものがたくさんあるだろう。人にあげるもの、捨てるものもたくさんあるだろう。何を残すか、これから確かめていくのだから。けれども、たとえ終わらなかったとしても、もはやそれはたいした問題ではないように、いまの私には思える。終わりを待つような真似はしないつもりだけれど、そのときが来たときに、去っていく準備がしっかりできていることを願う。もう少しのあいだだけ元気でいられたら、幸運にも（過去、現在、そして未来の）家族の一員でいられたら、まだ役に立つ存在でいられたら、そしてなすべき仕事があるならば、私はそれで十分だ。

謝辞

謝辞というものがどれほど大切で心のこもったものなのか、それを理解できるのは、自分自身で本を書いたときだけだ。本書の出来がどうであれ、多くの友人たちからの、特にロバート・マクラム、エリカ・ワーグナー、ジョフリー・スミス、そして兄のローレンス・マーシュからの感想や励ましがなければ、いまの何倍もひどいものになっていただろう。優秀なエージェントであるジュリアン・アレクサンダーはいつでも賢明な助言を与えてくれた。素晴らしい編集者であるボー・ヘミングは、相当混沌としていた原稿をきちんとした書物へと変身させてくれた（と願いたい）。ワイデンフェルド・アンド・ニコルソン社のアラン・サムソン、ジェニー・ロード、ホリー・ハーレーは原稿にさらなる手助けと助言を与えてくれた。ロンドン、キエフ、カトマンズの患者や同僚に心から感謝している。特にウペンドラ・デヴコタとマドゥ・デヴコタ夫妻に。ネパールへの旅をこれほどまでにやりがいのあるものにしてくれたのは、私に対する二人の特別な厚遇と思いやりである。水門管理人のコテージを見つけてくれたカトリオナ・バスにも感謝する。けれども、何よりも重要だったのは妻のケイトの助けだ。ケイトは今回も本のタイトルを考え出し、登場人物・批評家・創作の女神として、そして妻として、本書のあらゆる面に関わってくれた。

訳者あとがき

ここにお届けするのは Henry Marsh. *Admissions: A Life in Brain Surgery* の全文を訳出したものです。無事に訳出が終了し、本書をお届けできることは訳者として感無量の一言に尽きます。本書は他に類を見ない、正真正銘の名著だからです。

＊

著者のヘンリー・マーシュはイギリスの脳外科医（神経外科医）。彼の名を一躍世界的に有名にしたのが前作の *Do No Harm: Stories of Death, Life and Brain Surgery*[i] でした。世界中でベストセラーになった同書の愛読者の中には（出版当時の）イギリス首相デイヴィッド・キャメロンも含まれています。在職中のクリスマス休暇に同書を読み耽ったというキャメロン首相は、そこで描かれている脳外科手術の現場で苦闘する脳外科医や医療スタッフたちの、そして残酷な運命を辿った患者やその家族たちの姿に深く心を打たれ、ときには涙を堪えることができなかったのだそうです。もっとも、このような絶賛を受けた当の著者はというと、こんな反応を返してみせたのでした。「彼（キャメロン首相）が政治的干渉、慢性的な病床不足、そして現政権と前政権による混沌に満ちた改革についての文章は読み飛ばしてしまった

のではないかと心配になる。そうではないと思いたいが」[ii]

この、いかにも英国人らしいアイロニーの精神は同書の中でも折に触れて披露され、それが大きな魅力になっていました（ついでに述べておくと、著者のパートナーであるケイト・フォックスはこの「英国人らしさ」を主題としたベストセラーを世に送り出した人類学者です）[iii]。もちろんそれだけではなく、手術場面や患者との交流のまるで映画のようなリアルな描写や、脳外科手術という高度な専門治療の場面を描いているとは思えないほどの読みやすさと相まって、同書は大きな成功を収めました。そうした著者ならではの魅力的な文章は本書でも健在です。ただし、本書を間違いなく前作以上の大傑作に、そして世に溢れかえっている「専門医が教える本当のこと」のような凡書とは比べ物にならない質のものにしている理由は、本書の主題そのものにあります。

その主題とは「死」に他なりません。

＊

本書の原題は *Admissions* というシンプルなものです。この admission という英単語には複数の意味があります。

第一に「(何かに) 入ること」。学校に入学することや、動物園に入場することを意味する際に用いられる言葉です。医師である著者にとっては「病院への入院」がそのもっとも身近な用法でしょう。もちろん本書の中でも「入院」という意味で、この言葉が頻出します。そして、私たちの多くが人生の最後の日々を「入院」先で過ごすということも、きっとこの言葉が本書のタイトルに選ばれた理由のひとつなのでしょう。

そして、第二の意味は「告白」。自らの過ちを認め、それを率直に語るという意味です。本書はまさに「告白」の書だと言えます。著者が手術中、もしくはその前後に犯した過ちが率直に記述されているのですから。また著者は自らの人間的欠点や私生活における問題のことも正直に、ときにはそこまで書いてしまって本当に大丈夫なのかと心配になるほど正直に描いています。この正直さだけをとっても、本書は驚くべき一冊だと言っていいでしょう。

ところが、著者が「告白」しているのは医師として自分が犯した職業上の過失のことだけではありません。本書で著者は、専門医としての長い職業生活と私的な生活が織りなすようにして形作っていった内省そのものを告白しているのです。脳外科医として、患者のいのちと死に直接触れる経験を重ねてきた著者だからこそ達することのできた、その内省の深さこそが、本書を特別な一冊にしているのだと訳者は思います。

著者はその深い洞察にいかにして至ったかも詳しく述べています。

医師たる者は患者との間に「距離を保つこと」が必要だと、本書の中で著者は何度も強調しています。それが治療にとって、ひいては患者の利益にとって重要なのだと言うのです。一見すると冷たく感じられる表現ではありますが、自分が何らかの病を抱えて病院や医院を訪れたときのことを考えてみると、すぐにその意味が理解できます。病院で出会う医師が個人的な感情やその日の気分の良し悪しで態度を変えるようでは困ります。専門家としての知識と技術に基づいて治療に取り組んでもらうことを、私たちは医師に期待するでしょう。それに担当医が自信なさげではこちらも不安になってしまいますから(たとえ内心ではどう思っていたとしても)少なくとも私たちが目の前にいるあいだは落ち着いた態度を示してもらう必要があります。つまり、患者を前にした医師はできるだけ冷静に、客観的に治療に取り組まなければならない。そのために必要な医師の態度のことを、著者は「距離を保つこと」と呼んでいるのです。特に若い世代の医師たちは真っ先にそれを学ぶ必要がある、と。

ところが、いま著者は長年に及ぶ脳外科医としての現役生活を終えつつあります。そのいま、著者はこの「距離」がいかに曖昧になってきたかを告白しているのです。いのちを救ってきた患者たち。救うことのできなかった患者たち。重い後遺症を残してしまった患者たち。手術をしないという決断をした患者たち。そして、その家族。いま、著者はそうした人たちと自分が同じであるように感じると言います。医師と患者という、かつては明確であった境界線は、脳外科医としての濃密な経験の末に曖昧になっていったのだ、と。医師としての人生が著者にもたらしたのはそのような変容、あるいは他者と自己に対する見方の本質的な変化であったようです。その変容は死をめぐる内省を、そしてそれを語ることを著者に促しました。その結果として生まれたのが本書だと言ってもいいでしょう。

本書にはさまざまな死が描かれています。避けることの出来なかった死。手術中のミスによる死。直接触れることのなかった死。そして、思わず目を背けたくなるような悲惨な死。けれども、もはや著者はそうした死を「距離」を保ちながら語ろうとはしていません。自らの人生と存在とを重ねながら、そして遠くない将来にある自らの死を見据えながら、いま、著者は死について語りはじめました。

「よき死」とは何だろうか？　それは私たちに可能なことだろうか？　私たちの社会はそれを可能にしているだろうか？　いずれも私たちが普段は考えようとしないこと、いや、むしろ、積極的に考えることを避けたがるこうした問いに、著者は正面から向き合っています。臨床医としての濃厚な実経験に裏打ちされたその議論にはそれだけで重みがありますが、死をめぐる真剣な議論であるがゆえに、読んでいて心を揺さぶられることもあるでしょう。「もう死なせてあげた方がいい」という医師たちの言葉にショックを受けることもあるかもしれません。安楽死をめぐる著者の見解には当然ながら異論もあるはずです。けれども、私たちの誰もが避けたがるものであり、私たちの誰もが避けることのできないものとしての死について、自分自身で考え、語ることを、本書は私たちに促しています。そのことが本書を特別なものに、そして私たちすべてにとって価値のあるものにしていると、訳者は思うのです。私たちの誰もが、著者が描く患者たちと同じく、あるいは著者と同じく、やがて死すべき存在なのですから。

以上を踏まえ、本書の邦題は『医師が死を語るとき――脳外科医マーシュの自省』としました。原題が持つニュアンスの豊かさには及ばずとも、本書のもっとも重要なテーマをできるだけストレートに表す表題となっているとよいのですが。

*

訳文については二点だけ述べさせてください。本書には――当然ながら――たくさんの医療用語が登場します。医療従事者の方が読んでも違和感のないように、実際に用いられている用語を調べ、それらを当てるよう、微力を尽くしました。ただし、本書の主な舞台であるイギリス（およびネパール）と日本の医療制度、医師制度には大きな違いがあります。したがって、たとえばイギリスの医師制度におけるconsultantと日本の病院の「指導医」は実際には異なる概念だと言えるでしょう。そのため、正確を期すのであれば「コンサルタント」「レジストラー」ように、カタカナ表記にするのが正解だったかもしれません。ただし、原書の大きな魅力のひとつである、流れるような美しい文章を可能なかぎり再現するために、これらに関しては原語と同様、もしくは類似した意味の、普通の日本語を選択することを最優先の方針としました。ご理解を請う次第です。

また、文章の体裁の面でも原文から若干の変更を加えてあります。具体的には改行箇所を一部変更し、重さや長さなどの単位は日本で一般的なもの（グラム・メートル・ヘクタールなど）に変更しました。

＊

本書の訳出にあたって、たくさんの方にご協力をいただきました。みすず書房、特に編集部の田所俊介さんには、いつもながら翻訳作業の最初から最後まで丁寧なサポートをしていただきました。今回は特に、訳者のスイス留学、COVID‐19をめぐる社会状況の影響など、さまざまな原因で作業が大幅に遅れてしまったにもかかわらず、根気強く訳出を見守ってくださった田所氏に、ここに改めて感謝申し上げます。

友人である精神科医・翻訳家の阿部大樹さんにはいくつかの訳語の選定、特に医療用語に関して貴重な助言をいただきました。同じく友人の医療人類学者、磯野真穂さんには訳文の一部にお目通しいただいた上で、いつものように有益かつ刺激的な感想を頂いています。出版にあたって大いに勇気を与えてくれた二人の友情に、心から御礼を申し上げます。

最後に。パートナーとして、ともに生活する家族として、そして最初の読者として、妻の晴美は本書の訳出の全体にわたって理解と協力を与えつづけてくれました。本当にありがとう。

二〇二〇年九月末日　酷暑の夏の終わりに

大塚紳一郎

i　邦訳『脳外科医マーシュの告白』（栗木さつき訳、ＮＨＫ出版）

ii　二〇一五年一月一七日の Mail 誌の記事から。https://www.dailymail.co.uk/news/article-2914866/David-Cameron-s-favourite-surgeon-memoir-moved-PM-tears-tells-NHS-policy-c.html

iii　『イングリッシュネス――英国人のふるまいのルール』『さらに不思議なイングリッシュネス――英国人のふるまいのルール２』（いずれも、北條文緒・香川由紀子訳、みすず書房）

著者略歴

(Henry Marsh, 1950–)

イギリスを代表する脳神経外科医．オックスフォード大学で哲学・政治・経済を学んだのち，ロイヤル・フリー・メディカル・スクールで医学を学ぶ．ロンドンのアトキンソン・モーリー病院，セントジョージ病院で 30 年以上脳神経外科医を務めた．2010 年，大英帝国勲章受勲．出演したドキュメンタリー番組 Your Life in Their Hands と The English Surgeon でも数々の賞を受賞した．著書に *Do No Harm: Stories of Life, Death and Brain Surgery*（Weidenfeld & Nicolson；『脳外科医マーシュの告白』NHK 出版）がある．

訳者略歴

大塚紳一郎〈おおつか・しんいちろう〉1980 年，東京都に生まれる．公認心理師．2002年慶應義塾大学文学部卒．2009 年甲南大学大学院人文科学研究科博士後期課程単位取得退学．現在，大塚プラクシス主宰．訳書　ランク『出生外傷』メツル／カークランド編『不健康は悪なのか』ユング『ユング　夢分析論』『心理療法の実践』『分析心理学セミナー』（いずれも共訳）チェインバーズ『心理学の7つの大罪』（以上　みすず書房）フェレンツィ『精神分析への最後の貢献』（共訳　岩崎学術出版社）．

ヘンリー・マーシュ
医師が死を語るとき
脳外科医マーシュの自省
大塚紳一郎訳

2020年12月10日　第1刷発行
2022年4月15日　第2刷発行

発行所 株式会社 みすず書房
〒113-0033 東京都文京区本郷2丁目20-7
電話 03-3814-0131（営業） 03-3815-9181（編集）
www.msz.co.jp

本文組版 キャップス
本文印刷・製本所 中央精版印刷
扉・表紙・カバー印刷所 リヒトプランニング
装丁 大倉真一郎

Printed in Japan
ISBN 978-4-622-08966-7
［いしがしをかたるとき］
落丁・乱丁本はお取替えいたします